114

Anaesthesiologie und Intensivmedizin
Anaesthesiology
and Intensive Care Medicine

Herausgeber:
H. Bergmann · Linz (Schriftleiter)
J. B. Brückner · Berlin   R. Frey · Mainz
W. F. Henschel · Bremen   F. Kern · St. Gallen
O. Mayrhofer · Wien   K. Peter · München

B. Landauer

Zur funktionellen Beeinflussung der Lunge durch Anaesthetica

Geleitwort von E. Kolb

Mit 53 Abbildungen

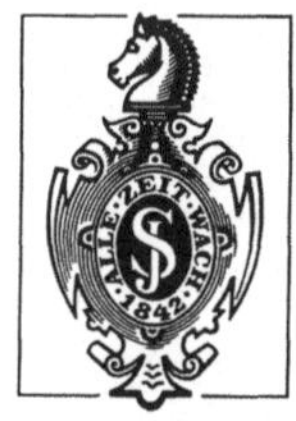

Springer-Verlag
Berlin Heidelberg New York 1979

Professor Dr. med. Bernd Landauer
Institut für Anaesthesiologie
der Technischen Universität
Klinikum rechts der Isar
Ismaninger Straße 22, D-8000 München 80

ISBN-13:978-3-540-09042-7   e-ISBN-13:978-3-642-67092-3
DOI: 10.1007/978-3-642-67092-3

,,Vor zwei Dingen kann man sich gar nicht genug in acht nehmen:
beschränkt man sich in seinem Fache, vor Starrsinn,
tritt man heraus, vor Unzulänglichkeiten.''

Johann Wolfgang von Goethe
(Erkenntnis und Weisheit)

Geleitwort

Manchem Anaesthesisten der ersten Stunde, vor etwa 25 Jahren, erschien es als ein kleines
Wunder, daß ein Mensch, dessen spontane Atmung — aus welchen Gründen auch immer —
ausgefallen war, nicht starb, sondern lebenserhaltend beatmet werden konnte. Die Grenzen
der damaligen Beatmungsverfahren zeigten sich aber sehr rasch. Sie waren für heutige Begrif-
fe sehr eng gesteckt. Niemand hat seinerzeit ahnen können, welch weiter, mühsamer Weg be-
schritten werden mußte, wie viele maßgebliche Vorgänge noch unbekannt und unerforscht
waren, welche Irrwege zuweilen eingeschlagen werden mußten.
In der Schrift Landauer's wird ein aktueller Beitrag zur weiteren begrifflichen Erkenntnis des
Beatmungs- und Narkosebeatmungsproblems mit ihrer engen Beziehung zur Praxis gegeben.
Man kann herauslesen, wie weit die Anaesthesiologie aus ihren Ursprüngen heraus auf diesem
Sektor fortgeschritten ist. Man kann aber auch unschwer erkennen, daß sicherlich für lange
Zeit noch mehr zu tun übrig bleibt.
Die Untersuchungen und ihre Ergebnisse zeigen vor allem aber auf, wie differenziert, komplex
und bunt die Vitalfunktion der Lunge gestaltet ist und welch subtile Vorgänge für das medizi-
nische Verständnis und die ärztliche Therapie von großer Bedeutung sind. Ein weiterer Schritt
zur Optimierung eines lebensrettenden und lebenserhaltenden Verfahrens ist getan.

München, im Oktober 1978   Ernst Kolb

Inhaltsverzeichnis

Häufiger benützte Abkürzungen und Symbole

A-a Do$_2$	Alveo-arterielle Sauerstoffdifferenz
C	Compliance
CPAP	Continuous positive airway pressure
CQ	Compliancequotient
CV	Closing volume
DPL	Dipalmitoyllecithin
EL	Elastika-Ladewig Färbung
FI O$_2$	Fraction inspired oxygen
FRK	Funktionelle Residualkapazität
Gamma min (γ-min)	minimale Oberflächenspannung in der Wilhelmywaage
Gamma max (γ-max)	maximale Oberflächenspannung in der Wilhelmywaage
HE	Hämatoxilin-Eosin Färbung
IPPB	Intermittent positive pressure breathing
IK	Inspirationskapazität
MAC	Minimale, narkotisch wirksame alveoläre Konzentration eines Anaestheticums
ML	Mittellappen der Lunge
MOFL	Methoxyfluran
OS	Oberflächenspannung
Pa O$_2$	Sauerstoffpartialdruck im arteriellen Blut
Pa CO$_2$	Kohlensäurepartialdruck im arteriellen Blut
PEEP	Positive end-expiratory pressure
$\overline{S}$	Stabilitätsindex nach Clements
SPA	Spontanatmung
TK	Totalkapazität
UL	Unterlappen der Lunge
VP	Volumen-Druck-Diagramm

Danksagung

Anläßlich der Beendigung vorliegender Untersuchungen möchte ich meinem Chef, Herrn
Professor Dr. E. Kolb, Direktor des Institutes für Anaesthesiologie, für das großzügige Verständnis sowie die zahlreichen Anregungen, die ich im Laufe der 2 Jahre, die diese Arbeit
zu ihrer Fertigstellung benötigte, von ihm erfuhr, ganz herzlich danken.
Mein besonderer Dank gilt auch Herrn Professor Dr. G. Blümel, der als Direktor des Institutes
für experimentelle Chirurgie außer durch die großzügige Überlassung vorbildlicher Arbeits-
möglichkeiten durch wertvolle Ratschläge dazu beitrug, immer wieder auftauchende experimentelle Klippen sicher zu umschiffen.
Hieran waren aber auch seine Mitarbeiter wesentlich beteiligt, von denen ich ganz besonders
Herrn Werner Tölle erwähnen möchte. Er hat durch beispielhaften Einsatz Wesentliches zum
Gelingen dieser umfangreichen Arbeit beigetragen. Frau Dr. Wriedt-Lübbe war so freundlich,
uns bei der mikromorphologischen Beurteilung der Histologie hilfreich zur Seite zu stehen.
Die Herren Dipl. Ing. W. Heinkelmann und Birk unterstützten uns bei der statistischen Überprüfung. An den „in vitro" Untersuchungen hat außer Herrn Tölle noch cand. med. E. Knittel
mitgewirkt. Ihnen allen gilt mein aufrichtiger Dank. Frl. Hipper, Herr Hausinger und Frl.
Brehme haben zuverlässig und prompt die umfangreichen photomechanischen Wiedergaben
und Reproduktionen besorgt. Herr Fugmann hat zahlreiche der hier vorgelegten Skizzen
kunstvoll angefertigt. Auch Ihnen danke ich für ihre Mühen.
Schließlich hat Frau Schnöbel, Sekretärin des Institutes für Anaesthesiologie, die Arbeit mit
beachtlichem Engagement geschrieben. Für ihre Einsatzfreudigkeit, Geduld und Sorgfalt habe
ich herzlich zu danken.
Zu guter Letzt geht mein Dank an all jene, die in und außerhalb des Hauses durch Diskussion
und Anregung zum Gelingen der vorliegenden Arbeit beitrugen, wobei ich mich Herrn Professor Dr. G. Maurer besonders verpflichtet fühle.

1 Einführung in die Problematik

1.1 Allgemeinnarkose und pulmonale Funktionseinschränkung

Jede Allgemeinnarkose führt zu einer mehr oder minder ausgeprägten Einschränkung der Lungenfunktion *(2, 3, 20, 25, 32, 60, 61, 65, 68, 83, 87, 91, 95, 112, 113, 114, 117, 126, 129, 130, 137, 147, 148, 150, 173, 178, 182-184, 191, 208, 220, 227, 247, 258, 259, 274, 276, 278, 282).*
Daß diese Störungen häufig noch weit in die postoperative Phase hineinreichen *(3, 91, 126, 129, 148, 150, 230, 257, 282)* und dadurch Anlaß für ernste, ein primär günstiges Interventionsresultat in Frage stellende Komplikationen werden können, ist jedem, der mit der Betreuung derartiger Kranker betraut ist, leider nur allzu schmerzlich bekannt *(13, 104, 169, 192, 207, 221, 269).* Da die postoperative Respiratorbehandlung trotz weitestgehender Optimierung des therapeutischen Vorgehens immer noch eine erschreckende Letalität von 31,9 bis 62% *(13, 104, 269)* aufweist — lediglich die von Pontoppidan et al. *(192)* für die "respiratory unit" des Massachusetts General Hospital mit 10-20% angegebenen Zahlen zeigen ein etwas günstigeres Bild — sind alle Anstrengungen nötig, einer derart fatalen Entwicklung so früh als möglich, das heißt bereits durch Wahl und Durchführung des Narkoseverfahrens, wirkungsvoll vorzubeugen.

1.1.1 Hauptmerkmale per- und postnarkotischer Lungenfunktionsstörungen

Die wesentlichsten im Rahmen einer Allgemeinnarkose und eines operativen Geschehens auftretenden Funktionseinschränkungen sind in Abb. 1 an Hand einer 258 Patienten umfassenden Literaturübersicht *(3, 91, 257)* zusammengefaßt.
Es sind dies:
Eine *Abnahme der arteriellen Sauerstoffspannung* (PaO$_2$) *(2, 3, 20, 25, 59, 91, 104, 126, 129, 148, 150, 182, 183, 184, 207, 230, 259, 274, 282),* die auf einem *Anstieg der alveo-arteriellen Sauerstoffdifferenz* (A-a DO$_2$) basiert *(3, 25, 113, 114, 147, 148, 150, 182-184, 191, 207, 230, 247, 257-259).*
Sieht man von der zentral induzierten Hypoventilation bei Narkosen in Spontanatmung *(2, 16, 68, 87, 117, 137, 178, 227)* einmal ab, so schließen normale bis *mäßig erniedrigte Kohlensäurespiegel* (PaCO$_2$) *(91, 129, 148, 207)* eine alveoläre Minderbelüftung als pathomechanische Grundlage dieser Veränderungen mit Sicherheit aus. Demgegenüber muß die eigentliche Ursache nach den Untersuchungen der Arbeitsgruppen um Alexander *(3),* Hewlett *(112, 113),* Hickey *(114)* und anderen *(60, 61, 126, 150, 183, 278)* in einer Abnahme des nach einer normalen Exspiration noch in der Lunge verbleibenden Gasvolumens, der sogenannten *funktionellen Residualkapazität* (FRK) *(49, 50)* gesucht werden. Diese Annahme wird auch eindrucksvoll durch die in Abb. 2 von Alexander et al. *(3)* gefundene Korrelation zwischen Verminderung der FRK und Anstieg der A-a DO$_2$ bestätigt.

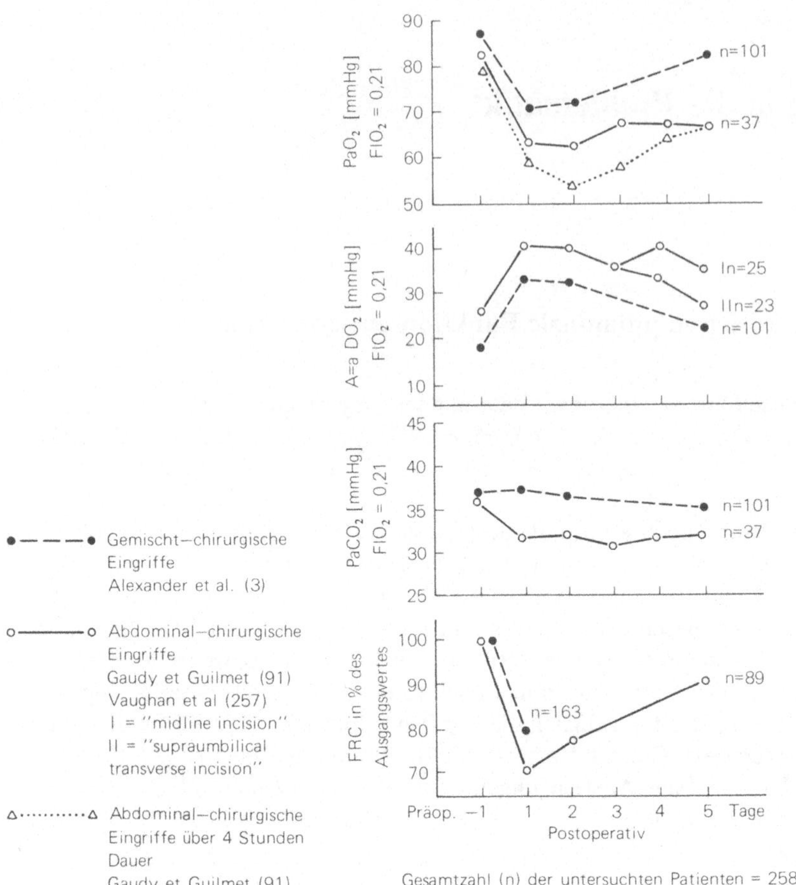

Abb. 1. Ausmaß und Dauer postoperativer Funktionsstörungen der Lunge, aufgegliedert nach Art des chirurgischen Vorgehens, Schnittführung und Narkosedauer (nach *3, 91, 257*)

Im Rahmen dieses Geschehens spielt die *relative Zunahme des Verschlußvolumens* (*c*losing *v*olume, CV) *(71, 192)* eine sicher nicht zu unterschätzende Rolle *(3, 52, 60, 61, 150, 274)*. Dieser Begriff, nach dem man noch vor einigen Jahren vergeblich im Index von Standardwerken der Lungenphysiologie *(49, 50, 227)* gesucht hat, bezeichnet dasjenige intrapulmonale Gasvolumen, bei dem sich die kleineren Luftwege spontan verschließen und dadurch mehr oder minder große Teile der Ventilation sequestrieren ("air trapping") und so dem eigentlichen Atemvorgang entziehen.
Die in Abb. 3 bezüglich der Lungenvolumina dargestellte postoperative Lungenfunktionseinschränkung ist im allgemeinen umso ausgeprägter
– *je zentraler* der Eingriff von der Lunge aus gesehen vorgenommen wird *(3, 91, 104, 129, 148, 150, 207, 221, 230, 257)*, wobei sogar der
– jeweiligen *Schnittführung* eine besondere Bedeutung zukommt *(91, 207, 257)*. So zeigt sich, daß gemischt-chirurgische Operationen im Vergleich zu reinen Oberbauchinterven-

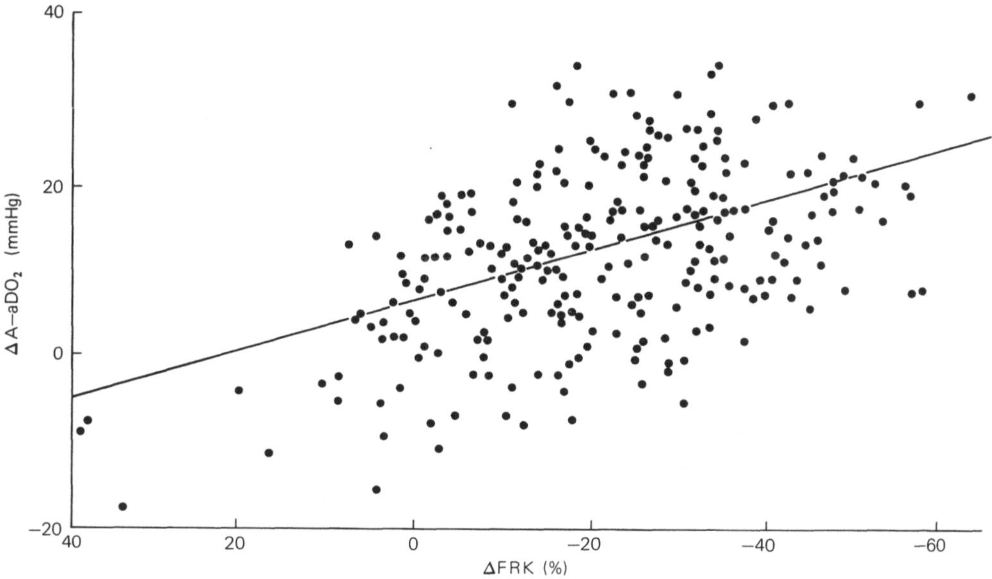

Abb. 2. Beziehung zwischen FRK und A-a DO$_2$ (aus *3*)

tionen in bezug auf Ausmaß und Dauer der beobachteten Störungen durch das weitgehende Erhaltenbleiben atemreparativer Mechanismen wie Seufzeratmung oder Husten sehr viel günstiger abschneiden. Als zusätzlicher Störfaktor fungiert neben dem
— *verwendeten Ventilationsmuster (20, 65, 148)* auch die
— *Narkosedauer (91, 104, 140, 184, 221, 259).* Eine ebenfalls nicht zu unterschätzende pathogenetische Rolle spielen letztlich noch
— *pulmonale Vorerkrankungen (14, 22, 37, 80, 122, 123, 128, 132, 142, 148, 179, 215, 216, 239, 245, 249, 254, 268)* sowie *Alter (91, 126, 148, 184, 191, 207, 215, 220, 221), Konstitution (150, 257)* und
— *habituelle Gewohnheiten,* wobei das *Rauchen* an erster Stelle genannt werden muß *(79, 91, 148, 165, 222, 239, 262).*

Atemmechanisches Korrelat dieser Störungen stellt jeweils eine *Abnahme der Lungendehnbarkeit,* der sogenannten Compliance (C) *(49, 50)* dar *(32, 65, 89, 90, 95, 150, 173, 208, 247, 259, 274, 275).*
Am Rande seien noch die auf Grund der zentral *atemdeprimierenden Eigenschaften* der meisten Anaesthetica hervorgerufenen Einschränkungen der Spontanatmung erwähnt. Sie bedingen vor allem während der Narkose zusätzlich eine alveoläre Hypoventilation, aus der eine mehr oder minder ausgeprägte *respiratorische Azidose* resultiert *(2, 16, 68, 117, 137, 178, 227).* Hierbei soll der Abfall der Lungencompliance noch deutlicher sein *(65).*

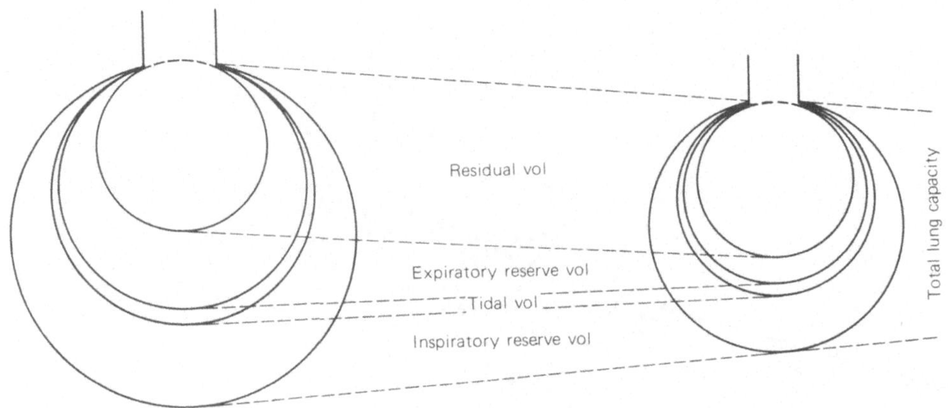

Abb. 3. Schematische Darstellung der postoperativen Veränderungen der Lungenvolumina. Man beachte, daß sich die wesentlichsten Einschränkungen auf dem Niveau der funktionellen Residualkapazität abspielen [aus Marshall und Wyche *(150)*]

1.1.2 Theoretische Überlegungen zu den vorliegenden Experimenten

In Anbetracht dieser außerordentlich charakteristischen und nahezu als uniform zu bezeichnenden postoperativen Einschränkung des pulmonalen Funktionsspektrums lag es nahe, hierfür den *spezifischen Einfluß der verwendeten fettlöslichen Inhalationsanaesthetica* auf die die Alveolen tapetenartig auskleidenden und für ihre funktionelle sowie strukturelle Stabilität essentiellen Lipoproteinkomplexe des Antiatelektasefaktors ursächlich verantwortlich zu machen. Würde sich diese Annahme bestätigen, so bliebe des weiteren zu klären, welcher *Stellenwert dem jeweiligen Ventilationsmuster* für eine derartige Entwicklung zukommt und darüber hinaus, ob ein Ausweichen auf, den kritischen Alveolarbereich umgehende, *„parapulmonale"* *Narkotica* diese Veränderungen möglicherweise verhindert.

In der Vorstellung einer pathogenetischen Beteiligung der Inhalationsanaesthetica bestärkten uns folgende Überlegungen und Tatsachen:

1. Die zur Diskussion stehenden Substanzen müssen, um an ihren eigentlichen Angriffsort zu gelangen, in jedem Falle die alveoläre Grenzschicht passieren. Es ist daher nicht zu vermeiden, daß sie während der gesamten Narkosedauer in „innigsten" Kontakt mit dem Surfactantprinzip geraten.

2. Diese Verbindung bleibt auch nach Beendigung der Anaesthesie noch längere Zeit bestehen, da nun, je nach Pharmakokinetik und aufgenommener Menge, diese Stoffe vom Blut bis 17,4 Tage postnarkotisch in die Alveole zurücktransportiert werden *(127)* und demzufolge im alveolären Gasmilieu präsent sind. Dieser Umstand würde im Verein mit der postoperativen Einschränkung atemreparativer Mechanismen zwanglos die vielfach lange Persistenz der pulmonalen Funktionseinschränkung erklären *(50)*.

3. Nach heutiger Anschauung liegen dem komplexen Bild der Narkose unspezifische, biophysikalische Membranreaktionen zu Grunde *(4, 226, 234, 260)*, von denen auch, basierend auf ihrer Struktur, die alveoläre Grenzschicht nicht ausgenommen ist *(166, 255, 256)*.

4. Demgegenüber lassen ausgedehnte örtliche Betäubungen, wie Spinal- oder Periduralanaesthesie, bei ähnlichen operativen Eingriffen Funktionsstörungen beschriebener Art nahezu vollständig vermissen *(150, 152)*. Desgleichen sind, wie aus der diesbezüglich nur beschränkt aufschlußreichen Literatur zu entnehmen ist, sowohl Prämedikation *(148)* als auch Narkosen mit parapulmonalen Substanzen kaum von derartigen Funktionseinbußen belastet *(6, 86, 130, 199)*.
5. Schließlich würde ein Konzept, das eine Beeinträchtigung des Antiatelektasefaktors durch lipoidlösliche Inhalationsanaesthetica mit daraus resultierender Instabilität des Alveolarverbundes zur Grundlage hat, alle oben dargelegten postoperativen Veränderungen pathogenetisch zwanglos erklären.

1.2 Der physiologische Stellenwert des Antiatelektasefaktors für die Alveolarstabilität

Die wesentlichsten Erkenntnisse über Existenz, Funktionscharakteristik und Morphologie dieses, vielfach auch synonym als Surfactant bezeichneten Stoffes entstammen in erster Linie experimentell gewonnenen Befunden *(1, 9, 38, 39, 40, 42, 43, 45, 75, 76, 80, 109, 123, 153, 155, 164, 168, 171, 179, 190, 201, 202, 210, 215, 216-219, 237, 252, 267a, 283)*.
Dieser Biokomplex (Übersichten bei: *94, 98, 135, 172, 188, 215, 272)*, von Clements *(41)* auch als „dynamische Komponente der Lungenarchitektur" bezeichnet, besteht in seinem Lipidanteil hauptsächlich aus *Di*palmitoyl*l*ecithin (DPL) *(40, 43, 108, 132, 171, 215, 237, 283)*. Er wird zusammen mit Proteinen noch genauer zu ermittelnder Struktur *(39, 108, 109, 154, 215, 217, 219, 237)* in den osmiophilen Lamellarkörperchen der Alveolarzellen vom Typ 2 (AZ$_2$) gebildet *(9, 215)* und nach Bedarf von dort an die von ihm zu schützende Grenzschicht transportiert *(190)*. Young und Tierney *(283)* beziffern das Verhältnis von dem an der Oberfläche „im Einsatz befindlichen" DPL zu dem in den intracellulären "pools" gelagerten mit 1:7, eine Relation, die auf die beachtlichen Sicherheitsreserven dieses lebenswichtigen Systems hinweist.
Zur *Synthese des Antiatelektasefaktors* ist ein ausreichendes Substrat- und Sauerstoffangebot unabdingbare Voraussetzung *(37, 73, 78, 80, 110, 111, 155, 171, 179, 254, 268, 276)*. Darüber hinaus regulieren mechanische Grenzschichtbelastung *(75, 76, 78, 155, 279, 281)*, Temperatur *(78, 155)* und Schilddrüsenhormonspiegel *(195, 197)* seine Produktion. Die *biologische Halbwertszeit* des Surfactant kann je nach untersuchter Fraktion und Art der Bestimmung mit 14 bis maximal 45 Stunden veranschlagt werden *(1, 215, 237, 252)*. Spitzer et al. *(237)* nehmen dabei an, daß der Surfactant nicht in einzelnen Teilen, sondern als Ganzes umgesetzt wird.
Synthetisiert und aus den Produktionsstätten freigegeben, verteilt sich der Antiatelektasefaktor als *monomolekularer etwa 100 Å dicker (265) Film* an der alveolären Grenzfläche, gespreitet auf einer dünnen, für seine Funktion außerordentlich bedeutsamen elektrolyt- und proteinhaltigen Flüssigkeitsschicht *(218)*, der sogenannten Sub- oder Hypophase. Bedingt durch seine spezifisch-physicochemischen Eigenschaften — jedes Molekül besitzt charakteristischerweise je ein hydro- und ein lipophiles Ende, wobei ersteres mit den dort befindlichen Elektrolyten Kontakt aufnehmend in die Subphase taucht und letzteres ins luftgefüllte zu stabilisierende Alveolarlumen weist, ist der Antiatelektasefaktor durch seine Struktur sowohl statisch als auch durch Änderung seiner Lage und Dichte dynamisch im Stande, die normalerweise *an der Grenzschicht herrschende Oberflächenspannung* wirkungsvoll zu reduzieren: Es ist ein be-

kanntes Phänomen, daß im Kontaktbereich zweier ungleicher Medien (z.B. Wasser/Luft) Oberflächenkräfte zum Tragen kommen *(67)*, wobei, bedingt durch das intermolekulare Dysäquili-
brium, jeweils die Phase mit der ausgeprägteren molekularen Adhärenz danach trachtet, quasi
als Nettoresultat ihres in der Randzone gestörten Teilchenverbundes, die Oberfläche zu ver-
kleinern. Übertragen auf die in der Alveole herrschenden Verhältnisse bedeutet dies eine Kraft-
entfaltung mit dem Ziel einer Oberflächenreduktion und damit der Verkleinerung des Lungenbläschens bis zum vollständigen Kollaps. Diese auf den Alveolarzusammenbruch gerichtete
Kraft, auch als Retraktionsdruck ($P_{retr.}$) bezeichnet, ist daher direkt der Oberflächenspannung
(OS) und indirekt dem Radius der einzelnen Alveole proportional und kann mathematisch
durch die Laplace'sche Beziehung (Pierre Simon Marquis de Laplace, franz. Mathematiker und
Astronom, 1749-1827) $P_{retr.} = 2 \times OS/r$ ausgedrückt werden. Den Nachweis, daß diese Kräfte
im Wesentlichen durch die Oberflächenspannung und nur zu etwa einem Drittel *(180)* durch
elastische Gewebsfaktoren bedingt sind, konnte bereits 1929 v. Neergaard *(180)* in seinem
epochemachenden Vergleich des Volumen-Druck-Verhaltens von luft- und flüssigkeitsgefüllten Lungen eindrucksvoll erbringen (s. Abb. 4 und 5).

(Aus der Universitätsklinik und -Poliklinik für Physikalische Therapie, Zürich.)

Neue Auffassungen über einen Grundbegriff der Atemmechanik.

Die Retraktionskraft der Lunge, abhängig von der Oberflächenspannung in den Alveolen .

Von

K. v. Neergaard

Mit 6 Textabbildungen.

(Eingegangen am 16. März 1929.)

Abb. 4. Originaltitel der von v. Neergaard 1929 veröffentlichten Arbeit *(180)*

Er wurde bis heute durch zahlreiche Autoren bestätigt *(17, 42, 44, 128, 156, 160, 193, 215, 267a)*.
Würden diese Kräfte, wie es bei Störungen der Surfactantfunktion auch tatsächlich der Fall
ist, unmoduliert im alveolären Grenzbereich wirksam, so wäre eine bedrohliche Instabilität
des Alveolarverbundes mit all ihren deletären Konsequenzen die unausweichliche Folge: Auf
Grund unterschiedlicher Größen würden sich bereits unter statischen Bedingungen kleinere
Lungenbläschen in größere stabilitätsbegünstigte Alveolen entleeren und kollabieren. Darüber
hinaus käme es, gefördert durch den capillarhydrostatischen Druck, zur Überflutung der
Alveole (A) mit Exsudat, eine Entwicklung, die durch den transpulmonalen sowie kolloidos-
motischen Druck des Plasmas nicht wirksam zu bremsen wäre (Abb. 6).
Dieser Trend nimmt unter atemdynamischen Verhältnissen noch erheblich zu, da nun auch
durch ihre Größe primär nur gering gefährdete Alveolen im Zuge ihrer exspiratorischen Verkleinerung gleichfalls von Kollaps und Ödem bedroht sind. Als mikromorphologisches Korrelat dieses "circulus vitiosus" imponieren interstitielles und alveoläres Ödem sowie Atelektasen,

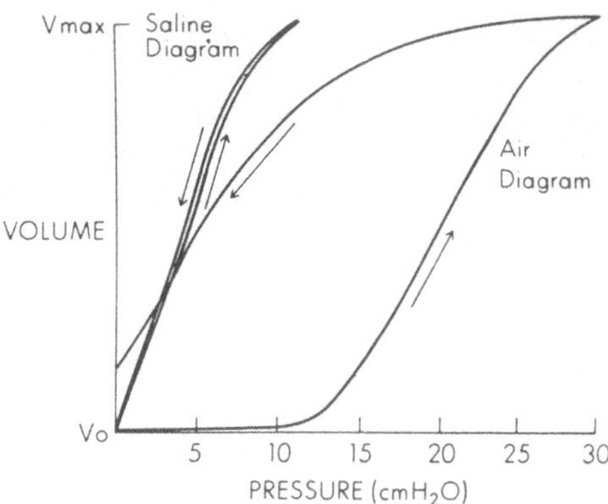

Abb. 5. Vereinfachte Darstellung der
v. Neergaardschen Untersuchung (aus *215*)

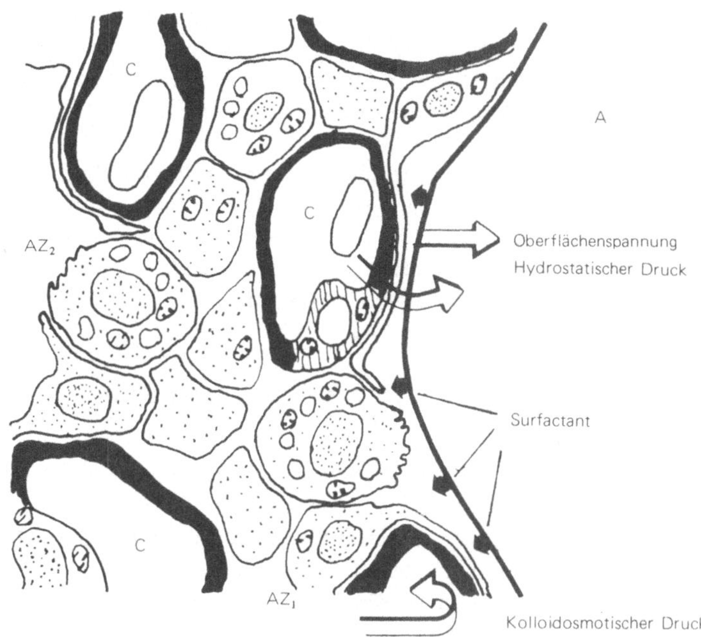

Abb. 6. Schematische Darstellung der Alveolarverhältnisse: *A* = Alveole, *AZ 1* und *2* = Alveolarzellen vom
Typ *1* und *2, C* = Capillaren

Veränderungen, die den Gasaustausch in der Lunge erheblich beeinträchtigen oder, je nach
Ausmaß der Schädigung, vollständig zum Erliegen bringen. Ein funktionstüchtiges Surfactantsystem hingegen ist durch seine spezifisch-physicochemischen Eigenschaften stets in der Lage,
die in der Alveole herrschenden Oberflächenkräfte soweit herabzusetzen, daß unter physiologischen Bedingungen ein Alveolarkollaps sicher vermieden und das Lungenbläschen vor Überflutung mit Ödemflüssigkeit zuverlässig geschützt wird. Bei exspiratorischer Verkleinerung der
Alveole wird die normalerweise nach der Laplace'schen Beziehung gesetzmäßig zunehmende

Oberflächenspannung durch Verdichtung des im Grenzschichtbereich gespreiteten Surfactantverbundes progressiv reduziert und so neben der beschriebenen statischen auch eine ausreichende dynamische Stabilität des Alveolargefüges garantiert *(38, 39, 42, 44, 94, 98, 99, 128, 135,
156, 157, 160, 172, 188, 193, 206, 215, 272)*.
Darüber hinaus sollen nach der Ansicht einzelner Autoren *(159, 200, 201)* gewebliche Ver-
knüpfungen der Alveolen untereinander das Ihre zur Festigung der terminalen Lungenstruk-
turen beitragen.
Der *qualitative und quantitative Nachweis dieser spezifischen Funktion des Antiatelektasefaktors* kann auf zweierlei Weise erfolgen: Zunächst indirekt auf dem ursprünglich von v. Neergaard *(180)* eingeschlagenen und seitdem mit einzelnen Modifikationen von zahllosen Untersuchern *(10, 12, 14, 15, 17-19, 21, 23, 24, 29, 37, 42, 44, 57, 73, 74, 77, 78, 81, 85, 89, 90,
92, 102, 105, 110, 111, 123, 128, 134, 135, 144, 153, 155-158, 160, 173, 180, 188, 193,
203, 208, 215, 222, 250, 251, 253, 275, 276, 279, 281, 285)* beschrittenen Weg zur Bestimmung des pulmonalen Volumen-Druck-Verhaltens (2.1.4.1). Er besitzt gegenüber den anderen
Verfahren den unschätzbaren Vorzug, daß das zu untersuchende Surfactantprinzip „in situ"
verbleibt und so mögliche, aus der Aufarbeitung resultierende Störeffekte *(23, 31, 131, 202,*
215) sicher vermieden werden. Außerdem erlaubt dieses Verfahren eine auch wiederholte Bestimmung am lebenden Individuum.
Zum anderen besteht die Möglichkeit, die Funktion des Antiatelektasefaktors unter abstrahie-
renden „in vitro" Bedingungen zu testen. Hierzu bieten sich unter gewissen Umständen die
von Pattle *(188)* inaugurierte "Bubble stability method" *(215)*, vor allem aber die direkte Bestimmung der surfactantmodulierten Oberflächenspannung von entsprechendem Untersuchungsmaterial in der Wilhelmywaage (2.1.4.4) an.

1.3 Störungsmöglichkeiten der Alveolarstabilität

Ohne der Diskussion unserer Ergebnisse vorzugreifen, kommen grundsätzlich zwei einander
diametral entgegengesetzte Pathomechanismen für die Entwicklung einer durch Änderung der
Grenzfilmcharakteristik bedingten Alveolarinstabilität in Betracht: Dabei handelt es sich zum
einen um den Zustand, bei dem die Funktion des Antiatelektasefaktors vermindert bis gänzlich aufgehoben ist. Er ist im Wesentlichen durch den Anstieg von Gamma min gekennzeich-
net. Das funktionelle Resultat dieser Veränderung ist eine Situation, für die wir den Begriff
der *„negativen Alveolarinstabilität"* geprägt haben, wobei alle Lungenbläschen in Abhängigkeit von ihrer Größe eine mehr oder minder starke Kollapstendenz besitzen.
Das andere Extrem ist der „hyperstable, emphysema like state" *(42)*. Dieses Bild ist in erster
Linie — wie es auch beim Berauchen einer surfactantgeschützten Grenzschicht der Fall ist
(131, 262) — durch eine Abnahme der maximalen Oberflächenspannung bei gleichbleibendem
bis ansteigendem Gamma min charakterisiert. Die hieraus resultierende *„positive Instabilität"*,
die nach dem Laplace'schen Theorem vorwiegend die größeren Alveolen betrifft, führt zu einer
Umverteilung des intrapulmonalen Gasvolumens zugunsten dieser stabilitätsbegünstigten Einheiten. Mikromorphologisch ergibt sich ein dystelektatisches Bild. Obwohl von früheren Autoren strikt von der Hand gewiesen *(70, 285)*, erschien uns eine Beeinflussung des alveolären
Grenzschichtverhaltens mit daraus erwachsender Beeinträchtigung der Lungenfunktion durch
lipoidlösliche Inhalationsanaesthetica aus den oben dargelegten Gründen für außerordentlich
naheliegend. In dieser Annahme bestärkten uns darüber hinaus die „in vitro" Untersuchungen
von Ueda und Mitarbeitern *(255, 256)*, die bei Bedampfung eines DPL-Monolayers mit obigen
Substanzen eine Abnahme der maximalen Oberflächenspannung fanden.

Die von uns in dieser Arbeit aufgegriffene Problematik gewinnt zusätzlich eine besondere Bedeutung durch die stete *Zunahme von Langzeitnarkosen* — es sei hier nur an die Replantations-
chirurgie mit bis zu 14 Stunden betragenden Operationszeiten erinnert — sowie durch die stän-
dige *Ausweitung von Operationen* auch bei alten und pulmonal vorgeschädigten Kranken. Eine
weitere Aktualisierung bringt die *steigende Zahl anaesthesiologisch zu versorgender Polytrauma-
tisierter,* die bereits frühzeitig erhebliche Störungen der Lungenfunktion, basierend auf einer
Beeinträchtigung des Antiatelektasefaktors *(12, 17, 18, 105, 110, 111),* aufweisen und zur
klinischen Erstversorgung meist langdauernder Narkosen bedürfen.

2 Material und Methodik

2.1 „In vivo" Untersuchungen

2.1.1 Tiermaterial

Bei der *Wahl des Versuchstieres* entschieden wir uns auf Grund funktioneller und anatomischer Ähnlichkeiten mit den pulmonalen Gegebenheiten des Menschen *(40, 43, 128, 215, 264, 267a), wie* in der Diskussion noch näher auszuführen (4.5.1) sein wird, für das *Kaninchen.* Da bereits zahlreiche Untersucher mit dieser Tierspezies Grundlagenforschung betrieben haben *(1, 5, 12, 21, 24, 29, 30, 93, 105, 128, 133, 134, 141, 144, 176, 215, 218, 219, 241, 254, 261, 268)* hat diese Wahl darüber hinaus den Vorzug, bezüglich der zu erwartenden Resultate gute Vergleichsmöglichkeiten zu bieten.

Wir verwendeten jeweils *etwa 3 Monate* alte und aus derselben Zucht stammende weibliche Bastardtiere. Um außerdem eine möglichst große Homogenität zu erzielen, bevorzugten wir zu unseren „in vivo" Versuchen in erster Linie *Geschwistertiere.* Daher ist es auch nicht verwunderlich, daß das Körpergewicht der Kaninchen nur in den relativ engen Grenzen von *2,5-3,2 kg* streute.

Zu *Ernährung* der Tiere wurde ausschließlich die Altromin K Haltungsdiät 2020 (Hersteller: Altromin GmbH., 4937 Lage/Lippe) verwendet. Am Versuchstag selbst wurde kein Futter mehr verabfolgt. In Anbetracht dieser nur kurzen Karenzzeit und in Hinblick darauf, daß die sich mit den nötigen Vorbereitungen auf etwa 6 Std. belaufenden Versuche am frühen Vormittag begannen, ist der Einfluß dieses Nüchternheitsdefizites auf die Lungenfunktion *(74)* sicher zu vernachlässigen.

2.1.2 Untersuchungsumfang

Über den Untersuchungsumfang unserer „in vivo" Experimente orientiert Tabelle 1. Zahlenmäßig basieren unsere „in vivo" Untersuchungen auf 100 Kaninchen, wobei die Tiere, welche zu orientierenden Vorproben oder zu der Gewinnung von Lungenhomogenaten herangezogen wurden, nicht berücksichtigt sind.

Bei der Auswahl der zu prüfenden Substanzen und Ventilationsformen ließen wir uns in erster Linie von der klinischen Relevanz und nicht von dem Bemühen um eine lückenlose Vollständigkeit leiten.

Tabelle 1. Untersuchungsumfang der „in vivo" Experimente

Untersuchungs-gruppe:	*Ventilationsmuster:*		
	Spontanatmung (SPA)	Intermittierend positive Druckbeatmung (IPPB)	Positiv-endexspiratorische Druckbeatmung (PEEP)
1. *Inhalationsanaesthetica:*			
Lachgas	∅	n = 6	∅
Enfluran (Ethrane)	n = 7	n = 7	∅
Halothan (Halothan Hoechst)	n = 6	n = 13	n = 6
Methoxyfluran (Penthrane)	n = 8	n = 7	n = 6
2. *„Parapulmonale" Narkotica:*			
Ketamin (Ketanest)	n = 6	n = 5	∅
Fentanyl (Fentanyl)	∅	n = 8	∅
3. Ketamin + 100% Sauerstoff	∅	n = 7	∅
4. Kontrollen (ohne Narkose)	n = 8	∅	∅

(Gesamtzahl der untersuchten Tiere: 100)

2.1.2.1 Kurzcharakteristik der geprüften Inhalationsanaesthetica (Tabelle 2)

a) Lachgas. Lachgas (N_2O) *(36, 97, 277)* kann wohl mit gutem Recht auch heute noch als das bekannteste und nebenwirkungsärmste Inhalationsanaestheticum überhaupt bezeichnet werden. Allerdings erfordern seine auf einem Öl-Gas-Koeffizienten von nur 1,4 beruhenden begrenzten anaesthetischen Fähigkeiten in der Regel die supplementierende Gabe eines weiteren „pulmonalen" oder „parapulmonalen" Narkoticums. Zu seinen unbestreitbaren Vorzügen gehört außer den hohen analgetischen Qualitäten (nicht zu verwechseln mit anaesthetisch) — etwa 20 Vol% entsprechen der schmerzlindernden Wirkung von 15 mg Morphium *(97)* — eine exzellente Steuerbarkeit, die im wesentlichen das Ergebnis eines Blut-Gas-Koeffizienten von 0,47 ist.

Aufnahme und Elimination nehmen daher nur Minuten in Anspruch *(66)*. Auch nach stundenlangen Narkosen sind keine für die postoperative pulmonale Situation kritischen Überhänge zu befürchten. Außer seiner kompakten Molekularstruktur ist dies sicher auch ein Grund, daß bisher — im Gegensatz zu den anderen Inhalationsanaesthetica — Versuche eine Verstoffwechselung nachzuweisen, fehlschlugen. In Anbetracht dieses bemerkenswert günstigen pharmakodynamischen Verhaltens und in Hinblick auf Einzelmitteilungen in der Literatur *(238, 240, 246, 276)* erwarteten wir auch bei 5 stündiger Lachgas-IPPB-Narkose keinerlei Beeinträchtigung der von uns zur Beurteilung der Lungenfunktion herangezogenen Parameter. Auf eine Prüfung unter PEEP- bzw. Spontanatmungsbedingungen verzichteten wir, aus den unsere theoretische Annahme bestätigenden IPPB-Resultaten ergaben sich nämlich keinerlei Hinweise auf Veränderungen, die eine PEEP-Ventilation erforderten. Bezüglich der Spontanatmung ist festzustellen, daß Lachgas „per se" keinerlei atemdepressorische Potenzen besitzt. Es führt im Gegenteil sogar zu einer über der Norm liegenden Linksverschiebung der Kohlensäure-Antwortkurve *(227)*.

Die *genaue Dosierung* des bekanntlich in Stahlflaschen fertig abgefüllten N_2O (Hersteller: Asid Bonc, 703 Böblingen) erfolgte mit Hilfe der geeichten Rotametereinheit eines Narkosegerätes vom Typ Sulla (Dräger), deren "Outlet" direkt mit dem "Inlet" des Respirators verbunden

Tabelle 2. Synoptische Zusammenfassung der wesentlichsten pharmakologischen Kenndaten der untersuchten Anaesthetica und, dazu in Beziehung gesetzt, die von uns theoretisch erwartete Beeinträchtigung des Surfactant

	Lachgas	Enfluran	Halothan	Methoxyfluran
Chemische Bezeichnung und Struktur	Stickoxydul N_2O	1, 1,2, Trifluor-2-chloraethyldi-fluormethylaether	1, 1,1-Trifluor-2-brom-2-chlor-aethan	1, 1-Difluor-2,2-di-chloraethylmethyl-aether
		$\begin{array}{ccc} F & F & F \\ | & | & | \\ H\text{-}C\text{-}C\text{-}O\text{-}C\text{-}H \\ | & | & | \\ CL & F & F \end{array}$	$\begin{array}{cc} F & H \\ | & | \\ F\text{-}C\text{-}C\text{-}Br \\ | & | \\ F & CL \end{array}$	$\begin{array}{ccc} CL & F & H \\ | & | & | \\ H\text{-}C\text{-}C\text{-}O\text{-}C\text{-}H \\ | & | & | \\ CL & F & H \end{array}$
Molekulargewicht	44	184,5	197,4	165
Blutgaskoeffizient (Maß für Steuerbarkeit)	0,47	1,91	2,5	13
Biotransformation	0%	2,4%	20–25%	–50%
Öl-Gas-Koeffizient (Lipoidlöslichkeit)	1,4	98,5	224	970
Minimale alveoläre Konzentration (MAC)	105 Vol.-%	1,68 Vol.-%	0,77 Vol.-%	0,16 Vol.-%
Theoretische Beeinflussung des Surfactant	0	(+)	+	++

wurde. Die exakte Zusammensetzung des Beatmungsgemisches bestand aus 70 Vol% Lachgas und 30 Vol% Sauerstoff, wobei letzterer fortlaufend oxymetrisch (Oxygen Analyzer, Bio-Marine Industries, Vertrieb Dräger) überwacht wurde. Hierbei richtete sich der jeweilige Gesamtfluß — durchschnittlich 2-3 l/min — nach den später noch zu besprechenden beatmungstechnischen Erfordernissen des Respirators *(145)*.

b) Enfluran. Enfluran (Ethrane, Deutsche Abbott GmbH) *(37, 59, 68, 173, 208, 223, 247)* ist das erfreuliche Ergebnis der Suche nach einem neuen und besseren Inhalationsanaestheticum. Es verbindet bei einem MAC-Wert[1] von 1,68 Vol% *(66, 213)* und einem Blut-Gas-Verteilungskoeffizienten von 1,91 eine gute anaesthetische Wirkung mit einer leichten Steuerbarkeit. So beträgt nach den bereits klassischen Untersuchungen von Dobkin et al. *(59)* die Zeit, bis der Patient nach einer Enflurannarkose auf Anruf Augen oder Mund öffnet, nur 11 ± 1 bzw. 12 ± 2 Minuten. Die diesbezüglichen Referenzzeiten von Methoxyfluran belaufen sich dage-

---

1 MAC-Wert: "minimum alveolar concentration" eines Narkosegases, bei der die Hälfte der Probanden auf einen definierten Schmerzreiz keine Reaktion mehr zeigt *(66, 213)*.

gen auf 38 ± 5 bzw. 47 ± 6 min *(59)*. Nicht weniger vorteilhaft erscheint uns die nur geringe Biotransformationsrate von 2,4%.

Unter *Spontanatmungsbedingungen* führt Enfluran im Gegensatz zu Lachgas — dies geht zumindest aus den Untersuchungen von Takayasu *(247)* sowie Erhorn et al. *(68)* hervor — zur Entwicklung einer nach Narkoseende voll reversiblen, hochsignifikanten respiratorischen Azidose. Ein Teil der Autoren *(68)* empfiehlt daher, Enflurannarkosen, die länger als 30 min dauern, nur unter dem Flankenschutz einer assistierten oder kontrollierten Ventilation durchzuführen. Bei *pneumotachographischen Untersuchungen* fanden Rügheimer und Mitarbeiter *(208)* eine signifikante Abnahme der Compliance, als deren Ursache sie eine Beeinträchtigung des Antiatelektasefaktors durch dieses Anaestheticum vermuteten. Zu ähnlichen Resultaten gelangten auch Morr-Strathmann et al. *(173)*. Trotz dieser Mitteilungen und eines überraschenderweise gegenteiligen Ergebnisses von Gasparetto et al. *(89, 90)* erwarteten wir in Hinblick auf den Enfluran-Öl-Gas-Koeffizienten von 98,5 und damit eine nur begrenzte Lipoidlöslichkeit eine minimale bis sich gänzlich dem Nachweis entziehende, auf einer Störung des Surfactant beruhende Beeinträchtigung der Lungenfunktion.

Bei der *Dosierung von Enfluran* orientierten wir uns im wesentlichen an den in der Klinik üblichen Gepflogenheiten und strebten während der 5 stündigen Narkose Konzentrationen zwischen 1 und 2 MAC an. Hierbei erfolgte die Begrenzung nach oben durch die blutdrucksenkenden Eigenschaften dieses Anaestheticums.

Zur *exakten Verabfolgung* bedienten wir uns eines speziellen, thermo- und durchflußmengenstabilen (0,3-12 l/min), druckkompensierten Präzisionsverdunsters der Firma Dräger (Vapor Enfluran). Als Trägergas fungierte dabei, um mögliche toxische Effekte höherer Sauerstoffkonzentrationen *(30, 57, 93, 139, 170, 174, 204, 248)* sicher auszuschließen, Druckluft, deren Sauerstoffanteil von 21 Vol% ebenfalls fortlaufend oxymetrisch überwacht wurde. Der erforderliche Flow — normalerweise 2 bis 3 Liter in der Minute — richtete sich wiederum nach den Bedürfnissen des Respirators *(145)* und damit des jeweiligen Versuchstieres.

c) Halothan. Halothan (Halothan Hoechst) *(32, 36, 46, 47, 51, 55, 66, 70, 83, 83a, 89, 90, 95, 97, 114, 127, 133, 137, 146, 147, 149, 166, 167, 173, 176, 178, 181, 182, 187, 189, 194, 213, 227, 236, 238, 240, 242, 246, 255, 256, 261, 275, 277, 285)* ist neben Lachgas, wie sich auch aus der Zahl der zu zitierenden Literaturstellen unschwer ablesen läßt, auch heute noch das mit Abstand populärste und am besten erforschte Inhalationsanaestheticum überhaupt *(36)*. Bezüglich seiner *pharmakologischen Daten* nimmt Halothan mit einem Blut-Gas- bzw. Öl-Gas-Koeffizienten von 2,5 bzw. 224, einem hieraus resultierenden MAC-Wert von 0,77 Vol% sowie einer Biotransformationsrate von 20-25% eine klare Mittelstellung zwischen dem bereits besprochenen Enfluran und Methoxyfluran ein. Entsprechend länger dauern daher auch An- und Abflutphase *(66)*. So konnten auch Klan und Mitarbeiter *(127)* postnarkotisch Halothan bis zu 4,2 Tage in der Exspirationsluft ihrer Patienten nachweisen.

Unter *Spontanatmungsbedingungen* führt Halothan zu einer dosisabhängigen Abnahme des Atemzugvolumens, die von einem gleichzeitigen Frequenzanstieg begleitet wird *(137, 178, 181, 227)*. Dabei verschiebt sich die Kohlensäure-Antwortkurve nach rechts, das heißt, daß entsprechend der jeweiligen Narkosetiefe der physiologische Atemstimulus nur abgeschwächt zum Tragen kommt. Die hieraus resultierende respiratorische Azidose bewegt sich jedoch nach den Untersuchungen von Severinghaus und Larson *(227)* bis zu einer Halothandosierung von 1,2 Vol% in durchaus vertretbaren Grenzen. Dementsprechend halten Larson und Mitarbeiter *(137)* eine Unterstützung der Atmung bei Patienten, die mehr als das 1,5 fache der MAC-Dosis benötigen, für unerläßlich. Bezüglich der Lungenmechanik fanden Morr-Strathmann et al. *(173)* im Gegensatz zu Colgan und Whang *(47)* bereits nach nur 10 minütiger Halothannar-

kose einen geringgradigen *Abfall der Compliance.* Nach Ansicht der Autoren ist dessen Ursache entweder in einer Beeinträchtigung des Antiatelektasefaktors oder in einer Strukturänderung der Alveolarwand, möglicherweise durch Flüssigkeitsverschiebungen, zu suchen. Daß letzteres aber keinesfalls zutrifft meinten Marshall und Whyche *(149)*, die auch nach 3-stündiger Halothannarkose keinerlei Zunahme des Lungenwassers fanden. Dieser Compliance-abfall beläuft sich nach den Untersuchungen von Budniewski *(32)* sowie Gold und Helrich *(95)* auf etwa 30% und wird auf die Ausbildung von Atelektasen zurückgeführt *(65, 95)*. Hand in Hand mit dieser Veränderung einhergehend wird eine Abnahme der funktionellen Residualkapazität *(114)* sowie eine Zunahme von alveo-arterieller Sauerstoffdifferenz *(114)* und pulmonaler Shuntfraktion *(147, 182, 183)* beschrieben. Auf Grund dieser klinischen Beobachtungen sowie in Hinblick auf die gute Lipoidlöslichkeit von Halothan war zumindest theoretisch eine deutliche *Beeinträchtigung des Antiatelektasefaktors* durch diese Substanz zu erwarten. In dieser Annahme bestätigten uns zahlreiche, allerdings vielfach von einer anderen experimentellen Basis ausgehende Mitteilungen in der Literatur *(89, 90, 166, 176, 189, 238, 240, 255, 256, 275)*.
Die gegenteilige Meinung befand sich in Bezug auf die Zahl ihrer Verfechter in einer eindeutig schwächeren Position *(70, 167, 246, 261, 285)*. Inwieweit dabei die Depression der mukociliaren Dynamik durch Halothan eine zusätzlich aggravierende Bedeutung hat, ist im Augenblick noch nicht abzuschätzen *(83, 83a)*.
Am Rande sei noch vermerkt, daß Halothan zu einer deutlichen Senkung des Bronchialwiderstandes führt und so auch in bestimmten Situationen im Stande ist, zu einer Verbesserung der pulmonalen Situation beizutragen *(46, 51, 181, 187)*.
Als *Dosierung* strebten wir, soweit es die Tiere kreislaufmäßig tolerierten *(236)*, das 1,5-fache der von Davis und Mitarbeitern *(55)* beim Kaninchen mit 0,82 ± 0,3 Vol% sowie von Eger *(66)* und Saidman et al. *(213)* beim Menschen mit 0,76 Vol% ermittelten minimalen alveolären Konzentration an.
Zur Definition der mittleren verabfolgten Halothankonzentration übernahmen wir den von Lutz *(146)* vorgeschlagenen *Halothanindex* (HI). Bei dieser außerordentlich praktischen Größe handelt es sich um den Quotienten aus dem Halothanzeitwert (Σ Vol% x Minuten, die diese Konzentration aufrecht erhalten wurde) und der Gesamtanaesthesiedauer, ausgedrückt in Minuten. Wir fanden diese Ausdrucksweise, obwohl sie eine außerordentlich exakte Protokollierung erforderte, so zweckmäßig, daß wir auch die mittleren Konzentrationen von Enfluran und Methoxyfluran auf diese Weise errechneten.
Zur genauen Dosierung benützten wir wiederum einen entsprechend kalibrierten und vor den Versuchen überprüften Dräger Vapor. Als Trägergas kam ebenfalls Druckluft zum Einsatz.

d) Methoxyfluran. Methoxyfluran (Penthrane, Deutsche Abbott GmbH) *(2, 7, 36, 59, 66, 70, 89, 90, 97, 127, 133, 137, 178, 213, 227, 236, 238, 255, 256, 277)* führten Artusio und Mitarbeiter *(7)* Anfang der 60er Jahre in die klinische Anaesthesie ein. Dieser heute wohl potenteste Vertreter der Inhalationsanaesthetica wird in Hinblick auf seine, auf einem Blut-Gas-Koeffizienten von 13 beruhende, vergleichsweise *träge Pharmakokinetik (66)* vorzugsweise für Langzeitnarkosen empfohlen *(97, 277)*. Verzögertes An- und Abfluten sind daher besondere Charakteristica *(97)*. So nimmt es auch nicht wunder, daß von den mit Methoxyfluran narkotisierten Patienten in der ersten postoperativen Stunde nur 2, bis zum Ende der zweiten und sechsten Stunde nur jeweils 18 bzw. 24% eine zusätzliche Analgeticamedikation benötigen *(59)*. Die diesbezüglichen Referenzzahlen für Enfluran dagegen betragen 25, 59 bzw. 62%. Je nach aufgenommener Menge kann Methoxyfluran noch bis zu 8,1 Tagen in der Exspirationsluft nachgewiesen werden *(127)*. Eine sich im ungünstigen Falle bis auf 50% belaufende

Biotransformation mit Freisetzung größerer Mengen tubulotoxischer Fluoridionen *(277)* ist
außerdem stets mit ins Kalkül zu ziehen. Nach den Untersuchungen von Ackermann *(2)*,
Larson et al. *(137)* sowie Severinghaus und Larson *(227)* führt Methoxyfluran zu einer mindestens ebenso *ausgeprägten Atemdepression* wie Halothan und sollte daher nur unter den Bedingungen einer kontrollierten Ventilation verabfolgt werden *(2, 97)*. Da die arterielle Sauerstoffspannung hierbei in der Regel stärker absinkt als es nach dem Grad der Hypoventilation
zu erwarten wäre, ist eine zusätzliche Beeinträchtigung der Lungenfunktion durch diese Substanz nicht von der Hand zu weisen *(2, 184)*.
Die Beeinflussung des alveolarstabilisierenden *Antiatelektasefaktors* veranschlagten wir auf
Grund der exzellenten Lipoidlöslichkeit des Methoxyflurans — sein Öl-Gas-Koeffizient beträgt 970 — sowie in Hinblick auf entsprechende Literaturberichte *(89, 90, 238, 255, 256)*
hoch.
Die *Dosierung von Methoxyfluran* stimmte mit nahezu konstant 0,6 Vol%, was die Tiere kreislaufmäßig gut tolerierten *(97, 236)*, ebenfalls mit klinisch üblichen Konzentrationen *(2, 97,
277)* überein. Sich bei der Dosierung nach dem bei 0,16 Vol% liegenden MAC-Wert *(66, 213)*
zu orientieren, ist unrealistisch, da der hohe Uptake erheblich größere Mengen verlangt. Wood-
Smith et al. *(277)* geben für die Einleitungsphase Konzentrationen von 2 bis 3, für den steady
state in Übereinstimmung mit Goodman und Gilman *(97)* solche von 0,2 bis 0,8 Vol% an.
Die *Applikation* erfolgte auch hier unproblematisch und präzis mit einem Methoxyfluran Vapor der Firma Dräger, der vor Versuchsbeginn zur Sicherheit vom Hersteller auf seine genaue
Funktion hin überprüft wurde. Als Trägergas fungierte wiederum Druckluft in den bereits angegebenen Mengen.

2.1.2.2 Kurzcharakteristik der geprüften parapulmonalen Narkotica

Bei den parapulmonalen Stoffen interessierten wir uns im „in vivo" Versuch in erster Linie
für die Beeinflussung der Lungenfunktion durch das heute weit verbreitete Phencyclidin-De-
rivat Ketamin und das synthetisch hergestellte Opioid Fentanyl.

a) Ketamin. Ketamin (Ketanest, Parke-Davis) *(19, 64, 97, 117, 166, 277)* ist infolge seiner
cerebral dissoziierenden Eigenschaften ein außerordentlich unkonventionelles *(64)*, aber nichts
desto weniger brauchbares Narkoticum. Der cocainartigen Inhibierung der Wiederaufnahme
von Noradrenalin verdankt Ketamin möglicherweise seine hervorragenden kreislaufstabilisierenden Eigenschaften.
Sie machen diese Substanz gerade beim zirkulatorisch gefährdeten Patienten zum Mittel der
Wahl. Darüber hinaus tragen gute analgetische Qualitäten das Ihre zu einer wirkungsvollen
Prophylaxe pulmonaler Schmerzäquivalente *(19, 63, 160, 161)* bei *(19, 160)*.
Die Respiratorik bleibt in weiten Dosisbereichen unbeeinflußt. Hyperkapnische und hypoxi-
sche Atemstimuli werden nur geringgradig gedämpft *(117)*. Aus diesen Gründen, sowie in Hinblick auf seine große therapeutische Breite *(64)*, entschieden wir uns für Ketamin, allerdings
in Kombination mit dem veterinärmedizinischen Sedativum Xylazin (Rompun, Bayer) *(36)*,
zur Einleitung aller unserer Narkosen. Die *Dosis* wählten wir mit 50 mg/kg bzw. 2 mg/kg bewußt so hoch — die Empfehlungen in der Literatur bewegen sich für die intramusculäre Ket-
amingabe zwischen 4 und 10 mg/kg *(64, 97, 277)* —, um jeder pulmonal nachteiligen Schmerz-
verarbeitung sicher aus dem Wege zu gehen. Dabei war es allerdings unvermeidlich, daß die
spontan atmenden Tiere zum Zeitpunkt der Vorwertabnahme „schlechte" Blutgase aufwiesen,
so daß wir als Bezug auf die Referenzwerte der wachen Kontrollkaninchen (Tabelle 8.39) zu-
rückgreifen mußten. Eine *Beeinträchtigung des Antiatelektasefaktors* durch Ketamin hielten
wir in Übereinstimmung mit den Untersuchungen von Miller und Pang *(166)* für wenig wahr-
scheinlich.

b) Fentanyl. Fentanyl (Fentanyl Janssen) *(16, 35, 64, 66, 69, 97, 227, 228, 233, 277)*, ein chemischer Verwandter des Pethidins mit einem Molekulargewicht von 336,46, findet heute in den zahlreichen Spielarten der Neuroleptanalgesie eine breite Verwendung. Zu seinen unbestreitbaren Vorzügen gehört eine beachtliche analgetische Potenz — 0,1 mg Fentanyl besitzen die schmerzlindernde Wirkung von 10 mg Morphium —, die bei einer LD_{50} von 9,5 mg/kg mit einer bei den Inhalationsanaesthetica nicht gekannten therapeutischen Breite von 750 einhergeht *(69)*. Wie daher auch nicht anders zu erwarten, weist Fentanyl mit einem Heptan-Wasser-Koeffizienten von 19,35 eine ausgezeichnete Lipoidlöslichkeit auf. Die sofort post injectionem in der Lunge gefundenen Fentanylmengen werden mit ca. 800 ng/g Feuchtgewicht beziffert. Da die Substanz jedoch rasch in der Leber in hydrophile und damit in Bezug auf unsere Fragestellung weniger kritische Bestandteile abgebaut wird, resultiert eine gute Steuerbarkeit. Etschenberg *(69)* nimmt auf Grund der Tatsache, daß bereits geringste Dosen genügen, um eine ausreichende Analgesie herbeizuführen, eine auf der stereo-spezifischen Atomstruktur von Fentanyl basierende Blockierung der Schmerzreceptoren im Thalamusbereich an. Die *akute Toxizität* in Form einer zentralen Atemdepression *(227)*, die charakteristischerweise über einen Zeitraum von 3 Std. biphasisch verläuft *(16)* und Anlaß für ernste postnarkotische Komplikationen [''silent death'' *(35)*] bieten kann, war der Grund, warum wir mit Fentanyl keine Spontanatmungsnarkosen durchführten. Zu den weiteren Vorzügen dieser Substanz gehören eine exzellente Kreislaufstabilität, das Fehlen jeglicher negativ inotroper Effekte auf das Herz *(177)* sowie deutlich hirndrucksenkende *(228)* und ödembremsende *(233)* Eigenschaften.

Bezüglich der *Dosierung* orientierten wir uns nach der bereits erwähnten Narkoseeinleitung mit Ketamin-Xylazin wiederum an den klinischen Gepflogenheiten und verabfolgten, beginnend mit dem Zeitpunkt nach der Kanülierung, stündlich 0,1 mg Fentanyl intravenös.

In Hinblick auf die insgesamt nur niedrigen Dosen, die rasche Metabolisierung zu hydrophilen Bruchstücken sowie die Aussparung des kritischen Alveolarbereiches hielten wir eine *Beeinträchtigung des Antiatelektasefaktors* durch diese Substanz für äußerst unwahrscheinlich.

2.1.2.3 Kurzcharakteristik der geprüften Ventilationsformen (Tabelle 3)

Um uns vom Einfluß des jeweiligen Ventilationsmusters auf das Narkoseresultat ein zutreffendes Bild machen zu können, prüften wir bei pathologischem Ergebnis alle drei zur Wahl stehenden Beatmungsformen. Dies war sowohl bei Halothan als auch bei Methoxyfluran erforderlich. Bei den Anaesthesien mit Enfluran und Ketamin dagegen konnten wir uns auf die Spontan- und IPPB-Beatmung beschränken. Fentanyl, Lachgas und Sauerstoff wurden nur unter IPPB-Konditionen geprüft.

a) Spontanatmung (SPA). Von den im Rahmen der jeweils 5 stündigen Narkosen zur Anwendung gekommenen Ventilationsmustern stellt die Spontanatmung die „physiologischste" Form des Gasaustausches dar, bleiben doch sämtliche Reaktionsabläufe körpereigenen Mechanismen überlassen. Hierbei darf jedoch keinesfalls verkannt werden, daß bereits die Narkose „per se" einen ganz beachtlichen Einbruch in diese scheinbare Integrität darstellt. So führen Anaesthetica, entsprechend der jeweiligen Narkosetiefe, unter anderem zu einer Dämpfung atemregulativer Reflexabläufe *(117, 137, 178, 227)* sowie zu einer deutlichen Beeinträchtigung der Lungenfunktion *(32, 83, 95, 112, 113, 114, 173, 182, 183, 184, 208, 247, 259, 274)*.

Die Spontanatmungsnarkosen führten wir mit dem totraumminimen, eine Rückatmung weitestgehend ausschließenden Digby-Leigh-System *(140)* durch (s.a. 2.1.3.3).

b) Intermittierend positive Druckbeatmung (IPPB). IPPB (*i*ntermittent *p*ositive *p*ressure *b*reathing) stellt das heute übliche Standardverfahren der Narkosebeatmung dar und wurde da-

Tabelle 3. Zuordnung der einzelnen Ventilationsformen zu den einzelnen Untersuchungsgruppen

Untersuchungs-gruppe:	*Ventilationsmuster:*		
	Spontanatmung (SPA)	Intermittierend positive Druckbeatmung (IPPB)	Positiv-endexspiratorische Druckbeatmung (PEEP)
1. *Inhalationsanaesthetica:*			
Lachgas	−	+	−
Enfluran (Ethrane)	+	+	−
Halothan (Halothan Hoechst)	+	+	+
Methoxyfluran (Penthrane)	+	+	+
2. *„Parapulmonale" Narkotica:*			
Ketamin (Ketanest)	+	+	−
Fentanyl (Fentanyl)	−	+	−
3. Ketamin + 100% Sauerstoff	−	+	−
4. Kontrollen (ohne Narkose)	+	−	−

− = nicht untersucht   + = untersucht

her auch grundsätzlich bei allen Untersuchungsgängen eingesetzt. Ihre Effizienz ist, da sie im allgemeinen unter Muskelrelaxation durchgeführt wird, von Einflüssen der verwendeten Anaesthetica weitgehend unabhängig. Der Wirkungsgrad wird im wesentlichen durch die pulmonale Situation selbst bestimmt. Da der endexspiratorische Druck bei der Ausatmung Umgebungsbedingungen entspricht, ist eine Kreislaufbeeinträchtigung durch dieses Ventilationsmuster kaum zu befürchten. Bezüglich der von uns verwendeten Geräte und Daten siehe 2.1.3.3.

c) Beatmung mit positiv-endexspiratorischem Druck (PEEP). Dieses Ventilationsmuster ist die jüngste Entwicklung auf der Suche nach einer idealen Beatmungsform *(2a, 8, 11, 21, 27, 33, 52, 53, 58, 72, 78, 113, 118, 143, 184, 192, 203, 204, 221, 222, 224, 243, 258, 266, 267, 278, 279, 281, 282)*. PEEP *(positive end-expiratory pressure)* wurde aus der Zwangssituation heraus geboren, bei maximal eingeschränkter Lungenfunktion ein lebensnotwendiges Minimum an ventilatorischer Effizienz zu gewährleisten. So konnten Ashbaugh et al. *(8)* durch den Einsatz von PEEP die Mortalität der pulmonalen Insuffizienz IPPB-behandelter Patienten von erschreckenden 71 auf beachtliche 28,5% senken. Auch Falke et al. *(72)* überbrückten mit dieser Ventilationsform bei 9 von 10 Patienten pulmonal kritische Situationen erfolgreich, so daß PEEP heute mit Recht zu einem tragenden Element der Respiratortherapie avanciert ist *(8, 11, 27, 72, 221, 224, 243)*.

Das Prinzip von PEEP besteht in einer Anhebung des endexspiratorischen Druckes − wir verwendeten in Anbetracht der Kleinheit unserer Versuchstiere einen solchen von + 3 cm Wassersäule − so daß sich die gesamte Ventilation auf dem Niveau einer erhöhten funktionellen Residualkapazität abspielt *(52, 72)*, was auch videomikroskopisch nachgewiesen werden kann *(53)*. Als direkte Folge hiervon wird eine kritische Kompression des alveolären Grenzfilmes (s. Abb. 12, stage 3) mit dem irreversiblen Verlust oberflächenaktiver Partikel *(215)* vermieden. Der Verbrauch von Antiatelektasefaktor vermindert sich soweit, daß durch diesen surfactantsparenden Effekt z.B. ein Beatmungsschaden sicher zu verhindern ist *(21, 78, 222, 279, 281)*.

Hand in Hand hiermit geht eine bemerkenswerte Verbesserung der ventilatorischen Effizienz, um die es uns allerdings in unseren Versuchen weniger zu tun war. Wir wollten feststellen, inwieweit PEEP in der Lage ist, den grenzfilmirritierenden Effekt lipoidlöslicher Inhalationsanaesthetica zu verhindern.

2.1.3 Untersuchungsablauf

2.1.3.1 Narkoseeinleitung

Die Narkose wurde bei den Kaninchen durch die intramuskuläre Gabe von 50 mg/kg Ketamin (Ketanest) und 2 mg/kg Xylazin (Rompun) ohne vorhergehende Prämedikation eingeleitet. Diese Initialdosis wählten wir bewußt so hoch, um streß- und schmerzinduzierte Störungen der Lungenfunktion *(19, 63, 161, 162)* sicher zu vermeiden. Nach etwa 5 bis 10 min stellte sich eine ausreichende Narkosetiefe ein. Jetzt erst wurden die Tiere aus ihrem Käfig genommen, auf den Rücken gelagert, mit den Pfoten locker fixiert und an Hals und Leiste zur Kanülierung rasiert.

2.1.3.2 Kanülierung

Um oben beschriebene Reaktionen *(19, 63, 161, 162)* sicher auszuschließen, wurden die Präparationsstellen zusätzlich mit einigen Millilitern 1%iger Scandicain-Lösung betäubt. Die Tracheotomie erfolgte, um jegliche Irritation des paratrachealen Gewebes und damit des für die Lungenfunktion ebenfalls bedeutsamen nervus vagus *(96, 215, 254)* zu umgehen, außerordentlich vorsichtig. Ebenfalls aus diesem Grunde bevorzugten wir als arteriellen Zugang nicht die benachbarte arteria carotis communis, sondern die arteria femoralis, in welche wir einen Katheter bis in Höhe der Aorta abdominalis vorschoben.

2.1.3.3 Ventilation

Nach Sicherung von trachealem und arteriellem Zugang wurden die einer *Spontanatmungsgruppe* zugeteilten Tiere kurzfristig mit 2 mg/kg Succinylbischolin (Lysthenon) intravenös zur Erstellung des ersten Volumen-Druck-Diagrammes (s. 2.1.4.1) relaxiert. Nach Wiedereinsetzen einer ausreichenden Spontanatmung erhielten die Tiere das mit dem jeweiligen Anaestheticum angereicherte Beatmungsgas über ein normalerweise für Neugeborene und Säuglinge verwendetes Digby-Leigh-Nichtrückatmungssystem *(140)* zugeführt. Den Gesamtflow adjustierten wir so, daß ein atmungsbehindernder Luftstau vermieden und ein normales Ventilspiel garantiert wurde. Regelmäßige, von Bendixen et al. *(20)* sowie Egbert und Mitarbeitern *(65)* empfohlene Seufzeratemzüge führten wir nicht durch.
Die Tiere, die einer *kontrollierten Ventilation* — PEEP oder IPPB — unterzogen werden sollten, relaxierten wir bereits initial mit dem länger wirkenden Diallylnortoxiferin (Alloferin 0,2 mg/kg iv). Nach völliger Muskelerschlaffung erstellten wir auch bei ihnen ein Volumen-Druck-Diagramm als Kontrollwert. Anschließend wurden die Kaninchen je nach Untersuchungsgruppe mit einem volumenkonstanten Loosco-Infant-Ventilator (G.L.Loos & Co's Fabrieken N.V., Amsterdam)*(125, 145, 256a)*, einem Servo-Ventilator 900^2*(106)* oder einem Bird Mark VIII (Bird Corporation, Palm Springs, USA) *(13, 106)* so beatmet, daß die anfänglich in kurzfristigen Abständen bestimmten Blutgase normale, das heißt, dem ruhigen Wachzustand entsprechende

---

2 Dräger Werk, Lübeck

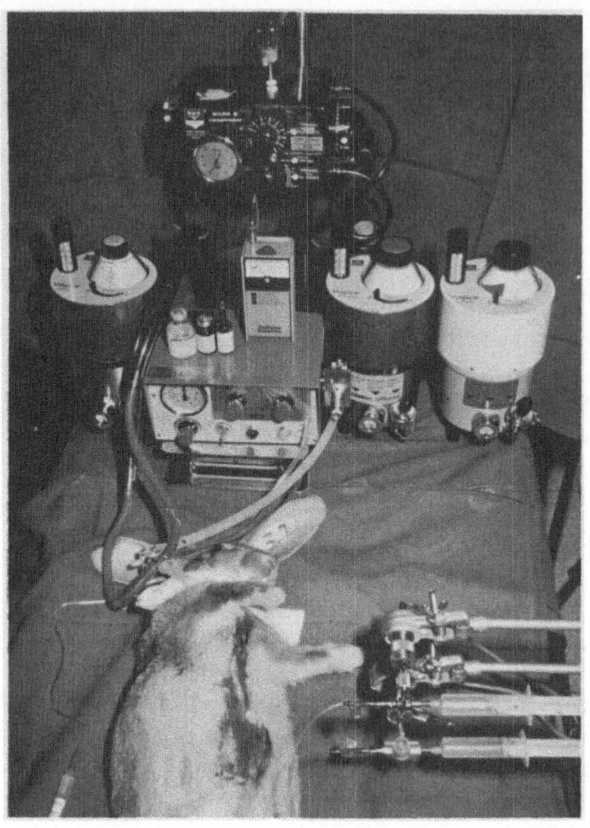

Abb. 7. Orientierende Gesamtdarstellung der Versuchsanordnung: Im Vordergrund das tracheotomierte
und beatmete Versuchstier. Im Hintergrund, von rechts nach links, die Präzisionsverdampfer für Enfluran,
Methoxyfluran und Halothan. In der Mitte oben der Bird Mark VIII, darunter der Loosco-Amsterdam-
Infant-Ventilator, darauf stehend der Oxymeter. Rechts unten im Bild die Statham-Elemente zur fortlau-
fenden Registrierung des arteriellen Blutdruckes

Kohlensäurewerte aufwiesen. Dieses Vorgehen ließ auf einer Veränderung der Blutgase basierende Lungenfunktionsstörungen *(51, 73, 188, 215)* sicher vermeiden. Die im Normalfall *erforderlichen Ventilationsdaten* betrugen für das Atemzugvolumen 10 ml/kg Körpergewicht,
für die Frequenz 40 Zyklen in der Minute, für das Inspirations—Exspirationsverhältnis 1 : 2
und für den Inspirationsdruck 8 cm Wassersäule bei IPPB und 12 bei PEEP-Beatmung. Diese
Werte liegen allesamt weit unter den in der Literatur als kritisch mitgeteilten Daten *(21, 30,
78, 84, 85, 100, 139, 250, 279, 281)*. Halbstündlich durchgeführte „Seufzer" *(20, 65)* sollten
die Ausbildung unspezifischer Atelektasen *(245)* verhindern *(48, 158)*.
Erst nach dieser, im allgemeinen etwa eine Stunde in Anspruch nehmenden Stabilisierungsphase wurde das jeweils zu prüfende Anaestheticum in der angegebenen Dosierung zugeführt.

2.1.3.4 Kreislaufüberwachung und Infusionstherapie

Der *arterielle Mitteldruck* wurde in allen Fällen über den in die Aorta abdominalis vorgeschobenen und mit einem Statham Element (PD 23) verbundenen Katheter unter Zuhilfenahme einer dazu geeigneten Meßeinheit (Hellige MA 19) fortlaufend registriert. Da wir Abfälle unter 40 mm Hg als potentiell lungenschädigend ansahen *(21, 37, 80, 179, 268, 276)*, vermieden wir jegliche Annäherung an diese kritische Grenze durch eine vertretbare Dosisreduktion der mit Ausnahme von Lachgas, Ketamin und Fentanyl *(64, 69, 236)* meist kreislaufdepressiv wirkenden Anaesthetica *(236)*.

Eine *pernarkotische Infusionstherapie* war, abgesehen von den zur Katheterspülung erforderlichen geringen Kochsalzmengen, nicht notwendig, zumal aus Untersuchungen von Faridy *(74)* bekannt ist, daß Hungern und Dursten der Tiere von Seiten der Lunge sehr viel länger folgenlos toleriert wird und bei der kontrollierten Beatmung eo ipso ein nachteiliger Trend zu einer gesteigerten pulmonalen Wassereinlagerung besteht *(251)*. Die zur Blutgasanalyse erforderlichen Blutmengen — pro Bestimmung knapp 0,5 ml — ersetzten wir volumenmäßig nicht. Lediglich bei den Tieren, die unter *PEEP* auf Grund des erhöhten intrathorakalen Mitteldruckes eine bedrohliche, durch eine Narkoseabflachung nicht zu beherrschende Kreislaufinstabilität zeigten, wurde, entsprechend den Empfehlungen von Qvist et al. *(192a)*, das venöse Niederdrucksystem mit maximal 10 ml/kg höhermolekularem Dextran (Longasteril 75) aufgefüllt. Dieser Volumenersatzstoff zeigte mit einer unserer Versuchsdauer angepassten intravasalen Halbwertszeit von 6-8 Std. eine gute kreislaufstabilisierende Effizienz.

Der *akzidentellen Hypothermie* der Tiere, ebenfalls ein ins Kalkül zu ziehender pulmonal irritierender Faktor *(78, 103, 134, 155)*, beugten wir durch Einpacken in schützende Tücher und Wärmezufuhr über die tiefgestellte Operationsleuchte vor. Bei derartigem Vorgehen ergaben stichprobenartige Temperaturkontrollen keinerlei Hinweise für eine kritische Auskühlung.

2.1.3.5 Narkoseende

Nach jeweils *5 stündiger Narkosedauer* wurde beim voll relaxierten Tier als Endwert nochmals ein *Volumen-Druck-Diagramm* (s. 2.1.4.1) geschrieben. Daran schloß sich noch in tiefer Narkose eine mediane Thorakotomie an. Nach eingehender Inspektion des Situs spülten wir die Lungen orthograd über eine Kanülierung des rechten Ventrikels und nach Abklemmen der beiden venae cavae mit mindestens 200 ml physiologischer Kochsalzlösung blutfrei und eliminierten so intravasale, die Oberflächenspannungsmessung in der Wilhelmywaage möglicherweise beeinträchtigende Substanzen. Um zusätzliche Schäden zu vermeiden, überschritten wir in keinem Fall einen Perfusionsdruck von 20 cm Wassersäule. Noch unter künstlicher Beatmung — nun auch bei den Tieren der Spontanatmungsgruppen — wurden beide Lungen übereinstimmend mit den Empfehlungen von Benzer et al. *(23)* in entsprechend belüftetem Zustand isoliert und entnommen. Nach einer orientierenden Gewichtsbestimmung und Asservation von Proben aus dem linken Unter- und rechten Mittellappen für die mikromorphologische Beurteilung präparierten wir die Lungen zur Untersuchung auf Gehalt und Funktionsfähigkeit des verbliebenen Antiatelektasefaktors in der Wilhelmywaage (s. 2.1.4.4). Verstarben die Tiere nicht gleich nach der Lungenentnahme, so führten wir durch eine intrakardiale Barbituratgabe die Asystolie herbei.

2.1.3.6 Monitoring

Die apparative Überwachung während der Narkose beschränkte sich bewußt auf die Registrierung von arteriellem Blutdruck, Herzfrequenz, der Ventilationsdaten sowie auf die anfänglich viertel- bis halbstündlich, später in Stundenabständen durchgeführte Kontrolle der arteriellen Blutgase (s. 2.1.4.2).

2.1.3.7 Versuchsdauer

Da nach zahlreichen Mitteilungen in der Literatur *(91, 104, 140, 148, 221)* die Beeinträchtigung der Lungenfunktion wesentlich durch die Narkosedauer mit bestimmt wird, wählten wir eine *reine Anaesthesiezeit* von 5 Stunden. Sie lag damit deutlich über dem von Gaudy und Guilmet *(91)*, Hack und Rommelsheim *(104)* sowie Schmidt und Mitarbeitern *(221)* mit 3 bis 4 Std angegebenen kritischen Limit. Hinzu kommt die in der Regel etwa eine Stunde in Anspruch nehmende Stabilisierungsphase zur Vorbereitung, Kanülierung und Respiratoradaptation der Tiere, so daß die *Gesamtversuchsdauer* mit etwa 6 Std angegeben werden kann.

2.1.4 Untersuchte Parameter

Um eine möglichst vollständige Antwort auf den von uns aufgeworfenen Fragenkomplex zu finden, prüften wir bei den jeweiligen Untersuchungsgängen folgende, uns für die Beurteilung der pulmonalen Situation am aussagekräftigsten erscheinenden Parameter: Die Compliance an Hand eines modifizierten Volumen-Druck-Diagrammes, das Blutgasverhalten im arteriellen Blut, das feingewebliche Bild der Lunge und ihre Extraktcharakteristik unter den dynamischen Bedingungen der Wilhelmywaage.

2.1.4.1 Volumen-Druck-Diagramm (VP)

Seit den klassischen Untersuchungen von v. Neergaard im Jahre 1929 *(180)* gilt immer noch das Volumen-Druck-Verhalten der Lunge als bester und zuverlässigster, von zahllosen Autoren herangezogener *(10, 12, 14, 15, 17-19, 21, 23, 24, 29, 37, 42, 44, 57, 73, 74, 77, 78, 81, 85, 89, 90, 102, 105, 110, 111, 123, 128, 134, 135, 144, 153, 155-158, 160, 173, 180, 188, 193, 203, 208, 215, 222, 250, 251, 253, 275, 276, 279, 281, 285)* Beurteilungsmaßstab für die Surfactantfunktion „in situ". Wir bevorzugten dabei in Übereinstimmung mit anderen Untersuchern *(12, 15, 29, 105, 253)* seine in Art eines *Schleifendiagrammes („Pneumoloop")* weitestgehend entdynamisierte Form.
Die hierzu erforderliche und eigens hergestellte *Meßanordnung* besteht, wie aus der Abb. 8 zu erkennen ist, aus einer 200 ml fassenden, graduierten Glasspritze (S), die über ein Wegpotentiometer (P) und einen Druckaufnehmer (T) mit einem Koordinatenschreiber (K) verbunden ist. Beim eigentlichen *Meßvorgang* vor (VW) und nach (EW) der jeweiligen Narkose werden anschließend an eine vorhergehende Blähung, um reversible Atelektasen zur Entfaltung zu bringen und mögliche Atemwegobstruktionen zu beseitigen, die Lungen des voll relaxierten Versuchstieres (VT) langsam und „pilgerschrittartig" *(15)* mit Luftportionen von jeweils 20 ml gefüllt. Hierbei wird zwischen den einzelnen Schritten jeweils eine Entleerung von 10 ml vorgenommen. Das Ergebnis ist ein beim Kaninchen außerordentlich charakteristisches Schleifendiagramm [„Pneumoloop" *(15)*] (s.a. Abb. 9). Bei einem Druck von 30 cm Wassersäule ist die sich bei unseren Tieren nach eigenen Messungen auf 106,6 ± 2,2 ml belaufende Inspirationskapazität (IK) erreicht und es erfolgt derselbe Vorgang in umgekehrter Richtung: Nach einem Exspirationsschritt von 20 ml werden jeweils 10 ml reinsuffliert, bis der Ausgangspunkt erreicht ist. Es entstehen so auf dem Inspirations- und Exspirationsschenkel für jede Residualkapazität korrespondierende Atemzugschleifen, wobei die Steilheit in jedem Punkt der Kurve die aktuelle Compliance (C) ergibt. In den einzelnen „loops" wird diese durch den Anstieg der

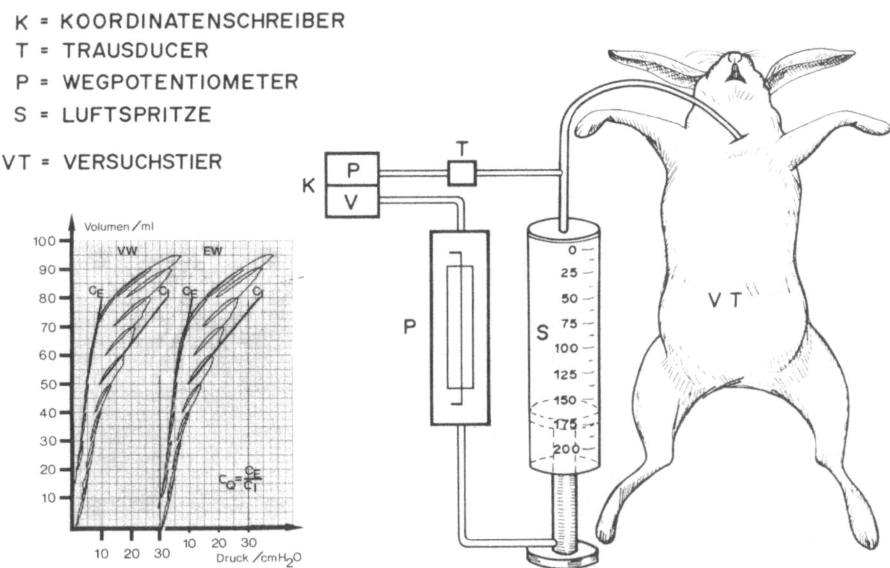

Abb. 8. Anordnung zur Bestimmung des Volumen-Druckverhaltens (V-P) der Lunge (Schema)

elastischen Achsen repräsentiert. Das *molekulare Verhalten des Surfactant im alveolären Grenzfilm* ist während dieses Vorganges dem in der Wilhelmywaage (2.1.4.4) beschriebenen ähnlich. Am Beginn der Lungenblähung besteht wie am Anfang der Expansionsstrecke (Abb. 12, stage 4) ein minimaler Partikelabstand mit Absprengung einzelner Surfactantmoleküle sowohl ins Alveolarlumen als auch in die Hypophase.

Durch schrittweise Inspiration kommt es mit zunehmender Oberfläche zur Vergrößerung dieser intermolekularen Distanzen, so daß eine vorübergehende Surfactantrarifizierung resultiert, die zu einem raschen Anstieg der Oberflächenspannung und damit Abfall der aktuellen Compliance führt. Der Wert des C_Q nimmt dabei definitionsgemäß ab.

Im weiteren Verlauf werden dann die in die Subphase abgesprengten Moleküle in den alveolären Grenzfilm reintegriert, so daß trotz zunehmender inspiratorischer Füllung die Oberflächenspannung keine großen Änderungen mehr zeigt und damit auch die Compliance weitgehend konstant bleibt. Die Inspirationskapazität, dem Endpunkt der Expansionsstrecke in der Wilhelmywaage entsprechend, wird beim Kaninchen in der Regel mit einem intrapulmonalen Druck von 30 cm H_2O erreicht. Mit beginnender Exspiration kommt nun das charakteristische kompressible Verhalten des Antiatelektasefaktors zum Tragen: Trotz zunehmender Verkleinerung der Oberfläche kommt es durch Zusammenrücken der Surfactantmoleküle zu einer Erniedrigung der Oberflächenspannung, so daß die Compliance jetzt deutlich zunimmt.

Berücksichtigt man, daß, wie bereits erwähnt, die aktuelle Compliance durch die Steilheit der elastischen Achsen der einzelnen Schleifen (loops) ausgedrückt wird, so zeigt sich während der Inspiration eine kontinuierliche Ab- und im Verlaufe der Exspiration eine fortlaufende Zunahme der Lungendehnbarkeit. Verglichen auf der Basis einer bestimmten Residualkapazität ergibt sich für die Compliance des Ausatemteiles (C_E) des Volumen-Druck-Diagrammes ein stets höherer Wert als für ihr inspiratorisches Pendant (C_I).

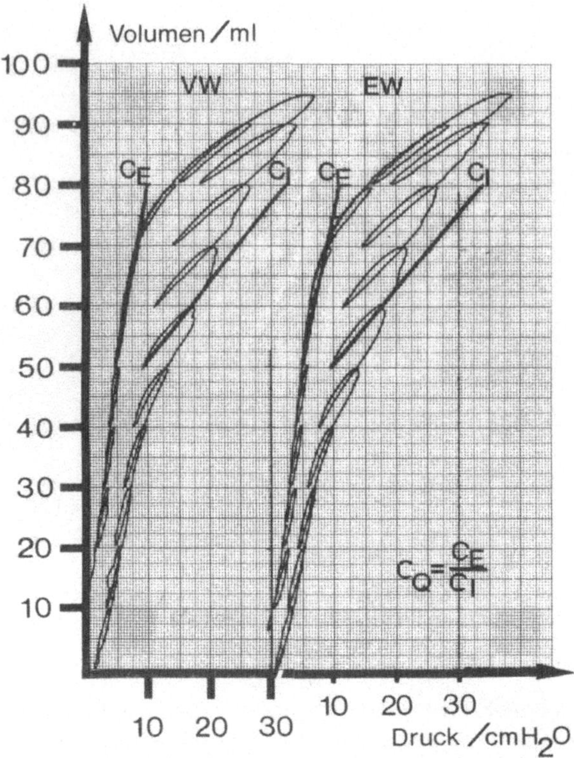

Abb. 9. Originalregistrierung von Vor- und Endwert des Volumen-Druck-Diagrammes nach 5-stündiger Narkose mit Fentanyl (Fentanyl IPPB 6) CQ VW = 4,39, CQ EW = 4,56

Dieses Verhalten quantifizierten wir zahlenmäßig durch die Berechnung des *sogenannten Compliancequotienten*[3] (CQ). Diese typische Kenngröße stellt den Quotienten aus der Steilheit der elastischen Achsen korrespondierender Atemschleifen des Exspirations- (C_E) und Inspirationsschenkels (C_I) bei 50% der jeweiligen Inspirationskapazität, in Abb. 10 als Meßbereich (MB) angegeben, ausgedrückt im Tangens ihrer Steigungswinkel, dar. Sein Normalwert liegt nach unseren, auf 87 Einzelmessungen beruhenden Erfahrungen, bei 3,49 ± 0,046.
In Abb. 10 sind ein normales (VW) und ein pathologisches (EW) Volumen-Druck-Diagramm eines Kaninchens nach Gabe einer subletalen Ölsäuremenge (0,05 ml/kg iv.) dargestellt. Als Ausdruck einer infolge dieser massiven Lungenschädigung deutlich erniedrigten Compliance kann die Abnahme der Divergenz der elastischen Achsen im Meßbereich (MB) mit Erniedrigung des Compliancequotienten sowie insgesamt das „Abkippen" dieser Achsen nach rechts gewertet werden. Darüber hinaus fällt auf, daß trotz einer 50%igen Zunahme des intrapulmonalen Druckes nur 60% der ursprünglichen Inspirationskapazität erreicht werden.

---

[3] $CQ = \dfrac{C_E}{C_I}$

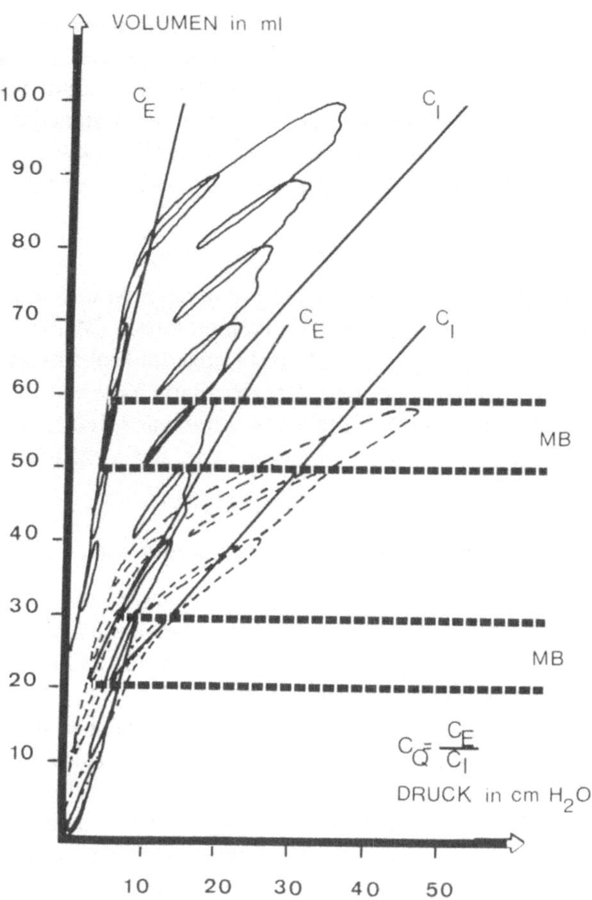

Abb. 10. Normales (—) und pathologisches (- - -) (0,05 ml Ölsäure/kg iv.) Volumen-Druck-Diagramm eines Kaninchens. Siehe Text

2.1.4.2 Blutgase

Zur Beurteilung der ventilatorischen Effizienz der Lunge, aber auch zur korrekten Justierung der Beatmung, bedienten wir uns der arteriellen Blutgasanalyse.

Die *Proben* — jeweils 0,2-0,4 ml Arterienblut — wurden bis zur optimalen Einstellung des Respirators in Abständen von 15 bis 20 Minuten, im weiteren Narkoseverlauf stündlich mit heparinisierten Plastikspritzen entnommen und sofort untersucht.

Als *Meßeinheit* benützten wir das IL 213 Digital pH/Blutgas-Meßgerät (Instrumentation Laboratory Inc. 113 Harwell Ave./Lexington, Mass. USA). PH, PO_2 und PCO_2 bestimmten bei diesem Gerät direkt messende Elektroden. Diese wurden vor jedem Untersuchungsgang mit entsprechenden Eichgasen und Pufferlösungen sowie unter Berücksichtigung des jeweiligen Luftdruckes einjustiert. Lediglich aktuelles Bikarbonat (HCO_3) und Basenüberschuß (BÜ, base excess, BE) ermittelte eine integrierte Rechnereinheit[4] aus den vorgegebenen Daten. Doppelbestimmungen schlossen meßtechnische Fehler weitestgehend aus.

---

4 IL Acid-base-calculator 214

Als *Vergleichswerte* dienten uns bei den kontrolliert beatmeten Tieren die nach dem ersten (VW) und letzten (EW) Volumen-Druck-Diagramm bestimmten Blutgase. Auf Grund dieses Vorgehens konnten im Zuge einer unspezifischen Atelektasenbildung verfälschte Ergebnisse sicher vermieden werden. Lediglich bei den spontan atmenden Kaninchen griffen wir als Ausgangswert auf die diesbezüglichen Wachwerte unseres Kontrollkollektivs (Tabelle 8.39) zurück, da Narkoseeinleitung und Tracheotomie zu einer erheblichen Atemdepression führten.

2.1.4.3 Mikromorphologie

Um eine zusätzliche Beurteilung der pulmonalen Situation zu ermöglichen, entnahmen wir nach Versuchsende jeweils aus dem rechten Mittel- (ML) und linken Unterlappen (UL) Gewebsproben für die Histologie. Auf die Isolierung der Proben verwendeten wir, um Artefakte auszuschließen, besondere Sorgfalt. Das excidierte Material wurde mit Formollösung fixiert, in Paraffin eingebettet und mit Haematoxilin-Eosin (HE) oder nach Ladewig (EL) gefärbt. Die fertigen Schnitte beurteilten jeweils von der Vorgeschichte des Präparates nicht informierte Untersucher.

2.1.4.4 Extraktverhalten in der Wilhelmywaage

Die spezifische Eigenschaft des Antiatelektasefaktors — auf eine geeignete Hypophase gespreitet — die an der Grenzschicht wirksam werdenden Kräfte bei sich ändernder Oberflächenausdehnung zu modulieren, ist die eigentliche Grundlage aller diesbezüglichen physikomechanischen Nachweis- und Untersuchungsmethoden.
Den „in situ" sowie „in vivo" Verhältnissen wird dabei, wie bereits dargelegt (2.1.4.1), das modifizierte Volumen-Druck-Diagramm gerecht. Die abstrahierten „in vitro" Eigenschaften dagegen prüft man seit den klassischen Arbeiten von Wilhelmy *(270)* und Langmuir *(136)* aus den Jahren 1863 bzw. 1917 am günstigsten unter den dynamischen Bedingungen der Wilhelmywaage, einer allgemein anerkannten Untersuchungsmethode *(12, 14, 15, 19, 21, 23, 24, 26, 37, 38, 42, 44, 57, 67, 70, 79-82, 100, 105, 107, 122, 123, 131-133, 136, 139, 141, 142, 153, 165, 167-170, 176, 215, 218, 238-240, 245, 249-251, 254-256, 261, 262, 270, 285).*
Die vielfach *modifizierte Meßanordnung* (Modell ATF 0 1 Hersteller: Fa. Biegler, Wien) besteht im Prinzip, wie dies auch aus Abb. 11 hervorgeht, aus einem mit dem zu untersuchenden surfactanthaltigen Material, wie etwa Lungenhomogenat *(215)*, Lungenspülflüssigkeit *(5, 79, 131, 215)*, Bronchialaspirat *(238-240)*, Fruchtwasser *(14, 15, 132, 142, 215)* oder für den reinen Modellversuch mit Dipalmitoyllecithin, dem biochemischen Hauptbestandteil des Antiatelektasefaktors *(70, 255, 256)* beschickten Teflontrog (Maße: 132 x 59 x 17 cm), in den an einem Ende ein dünnes Platinblatt (F) eintaucht und über einen Druckaufnehmer (Tr) (363 Havard isometric force transducer, SN. 43065) die aktuelle Oberflächenspannung (OS) des Monolayers (ML) mißt.
Durch eine vom anderen Ende her kommende bewegliche Barriere (B) wird nun cyklisch-fortlaufend, Inspiration und Exspiration imitierend, die Oberfläche des gespreiteten Materials (ML) von seiner ursprünglichen Ausdehnung (100%) bis auf 20% der Ausgangsfläche komprimiert und anschließend reexpandiert. Die Cyklusdauer betrug jeweils 4 Minuten. Die hierbei auftretenden Änderungen von Oberflächenspannung und -ausdehnung werden gemessen (P, Tr) und mittels eines Koordinatenschreibers (K) (Typ Servogor) diagrammatisch fixiert.
Zum besseren Verständnis der heutigen Vorstellungen von der alveolären Grenzschichtmechanik ist in den Stadien (1) bis (5) der Abb. 12 nach Scarpelli *(215)* das *typische oberflächenaktive Verhalten des Surfactants* eines normalen Lungenhomogenates in der Wilhelmywaage demonstriert.

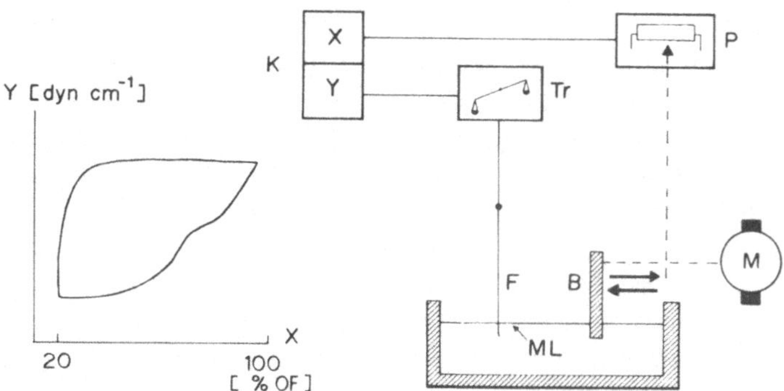

Abb. 11. Schematische Darstellung der Wilhelmywaage. T = Trog, F = Float, B = Barriere, ML = Monolayer, M = Motor, P = Weg-Pontentiometer, Tr = Transducer, K = Koordinatenschreiber

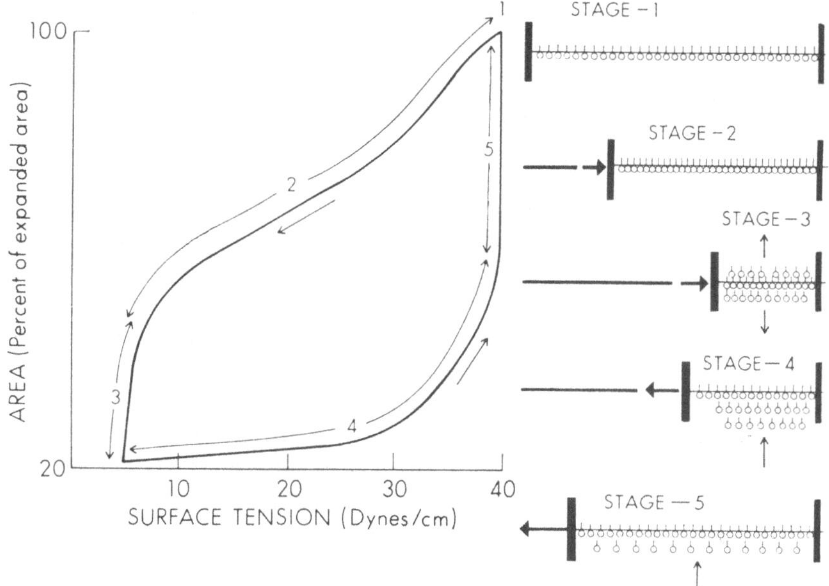

Abb. 12. Molekular-dynamische Grundlage des Grenzschichtverhaltens in der Wilhelmywaage (aus *215*)

1. Bei voller Flächenausdehnung, entsprechend 100%, herrscht eine Oberflächenspannung (OS) von 35-45 dyn/cm, ein typischer Kennwert, der auch als Gamma max (γ-max) bezeichnet wird. Hierbei ist 1 dyn die Kraft, die der Masse 1 g die Beschleunigung von 1 cm/sec² erteilt.
2. Die zunehmende, mit dem Exspirationsvorgang in der Alveole vergleichbare Verkleinerung dieser Oberfläche führt durch Umorientierung und Zusammenrücken der einzelnen Surfactantkomplexe zu einer nahezu linearen Abnahme der OS bis zu Werten unter 10 dyn/cm, einer zweiten charakteristischen Größe, die auch unter der Bezeichnung Gamma min (γ-min) bekannt ist.

3. Eine weitere, wie wir später noch sehen werden, „kritische" Kompression der Oberfläche bis auf 20% ihres Ausgangswertes wird, wenn der Surfactantverbund in horizontaler Ausdehnung seine größte Dichte erreicht hat, mit einer für die Grenzschicht im Augenblick jedenfalls unwesentlichen Absprengung von Surfactantmolekülen vorzugsweise in die Hypophase beantwortet. Hierbei ist „in vivo" ein entsprechender Verlust ins Alveolarlumen von ausschlaggebender Bedeutung.

4. Bei der nun inspirationsäquivalenten Reexpansion kommt es bereits frühzeitig durch die Oberflächenvergrößerung zu einer Rarifizierung der spezifischen Biokomplexe und damit zur raschen Annäherung der Oberflächenspannung an ihren Ausgangswert.

5. Die weitere Konstanz der OS ist, trotz fortschreitender Expansion, durch eine nun fortlaufende Rekrutierung von Surfactantmolekülen aus der Hypophase in den Oberflächenfilm zu erklären. „In vivo" in das Alveolarlumen abgestoßene Partikel jedoch sind für den Rekrutierungsprozess für immer verloren ["wearing off" *(215)*] und begründen möglicherweise damit einen sogenannten „Beatmungsschaden" *(21)*.

Zahlenmäßig kann durch folgende *Kenngrößen* der Grad der *Surfactantaktivität* erfaßt werden:

γ-*max* : Ist die bei 100%iger Flächenausdehnung erreichte maximale Oberflächenspannung. Sie beläuft sich bei unserem Untersuchungsmaterial normalerweise auf 35-45 dyn/cm. Im Gegensatz dazu stellt

γ-*min* die bei 80%iger Kompression der Oberfläche erreichte minimale Oberflächenspannung dar. Ihr Wert liegt in unserem Labor unter 10 dyn/cm. Aus der Differenz dieser beiden Größen (γ-max $-$ γ-min) resultiert die

Kompressibilität (K), die über die Funktionsbreite des Antiatelektasefaktors Auskunft gibt. Dividiert man nun die Kompressibilität durch die mittlere Oberflächenspannung während eines Laufes [(γ-max $+$ γ-min): 2], so gelangt man zu dem von Clements und Mitarbeitern *(42)* 1961 inaugurierten

Stabilitätsindex ($\overline{S}$). Er soll bei ausreichender Surfactantfunktion nach den Angaben von Clements et al. *(42)* über 0,8 liegen und bewegte sich bei unseren Untersuchungen normalerweise über 1,5. Schließlich resultiert aus dem typischen Kurvenverlauf der Gesamthomogenate eine ausgeprägte, von der Lage der Expansions- und Kompressionsstrecke bestimmte

Hysteresefläche, deren Größe normalerweise bei 40 cm^2 lag. Hierbei hielten wir im Gegensatz zu Benzer und Mitarbeitern *(23, 24)*, die als Maß der Fläche die Arbeitseinheit „erg" vorschlugen, am näher liegenden cm^2 fest. Zur Planimetrierung verwendeten wir ein „Aristo" Planimeter.

In Abb. 13 ist in die Originalregistrierung einer Normalkurve die „in vitro" Charakteristik der Lunge des bereits vorgestellten, mit Ölsäure behandelten Tieres (s. Abb. 10) eingezeichnet. Man beachte die pathologischen Veränderungen von γ-min, Kompressibilität, Clementsindex und Hysteresefläche.

Das *technische Vorgehen* gestaltete sich derart, daß die bis zur Entnahme belüfteten *(23)*, excidierten und bereits entbluteten Lungen (2.1.3.5) zunächst, um störende Blutreste zu entfernen, dezent mit Wasser *abgespült* wurden.

Nach der erneuten *Gewichtsbestimmung* erfolgte die *Homogenisierung* des gesamten, nach Entnahme der Histologie verbliebenen Präparates mit der Schere ["mincing" *(215)*], wobei eine Mindestzeit von 5 min eingehalten wurde. Das Ergebnis dieses Zerkleinerungsbemühens *verdünnten* wir mit genau 4 ml isotoner Kochsalzlösung pro ermitteltem Gramm Feuchtgewicht. Durch 20 minütiges Umrühren mit Hilfe eines Magnetstirrers wurde das Homogenat *eluiert* und die verbleibende Flüssigkeit durch 5 Lagen fettfreier Gaze filtriert und damit von größeren Festbestandteilen befreit.

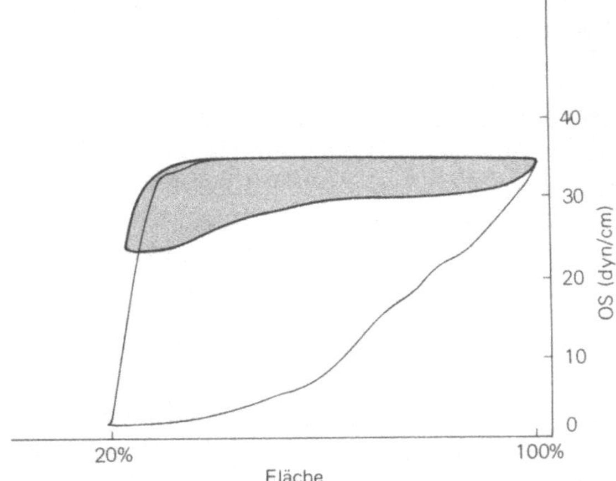

Abb. 13. Demonstration eines normalen Flächen-Oberflächenspannungs-Diagrammes, verglichen mit dem Kurvenverlauf eines durch Ölsäuregabe „surfactantgestörten" Substrates (dunkle Fläche)

Zur Elimination kleinerer Partikel schloß sich eine 10-minütige *Zentrifugation* mit 3000 rpm an. Der nun verbleibende, surfactanthaltige Überstand — je nach Gewicht der Lungen zwischen 30 und 40 ml — wurde in den Trog der Wilhelmywaage gefüllt. Dann begann ohne größere Verzögerung der Meßvorgang. Auf ein sogenanntes „Altern" des Substrates ["aging" *(215)*] verzichteten wir. Die *Zyklusdauer*, das heißt die Zeit, die die Barriere bei jedem Lauf benötigte, um an ihren Ausgangspunkt zurückzukehren, betrug einheitlich 4 min. Die Untersuchung betrachteten wir als beendet, wenn sich das System in Form mehrerer — mindestens jedoch zwei — deckungsgleicher Hystereseschleifen stabilisiert hatte. In dem vollklimatisierten Meßraum herrschten, da bekanntlich größere Temperaturschwankungen des Ergebnis erheblich beeinflussen *(141)*, folgende *Standardbedingungen:* 22°C und 50%ige Luftfeuchtigkeit. Das Rauchen wurde wegen seiner bekannten Störeffekte auf das Flächen-Oberflächenspannungs-Diagramm (FOD) *(165, 262)* strikt vermieden.

Für die *Genauigkeit der Bestimmung* ist eine absolute Sauberkeit der verwendeten Tröge, Barrieren, Druckaufnehmer und Gefäße eine conditio sine qua non. Diese Voraussetzung prüften wir vor jeder Messung durch einen Probelauf mit physiologischer Kochsalzlösung, die unabhängig vom Kompressionszustand eine Oberflächenspannung von 72,5 dyn/cm aufweist. Hierbei war jegliche Abweichung über die 3 dyn-Grenze ein nachdrücklicher Hinweis für ein verunreinigtes Meßsystem und erforderte eine nochmalige *Reinigungsprozedur:* Alle Gerätschaften wurden 15 Minuten mit Chromschwefelsäure behandelt und anschließend ebenso lange unter fließendem Wasser abgespült. Der Platin-float wird noch zusätzlich kurz ausgeglüht. Verläuft der nochmalige Kontrolllauf einwandfrei, kann mit dem Meßvorgang in beschriebener Weise begonnen werden.

2.2 Ergänzende „in vitro" Untersuchungen (Abb. 14)

Zusätzlich zu den „in vivo" Experimenten prüften wir den Einfluß von Inhalationsanaesthetica und parapulmonalen Narkotica auf das Grenzschichtverhalten normaler Lungenhomogenate so wie eines synthetisch hergestellten Dipalmitoyllecithin- (DPL) monolayers in der Wilhelmywaage. DPL schien uns zur genauen Lokalisation des eigentlichen Angriffspunktes der Anaesthetica bzw. Narkotica am Surfactantprinzip besonders geeignet.

2.2.1 Inhalationsanaesthetica

Zur „in vitro" Prüfung dieser Substanzen (2.1.2.1.a-d) wurde die Meßanordnung der Wilhelmywaage (2.1.4.4) mit einer speziell angefertigten Plastikhaube versehen und noch zusätzlich für jeden Meßvorgang mit Kitt abgedichtet.
Ein integrierter Zu- und Abflußstutzen sorgte für eine ausreichende Bedampfungsmöglichkeit. Der *Gasflow* — wir verwendeten auch bei diesen Versuchen Druckluft — betrug einheitlich 2,5 Liter in der Minute. Die zugesetzten *Anaestheticakonzentrationen* beliefen sich für Enfluran und Halothan auf 4, für Methoxyfluran auf 2,5 Vol%. Dies waren entsprechend der Verdunsterkapazität die höchsten noch exakt zu verabfolgenden Konzentrationen. Lediglich Lachgas konnte zu 100 Vol% zugeführt werden. Diese Menge genügte, um einen raschen Ausgleich im Meßsystem herbeizuführen. So fanden Evans und Mitarbeiter *(70)* bei einem Flow von

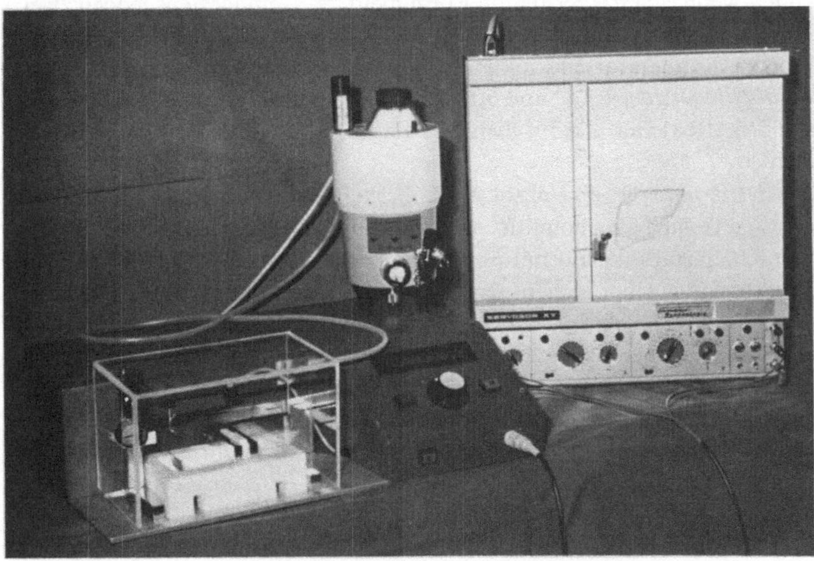

Abb. 14. Orientierende Gesamtdarstellung der „in vitro" Meßanordnung. Links im Bild die Wilhelmywaage, man erkennt die Abdeckhaube mit dem Gaszufluß. Rechts der zugehörige Koordinatenschreiber mit der Originalregistrierung eines FOD

4 l/min Äquilibrationszeiten von 2-4 min. Gaschromatographische Untersuchungen von Ueda
et al. *(255)* ergaben sogar noch erheblich kürzere Zeiten.
Die *Substrate* wurden von lediglich für diesen Zweck bestimmten Kaninchen in bereits beschriebener Weise (2.1.4.4) gewonnen. Den Dipalmitoyllecithin-monolayer stellten wir uns durch
Auflösen entsprechender Mengen DL-α-Phosphatidyl Choline Dipalmitoyl (Grade I, 99%, 1 Am-
pulle = 500 mg, Hersteller: Sigma Chemical Company, St. Louis, USA) in 30 ml isotoner Kochsalzlösung her. Zur Lösungsbeschleunigung wurden die kristallinen DPL-Partikel mit Ultra-
schall behandelt. Es resultierte eine 0,3 millimolare Lösung. Da sich bei den Bedampfungsver-
suchen das Gleichgewicht relativ rasch einstellte, genügte in allen Fällen ein Untersuchungs-
zeitraum von 20 Minuten. Anschließend wurde die Meßkammer mit Druckluft gespült und ein
abschließender Endwert registriert.
Zur *zahlenmäßigen Erfassung* des Extraktverhaltens unter Anaestheticaeinfluß zogen wir γ-
max, γ-min, Kompressibilität, Stabilitätsindex und Hysteresefläche heran. Bei den DPL-Ver-
suchen genügte uns die Bestimmung von γ-max und der Kompressibilität (γ-max $-$ γ-min).

2.2.2 Parapulmonale Narkotica

Den Einfluß parapulmonaler Narkotica auf das Grenzschichtverhalten normaler Lungenhomogenate prüften wir durch direkte Zugabe der in Frage kommenden Substanzen in den Meßtrog
der Wilhelmywaage.
Es handelte sich hierbei *im Einzelnen* um:
Thiopental (Thiopental Lentia, Lentia) *(64, 97, 117, 211, 212, 277)*, einem heute zur Narkoseeinleitung sehr weit verbreiteten Barbitursäurederivat, das bei einem physiologischen pH von
7,4 zu 61% in seiner ionisierten und daher anaesthetisch unwirksamen Form vorliegt *(64, 212)*.
Der Heptan-Wasser-Verteilungs-Koeffizient der nicht dissoziierten und daher für seine spezifi-
sche Wirksamkeit entscheidenden Fraktion beläuft sich auf 3,3 *(64, 212)*. Sein Lungen-Blut-
Verteilungskoeffizient wird für unsere Versuchstierspezies mit 1,2 angegeben *(212)*. Die entsprechende Affinität zum Fettgewebe dagegen beträgt 11 *(212)*, woraus nach intravenöser
Gabe eine rasche, das Narkoseende bestimmende Umverteilung resultiert.
Die von uns dem Lungenextrakt zugegebene Menge betrug 0,4 ml der 5%igen Lösung entsprechend 20 mg Thiopental.
Pentobarbital (Nembutal, Deutsche Abbott GmbH) *(64, 97, 117, 166, 211, 212, 277)* ist auf
Grund seiner pharmakologischen Struktur ein speziell zur Basissedierung geeignetes Barbiturat
und erfreut sich daher zur Anaesthesie von Versuchstieren besonderer Beliebtheit *(19, 48, 57,
84, 85, 93, 100, 155, 165, 185, 250, 251, 276, 279-281, 285)*. Der bei einem pH von 7,4 nicht
ionisierte Anteil beträgt 83%. Ein Heptan-Wasser-Koeffizient für die undissoziierte Fraktion
von 0,05 erklärt die geringeren narkotischen Potenzen von Pentobarbital *(64, 212)*. Der Lungen-
Blut-Verteilungskoeffizient liegt beim Kaninchen mit 1,6 in ähnlichen Größenordnungen wie
bei Thiopental. Die dem Homogenat zugesetzte Menge betrug 20 mg entsprechend 0,4 ml einer
ebenfalls 5%igen Pentobarbitallösung.
Für *Ketamin* (Ketanest) (2.1.2.2.a) belief sich die Dosis auf 3 ml = 150 mg.
Von *Fentanyl* (Fentanyl) (2.1.2.2.b) gaben wir jeweils 1 ml = 0,05 mg zu.
Auf entsprechende Messungen mit einem DPL-Substrat verzichteten wir, da sich bereits bei
den Gesamthomogenaten keinerlei Beeinträchtigung der Oberflächendynamik durch diese Substanzen hervorrufen ließen.

2.3 Statistische Auswertung

Zur *statistischen Auswertung* unserer Ergebnisse benützten wir zunächst den Student-t-Test, wobei wir ein „P" gleich oder unter 0,05 als signifikant (*) und ein solches von gleich oder unter 0,01 als hochsignifikant (**) werteten. Da bei diesem Testverfahren eine Normalverteilung vorausgesetzt wird, die bei einer kleinen Probenzahl nicht zu erwarten ist, überprüften wir die so gewonnenen Ergebnisse zusätzlich mit einem verteilungsunabhängigen Verfahren.
Bei den *Paardifferenzen* entschieden wir uns für den Vorzeichen-Rang-Test nach Wilcoxon, der für nicht normal verteilte Differenzen benützt wird. Hierbei entnahmen wir die jeweiligen Signifikanzen der in Sachs L. „Angewandte Statistik" *(209)* aufgeführten Tabelle für kritische Werte.
Bei den *unabhängigen Stichproben* bedienten wir uns zur zusätzlichen Überprüfung des U-Testes von Wilcoxon, Mann und Whitney, des verteilungsunabhängigen Gegenstückes zum parametrischen t-Test, der für den Vergleich zweier Mittelwerte stetiger Verteilungen zuständig ist. Auch hier wurden die kritischen Werte für U entsprechenden Tabellen *(209,* Tabelle 63, 2. und 4. Fortsetzung) entnommen.
Soweit im Text nicht anders angegeben, beruhen die jeweiligen *Signifikanzwertungen* auf dem übereinstimmenden Ergebnis beider Testverfahren. Vereinzelt aufgetretene Diskrepanzen wurden dagegen ausdrücklich vermerkt.
Einen Teil der *graphischen Darstellungen* übernahmen wir direkt vom Computer-Bildschirm und fügten sie unseren Ausführungen als Abbildung bei.

3 Ergebnisse

3.1 „In vivo" Untersuchungen

3.1.1 Inhalationsanaesthetica

Tabelle 4. Synoptische Darstellung der charakteristischen Kenndaten der von uns geprüften Inhalationsanaesthetica

	Lachgas	Enfluran	Halothan	Methoxy-fluran
Chem. Bezeichnung u. Struktur	Stickoxydul N_2O	1, 1,2 Trifluor-2-chloraethyldi-fluormethylaether	1, 1,1-Trifluor-2-brom-2-chlor aethan	1, 1-Difluor-2, 2-di-chloraethylmethyl-aether
		F F F H-C-C-O-C-H CL F F	F H F-C-C-Br F CL	CL F H H-C-C-O-C-H CL F H
Molekulargewicht	44	184,5	197,4	165
Blutgaskoeffizient (Maß für Steuerbarkeit)	0,47	1,91	2,5	13
Biotransformation	0%	2,4%	20-25%	−50%
Öl-Gas-Koeffizient (Lipoidlöslichkeit)	1,4	98,5	224	970
Minimale alveoläre Konzentration (MAC)	105 Vol%	1,68 Vol%	0,77 Vol%	0,16 Vol%
Beeinflussung des Surfactant	0	(+)	+	++

3.1.1.1 Lachgas

Lachgas (2.1.2.1.a), das wohl am meisten verwendete Inhalationsanaestheticum überhaupt,
zeigt bei einer nur geringen Lipoidlöslichkeit — sein Öl-Gas-Koeffizient beträgt 1,4 — nach fünfstündiger IPPB-Beatmung mit Sauerstoff in einem Mischungsverhältnis von 70:30 Vol% keinerlei Beeinträchtigung der von uns geprüften Parameter.

a) So änderte sich die *Lungencompliance,* ermittelt an Hand des Compliancequotienten (CQ),
des wohl empfindlichsten Gradmessers für die „in situ" Aktivität des Antiatelektasefaktors
nur minimal von 3,87 (VW) auf 3,78 (EW) (Abb. 15, Tabelle 8.1).

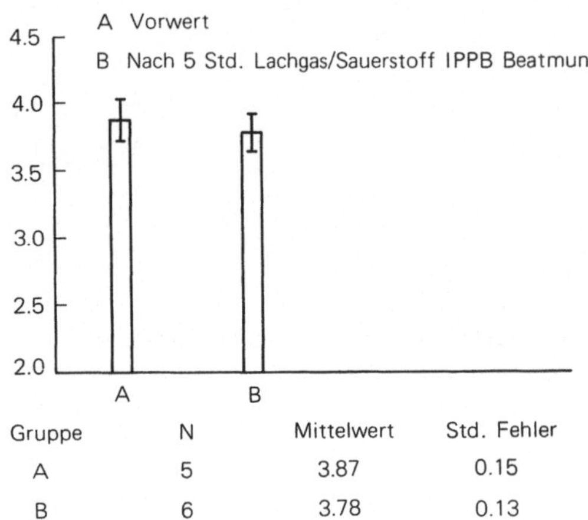

Gruppe	N	Mittelwert	Std. Fehler
A	5	3.87	0.15
B	6	3.78	0.13

Abb. 15. Verhalten der Lungencompliance (CQ) nach Lachgas/Sauerstoff IPPB Beatmung

b) Diese Abnahme ließ sich statistisch ebensowenig sichern wie die respiratorischen Abweichungen der *arteriellen Blutgase.* Lediglich auf der metabolischen Seite kam ein signifikanter (Student**, Wilcoxon*) Abfall des pH-Wertes, basierend auf einer gleichgerichteten Änderung des
aktuellen Bicarbonates zur Beobachtung, für dessen Entstehen wir, außer dem relativ hohen
Ausgangsniveau, keine Erklärung haben (Abb. 16, Tabelle 8.2).
c) *Thoraxsitus sowie Lungenmakroskopie* der mit Lachgas narkotisierten Tiere wiesen am Ende
der Versuchsperiode keinerlei Besonderheiten auf. Die Lungen waren von normaler Konsistenz,
Atelektasen konnten mit unbewaffnetem Auge in keinem Falle entdeckt werden.
d) Alle Befunde wurden schließlich noch durch ein entsprechend unauffälliges *feingewebliches
Bild des Respirationsorganes* bestätigt. Wie auch aus Abb. 17 ersichtlich, imponierte eine für
Kaninchenverhältnisse regelrechte Alveolarstruktur mit durchweg gleichmäßiger Belüftung. Die
Interstitien boten keinerlei Anhalt für eine vermehrte Flüssigkeitseinlagerung.
e) Die Extraktuntersuchungen in der Wilhelmywaage (s.a. Abb. 33 und 41) boten mit ihren
charakteristischen Kenndaten von Gamma max mit 39,83 ± 1,07, Gamma min mit 2,41 ±
0,55 dyn/cm sowie einem daraus resultierenden Stabilitätsindex von 1,75 ± 0,06 und einer
sich mit 41,25 ± 1,18 cm² im Normbereich bewegenden Hysteresefläche (Tabelle 8.3) keinerlei Anhalt für eine etwaige die Narkose mit dieser Substanz überdauernde Beeinträchtigung
der Surfactantaktivität.

3.1.1.2 Enfluran

Ähnlich vorteilhaft im Verhalten zeigte sich Enfluran (Ethrane) (2.1.2.1.b), ein neues und auf
Grund seiner günstigen physikochemischen Eigenschaften außerordentlich vielversprechendes
Anaestheticum aus der Ätherreihe. Mit einem Öl-Gas-Koeffizienten von 98,5 und damit einer
ausreichenden narkotischen Potenz war diese Substanz in den von uns verwendeten Konzen-

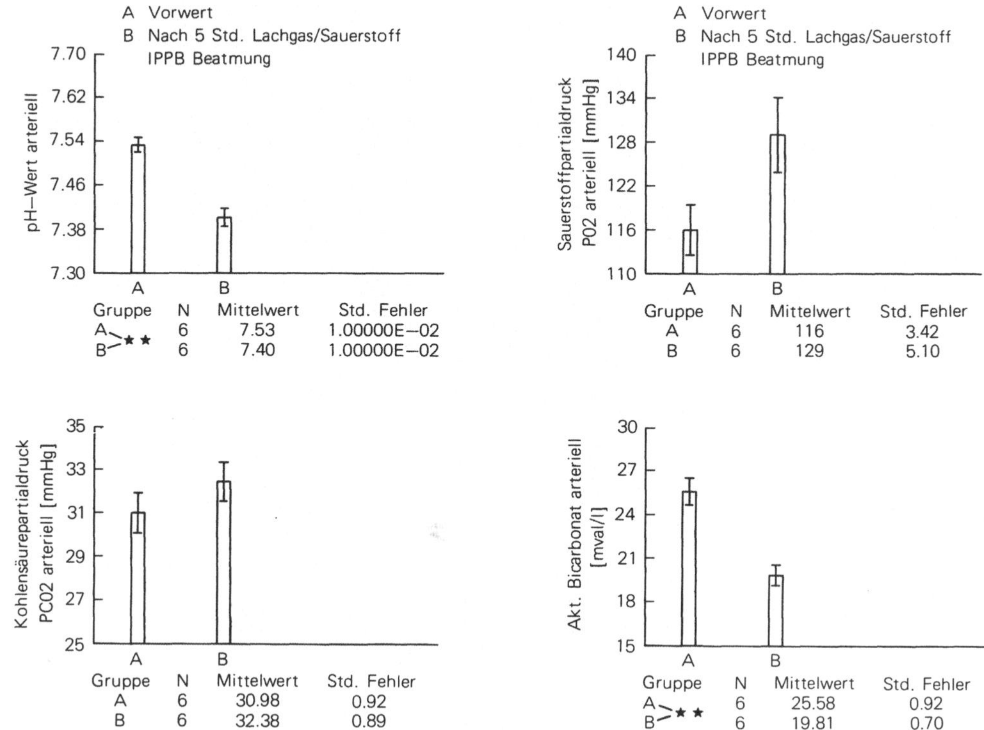

Abb. 16. Verhalten blutgasanalytischer und metabolischer Parameter nach 5 Stunden Lachgas/Sauerstoff IPPB Beatmung

trationen weder bei den spontan atmenden noch bei den einer kontrollierten IPPB-Beatmung unterworfenen Tieren in der Lage die geprüften Kriterien nachteilig zu beeinflussen.

Die im Beatmungsgas tolerierten *Enflurankonzentrationen* schwankten zwischen 1 und 3 Vol%. Rechnet man die pro Zeiteinheit und Tier verabfolgte Dosis entsprechend der von Lutz *(146)* für Halothan empfohlenen Art in Form eines „Enfluranindex" (EI) um, so resultierte ein durchschnittlicher Mengen-Zeit-Wert von 1,8 ± 0,3 Vol%, der dem 1,12-fachen der beim Menschen mit 1,6 Vol% angegebenen *(66)* MAC-Konzentration *(66, 213)* entspricht. Wählt man als Vergleichsbasis die minimale alveoläre Konzentration bei der Katze, eines dem Kaninchen größenmäßig durchaus vergleichbaren Tieres, die in der Literatur mit 1,2 ± 0,1 Vol% mitgeteilt wird *(66)*, so betrug die Enflurandosierung bei unseren Versuchstieren das 1,5-fache davon und bewegte sich damit in klinisch durchaus üblichen Größenordnungen.

a) Das *Volumen-Druck-Verhalten* (VP) der Lungen, zahlenmäßig im Compliancequotienten (CQ) erfaßt, änderte sich unter keiner der beiden Ventilationsformen statistisch nachweisbar (Abb. 18a und b, Tabelle 8.4 und 8.5). Aus diesem Grunde konnte auch — ähnlich wie bei Lachgas — auf die Durchführung einer Enfluran-PEEP-Beatmung verzichtet werden. Obwohl die Spontanatmungsnarkosen mit diesem Anaestheticum bewußt ohne periodische „Seufzer" *(20, 48, 65, 158)* durchgeführt wurden, schnitten sie in Bezug auf das Complianceverhalten trendmäßig, ohne allerdings eine Signifikanzschranke zu erreichen, günstiger ab als ihr IPPB-Gegenstück (Abb. 18c).

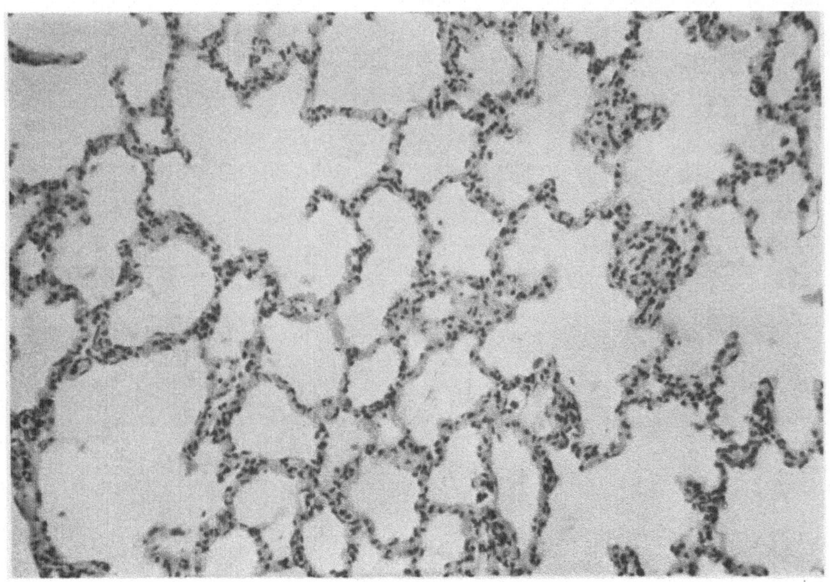

Abb. 17. Mikromorphologie einer Kaninchenlunge nach 5-stündiger IPPB-Beatmung mit einem Lachgas-Sauerstoff-Gemisch (70/30 Vol%) (N_2O IPPB 7, HE x 47, linker UL)

b) Die *Blutgasanalyse der spontan atmenden Tiere* zeigte am Ende der fünfstündigen Narkose gegenüber den Wachwerten der Kontrollgruppe einen geringen, allerdings statistisch signifikanten Abfall des pH von 7,47 auf 7,42, der im wesentlichen auf einen nur durch den U-Test nach Wilcoxon, Mann und Whitney (*) zu sichernden Anstieg des $PaCO_2$ von 32,15 auf 38,85 zurückzuführen war. Für diese sich klinisch durchaus noch in vertretbaren Grenzen bewegende Änderung in Richtung respiratorische Azidose zeichnen in erster Linie die zentral atemdeprimierenden Eigenschaften von Enfluran verantwortlich.

Der arterielle Sauerstoffpartialdruck sank dabei, der Ventilationsänderung entsprechend, nur geringfügig um 4,8 auf 71,62 mm Hg ab. Auf der metabolischen Seite zeigte das aktuelle Bicarbonat mit einem Anstieg von 22,9 auf 25,2 mval/l eine begrenzte, die respiratorische Einschränkung kompensierende Reaktion (Abb. 19a, Tabelle 8.6).

Die *IPPB-Beatmung* mit den angegebenen Enflurankonzentrationen ging mit einer bemerkenswerten ventilatorischen Stabilität einher: Die Änderungen von PaO_2 und $PaCO_2$ waren mit 0,39 bzw. 0,59 mm Hg praktisch zu vernachlässigen. Demgegenüber sank das aktuelle Bicarbonat hochsignifikant von 20,67 auf 18,45 mval/l, ohne jedoch zu ernsteren Komplikationen Anlaß zu geben (Abb. 19b, Tabelle 8.7).

a

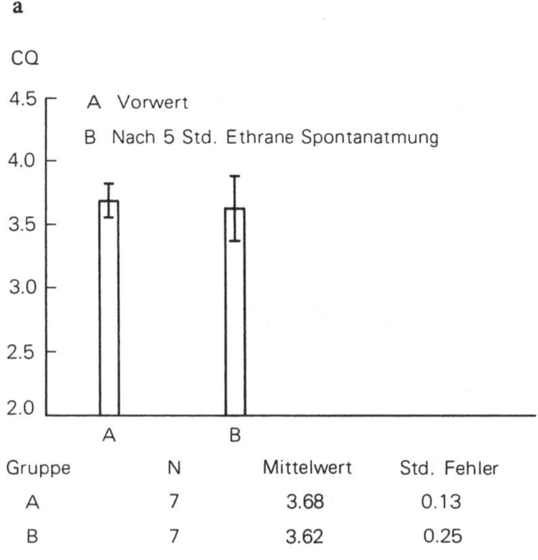

Gruppe	N	Mittelwert	Std. Fehler
A	7	3.68	0.13
B	7	3.62	0.25

b

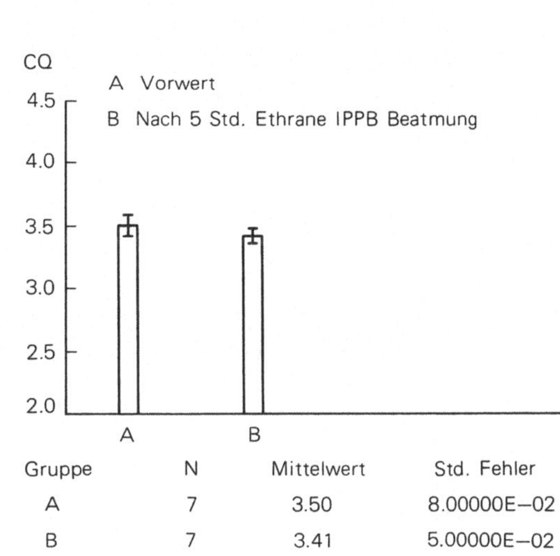

Gruppe	N	Mittelwert	Std. Fehler
A	7	3.50	8.00000E−02
B	7	3.41	5.00000E−02

c

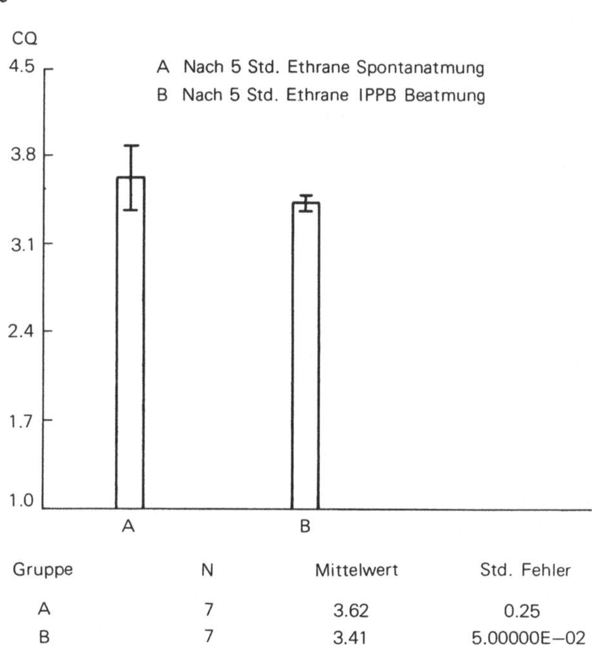

Gruppe	N	Mittelwert	Std. Fehler
A	7	3.62	0.25
B	7	3.41	5.00000E−02

Abb. 18a, b. Verhalten der Lungencompliance (CQ) nach 5 Std. Enfluran – **a** Spontanatmung, **b** IPPB Beatmung, **c** Gegenüberstellung der CQ-Werte nach **a** und **b**

Abb. 19a

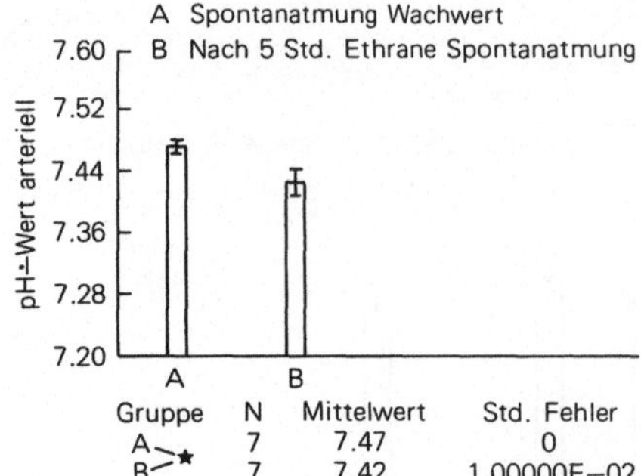

Gruppe	N	Mittelwert	Std. Fehler
A ★	7	7.47	0
B	7	7.42	1.00000E−02

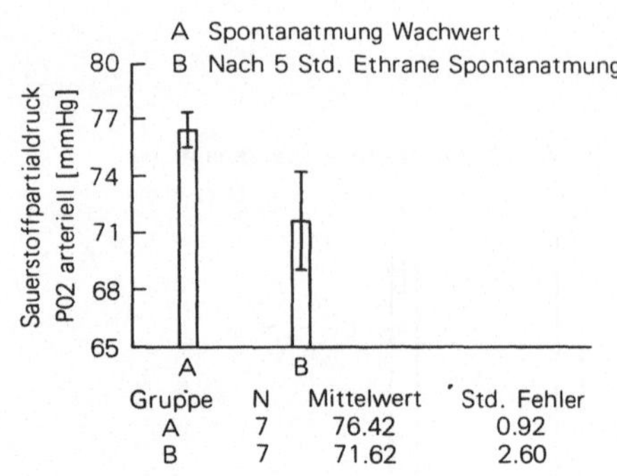

Gruppe	N	Mittelwert	Std. Fehler
A	7	76.42	0.92
B	7	71.62	2.60

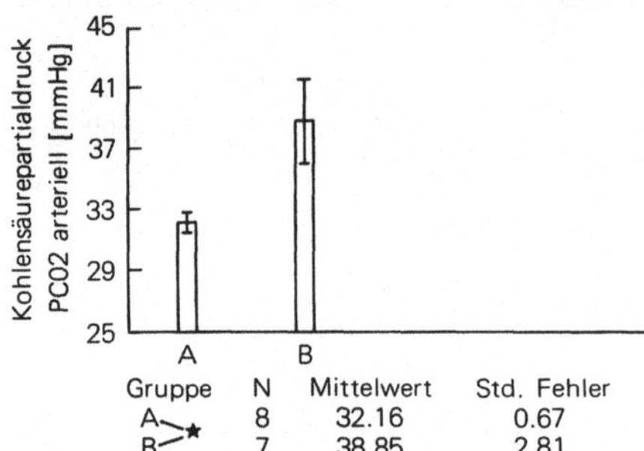

Gruppe	N	Mittelwert	Std. Fehler
A ★	8	32.16	0.67
B	7	38.85	2.81

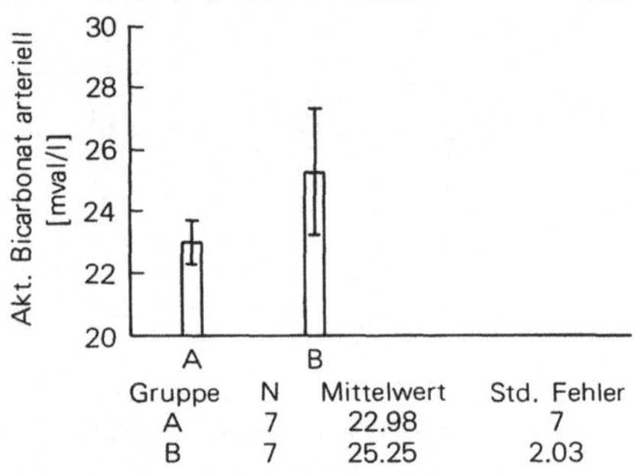

Gruppe	N	Mittelwert	Std. Fehler
A	7	22.98	7
B	7	25.25	2.03

Abb. 19b

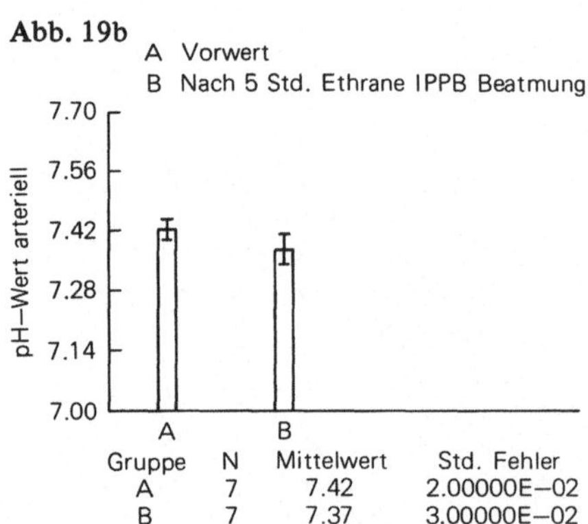

Gruppe	N	Mittelwert	Std. Fehler
A	7	7.42	2.00000E−02
B	7	7.37	3.00000E−02

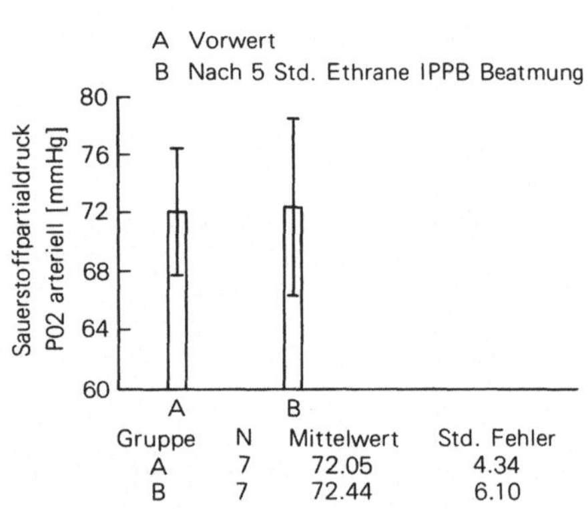

Gruppe	N	Mittelwert	Std. Fehler
A	7	72.05	4.34
B	7	72.44	6.10

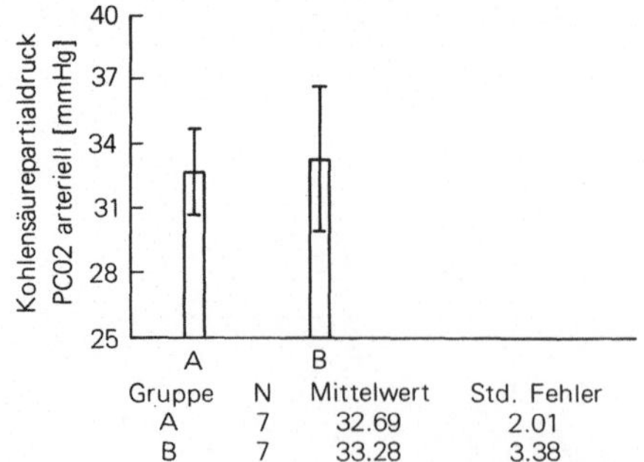

Gruppe	N	Mittelwert	Std. Fehler
A	7	32.69	2.01
B	7	33.28	3.38

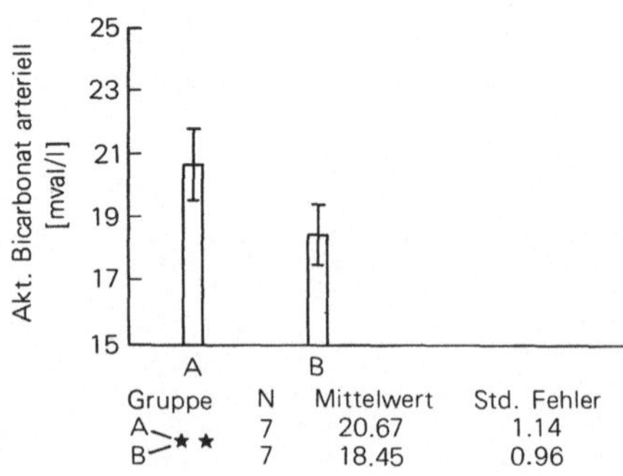

Gruppe	N	Mittelwert	Std. Fehler
A ★ ★	7	20.67	1.14
B	7	18.45	0.96

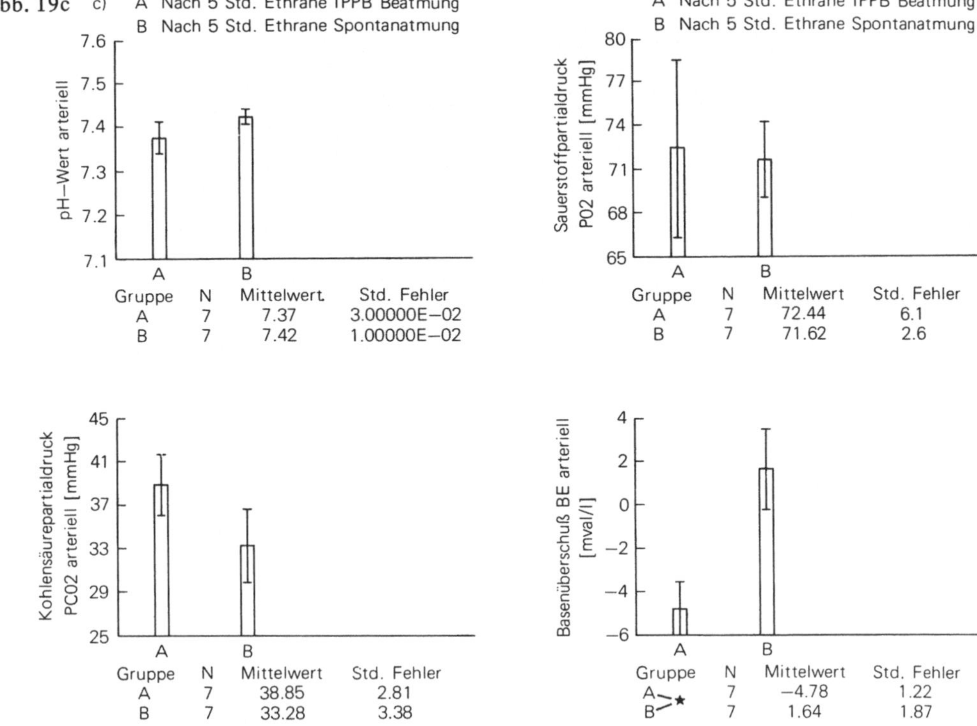

Abb. 19a-c. Verhalten blutgasanalytischer und metabolischer Parameter nach 5 Std. Enfluran — a Spontanatmung, b IPPB, c Gegenüberstellung der Werte von a und b

Vergleicht man das blutgasanalytische Verhalten der beiden Ventilationsmuster miteinander, so ergeben sich, abgesehen von einem signifikant niedrigeren Basenüberschuß in der kontrolliert beatmeten Gruppe, keinerlei mit unseren statistischen Methoden nachweisbaren Unterschiede (Abb. 19c).

c) *Thoraxsitus und Lungen* zeigten bei Versuchsende keine von der Norm abweichenden Befunde.

d) Der *mikromorphologische Aspekt der Lungen* bewegte sich sowohl nach Enfluran-Spontanatmung als auch nach IPPB-Narkosen mit dieser Substanz in einem für unsere Versuchstierspezies normalen Rahmen. Vereinzelte bronchopneumonische Bezirke sowie peribronchitische Veränderungen waren auch bei sorgfältigster Tierauswahl ein hin und wieder nicht zu vermeidender, unspezifischer Begleitbefund (Abb. 20 und 21).

e) Das *Verhalten der Lungenextrakte* in der Wilhelmywaage (Tabellen 5, 8.8 und 8.9) bot, ungeachtet des Ventilationsregimes, keinerlei Veränderungen der charakteristischen Kenndaten, so daß auf Grund dieses Befundes eine persistierende Schädigung oder ein narkosebedingter Verlust von spezifisch-oberflächenaktivem Material der alveolären Grenzschicht durch Enfluran mit Sicherheit ausgeschlossen werden konnte.

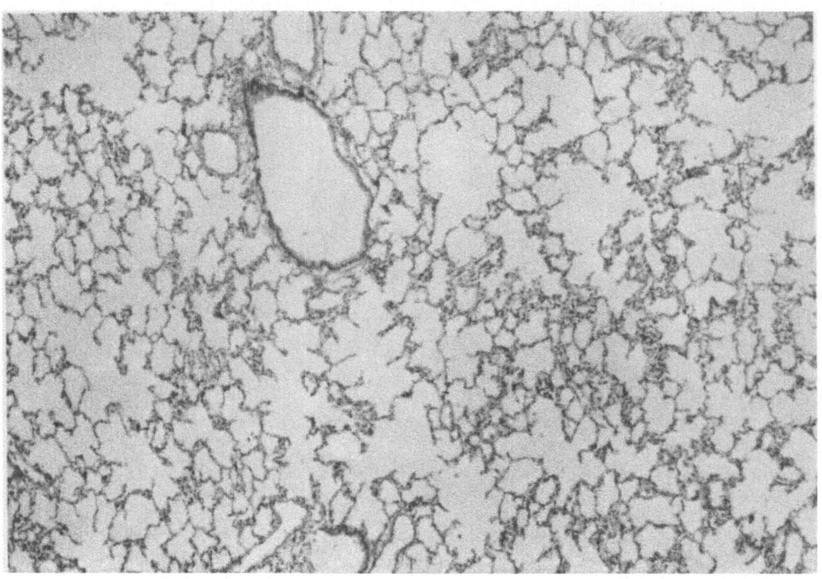

Abb. 20. Bild einer Kaninchenlunge nach fünfstündiger Enfluran-Spontanatmungsnarkose
(E sp 8, EL x 18,9, rechter ML)

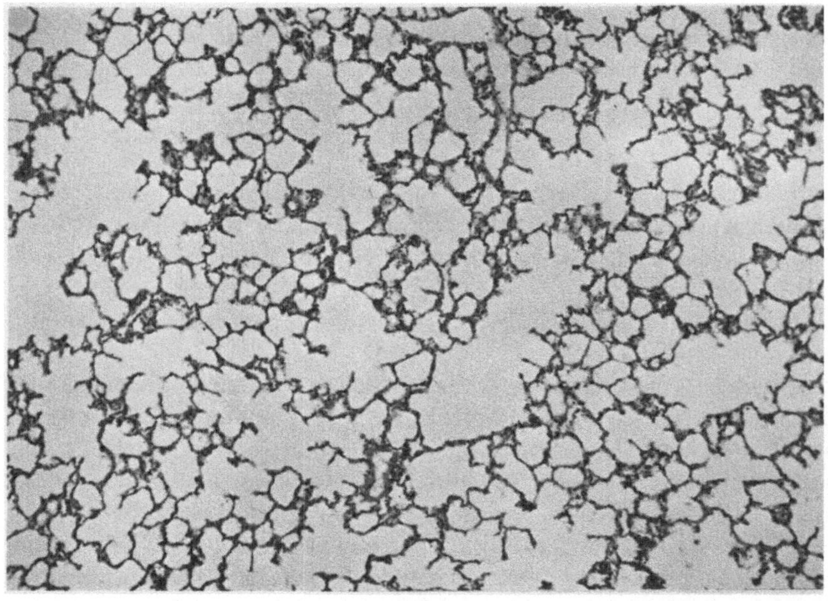

Abb. 21. Lungenhistologie nach fünfstündiger Enfluran-IPPB-Narkose (E IPPB 3, HE x 18,9, linker UL)

Tabelle 5. Verhalten der Lungenextrakte in der Wilhelmywaage nach 5 Std. Enfluran (s.a. Abb. 33 und 41)

	γ-max (dyn/cm)	γ-min (dyn/cm)	$\bar{S}$	Hysterese (cm²)
Enfluran SPA	42,50 ± 2,59	7,12 ± 4,35	1,51 ± 0,24	38,95 ± 7,53
Enfluran IPPB	37,16 ± 1,52	3,25 ± 0,92	1,69 ± 0,7	31,5 ± 2,21

3.1.1.3 Halothan

Im Gegensatz zu Enfluran und Stickoxydul führte Halothan (Halothan Hoechst) (2.1.2.1.c), heute neben Lachgas das wohl populärste Inhalationsanaestheticum überhaupt *(36),* bei einem Öl-Gas-Koeffizienten von 224 sowohl unter Spontanatmung als auch in Kombination mit IPPB zu einer teilweise ganz erheblichen Beeinträchtigung der funktionellen und mikromorphologischen Situation der Lunge.

Die während der Narkose verabfolgten *Halothankonzentrationen* schwankten je nach individueller Kreislaufreaktion der Tiere — ein arterieller Mitteldruck von 40 mm Hg wurde in keinem Falle unterschritten — zwischen 0,5 und 1,5 Vol%. Der Quotient aus Halothanzeitwert und Gesamtanaesthesiezeit, nach dem Vorschlag von Lutz *(146)* auch als sogenannter „Halothanindex" (HI) bezeichnet, belief sich dabei im Mittel auf 1,0 ± 0,2 Vol%. Die Dosierung entsprach damit ungefähr der von Davies und Mitarbeitern *(55)* für das Kaninchen mit 0,82 ± 0,3 Vol% ermittelten und von Eger *(66)* sowie Saidman et al. *(213)* für den Menschen mit 0,77 Vol% angegebenen minimalen alveolären Halothankonzentration (MAC).

a) Das *Volumen-Druck-Diagramm der Lunge* zeigte nach fünfstündiger Spontanatmungsnarkose mit dieser Substanz eine durch einen signifikanten Abfall des Compliancequotienten von 3,79 auf 3,02 charakterisierte Behinderung der alveolären Grenzschichtdynamik. Als schlechtester Einzelwert wurde dabei ein CQ von 2,58 registriert (Abb. 22a, Tabelle 8.10).

Dieselbe Anaesthesie unter *IPPB-Bedingungen* führte zu einer sich rechnerisch als hochsignifikant erweisenden Abnahme des CQ um 17,3%. Der niedrigere Ausgangswert von 3,34 war dabei der unvermeidlichen Streuung des Tiermaterials zuzuschreiben (Abb. 22b, Tabelle 8.11).

Daß diese lungenmechanischen Veränderungen nicht durch den Typ des verwendeten Beatmungsgerätes beeinflußt wurden, bewies zweifelsfrei eine Tiergruppe (HL IPPB 1-6), die wir zur Klärung dieser Frage mit dem *Servo Ventilator 900 (106)* ventilierten. Sie wies mit einem CQ-Abfall von 3,3 ± 0,12 auf 2,69 ± 0,07 keinen statistisch erfaßbaren Unterschied gegenüber den Kaninchen auf, die wie alle unsere Tiere mit dem *Loosco-Amsterdam-Infant-Ventilator (125, 145)* beatmet wurden und eine CQ-Abnahme von 3,40 ± 0,26 auf 2,84 ± 0,30 boten.

Demgegenüber hatte die Halothangabe unter der als „surfactantfreundlich" bekannten *Beatmung mit einem positiv-endexspiratorischen Druck von +3 cm Wassersäule,* kurz PEEP genannt, überraschenderweise eine die Signifikanzgrenzen allerdings nicht erreichende Verbesserung des Complianceverhaltens zur Folge. Der CQ stieg von 3,27 auf 3,67, wobei als bester Einzelwert ein solcher von 4,10 registriert wurde (Abb. 22c, Tabelle 8.12).

Vergleicht man die unter den einzelnen Beatmungsformen erreichten Endwerte, so schnitten die mit PEEP ventilierten Tiere sowohl der Spontanatmungs- als auch der IPPB-Gruppe gegenüber jeweils hochsignifikant besser ab, ein Ergebnis, das die „surfactantprotektiven" Potenzen dieser Beatmungsmuster auch unter Narkosebedingungen eindrucksvoll bestätigt (Abb. 22d).

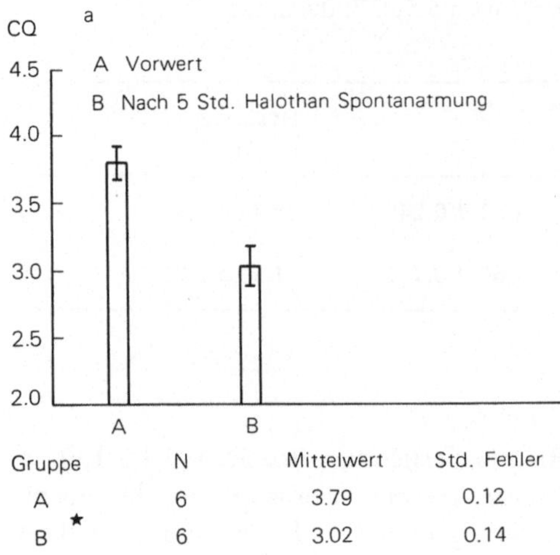

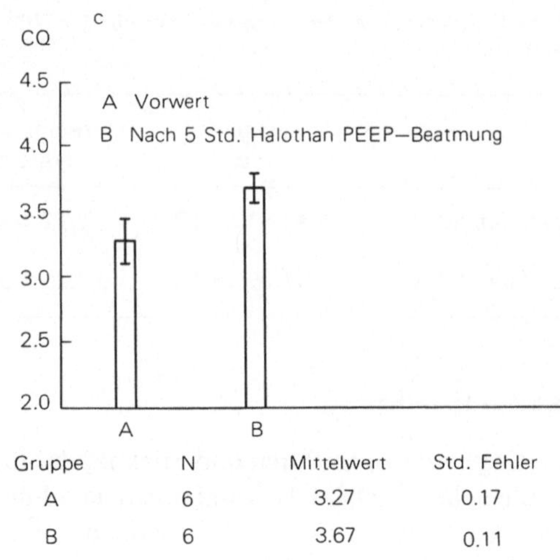

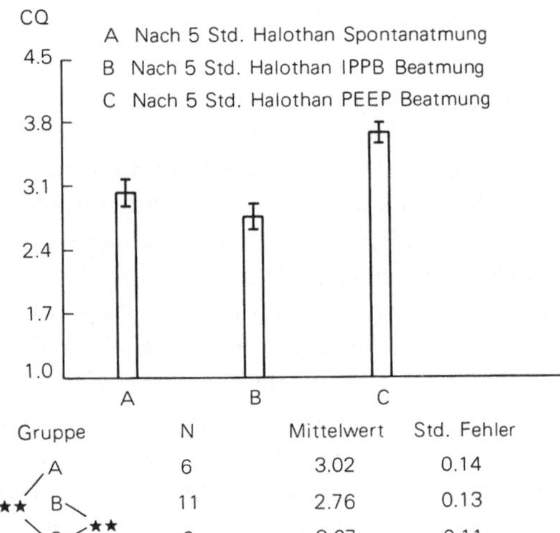

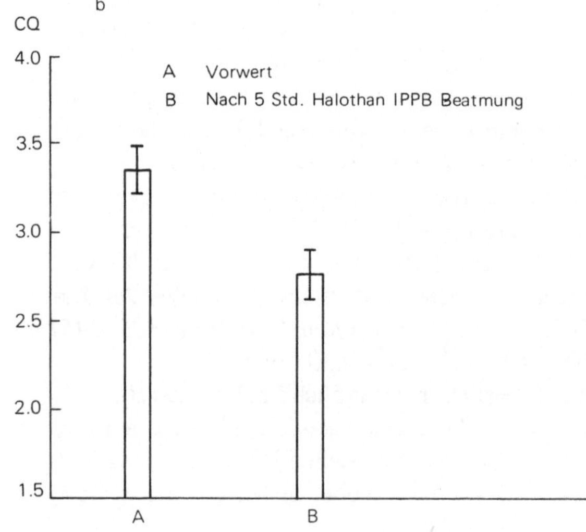

Abb. 22a-d. Verhalten der Lungencompliance (CQ) nach 5 Std. Halothan — a Spontanatmung, **b IPPB-Beatmung**, **c PEEP-Beatmung**, **d Gegenüberstellung der CQ-Werte nach a**, **b** und **c**

b) Ein dieser Einschränkung der pulmonalen Mechanik entsprechendes *blutgasanalytisch nach-weisbares Korrelat* konnte überraschenderweise weder für die Halothan-Spontanatmung (Abb. 23a, Tabelle 8.13) noch für das IPPB-Kollektiv (Abb. 23b, Tabelle 8.14 und Abb. 23c, Tabelle 8.15) registriert werden. Ohne der ausführlichen Diskussion dieses Ergebnisses vorzugreifen, ist festzustellen, daß sich die zentral-atemdepressorischen Eigenschaften von Halothan auch bei längerer Spontanatmung, zumindest bei unserer Versuchstiergattung, durchaus in Grenzen halten und daß darüber hinaus die Lunge bei der Erfüllung ihrer Aufgabe beachtliche Sicher-heitsreserven zu besitzen scheint.

In diesem Zusammenhang ist zu vermerken, daß 4 unserer 13 Versuchstiere (HL IPPB 2, 3, 9 und 12) auf die Halothangabe mit einer deutlichen *Verbesserung der ventilatorischen Situation* reagierten, ein Befund, den wir unter Berücksichtigung der jeweiligen Histologie der broncho-lytischen Wirkung dieses Anaestheticums zuschreiben möchten.

Ein statistisch zu sichernder Unterschied bezüglich der blutgasanalytischen Veränderungen IPPB-beatmeter Tiere in *Abhängigkeit vom verwendeten Respiratortyp* (Servo-Ventilator bzw. Loosco-Respirator) (Abb. 23b, Tabelle 8.14 und Abb. 23c, Tabelle 8.15) bestand ebensowenig wie beim Complianceverhalten.

Auch unter *PEEP-Ventilation mit Halothan* (Abb. 23d, Tabelle 8.16) fanden sich in der Gas-analyse, von einer grenzwertig signifikanten Abnahme des aktuellen Bicarbonates auf 17,01 mval/l abgesehen, keinerlei statistisch zu sichernde Abweichungen.

Erwartungsgemäß lag jedoch am Ende der Narkosephase der *unter PEEP erreichte arterielle Sauerstoffpartialdruck* mit 82,41 mm Hg sowohl der Spontanatmung als auch IPPB gegenüber, die PaO_2-Werte von 77,58 bzw. 79,89 mm Hg aufwiesen, am höchsten (Abb. 23e).

c) Der *Thoraxsitus nach Halothannarkose* zeigte bei den spontan atmenden Tieren und bei der IPPB-Gruppe vereinzelte, bereits mit bloßem Auge erkennbare atelektatische Bezirke. Die Kon-sistenz der Lungen war geringgradig vermehrt. Demgegenüber bot das PEEP-Kollektiv keiner-lei Besonderheiten.

d) Im *feingeweblichen Bild der Lungen* imponierten sowohl nach Spontanatmung (Abb. 24) als auch bei IPPB (Abb. 25) deutlich dystelektatische Zustände, wobei sich luftarme Bezirke mit überblähten Partien abwechselten. Die Interstitien in den betroffenen Gebieten wiesen ne-ben einem ins Auge fallenden Zellreichtum vielfach ödematöse Verbreiterungen auf. Hyaline Auskleidungen beobachteten wir nicht. Vereinzelt bestanden aber auch hier, wie schon bei Enfluran vermerkt, chronisch-entzündliche Veränderungen.

Unter *PEEP* (Abb. 26) ergaben sich, wie bereits auf Grund der normalen Lungenmechanik sowie des physiologischen Blutgasbefundes zu erwarten, keinerlei Hinweise für eine narkosebedingte Schädigung des Lungenparenchyms. Im Gegensatz zu den vorstehend demonstrierten feingeweb-lichen Veränderungen nach Spontanatmung und IPPB führte PEEP zu einer weitestgehenden Sta-bilisierung des Alveolarverbandes. Die Luftfüllung war regelrecht, die Interstitien zeigten eine nor-male Breite. Ob möglicherweise durch die Erhöhung des endexspiratorischen Druckes einzelne Alveolen überbläht wurden, konnten wir, da wir keine morphometrischen Untersuchungen durchführten, nicht feststellen.

e) Keine der unter den *dynamischen Bedingungen der Wilhelmywaage* untersuchten „Halothan-lungen" (Tabellen 6, 8.17-19) bot einen Anhalt für eine die Narkose mit dieser Substanz über-dauernde Störung des spezifischen Grenzschichtverhaltens.

Abb. 23a

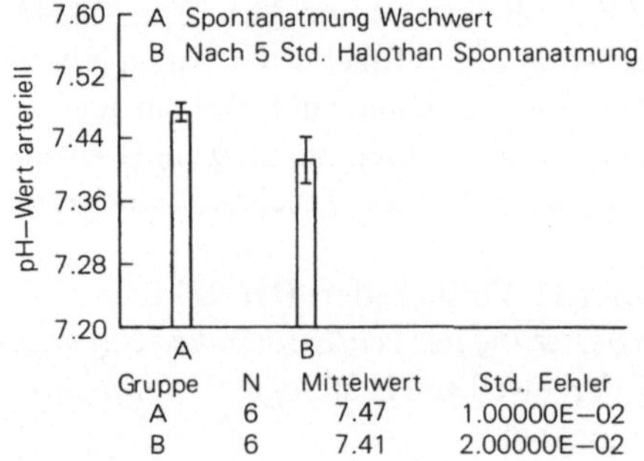

Gruppe	N	Mittelwert	Std. Fehler
A	6	7.47	1.00000E−02
B	6	7.41	2.00000E−02

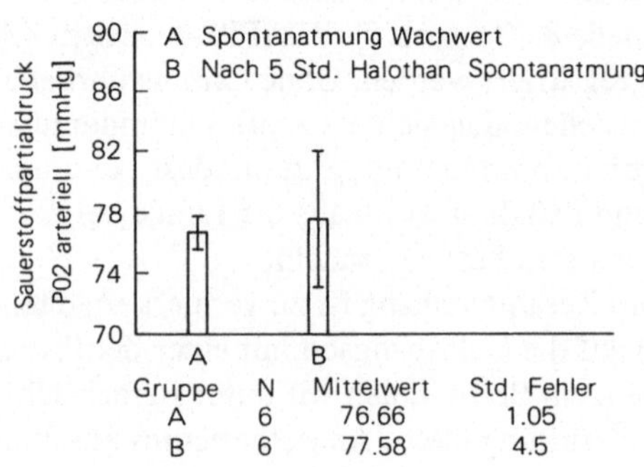

Gruppe	N	Mittelwert	Std. Fehler
A	6	76.66	1.05
B	6	77.58	4.5

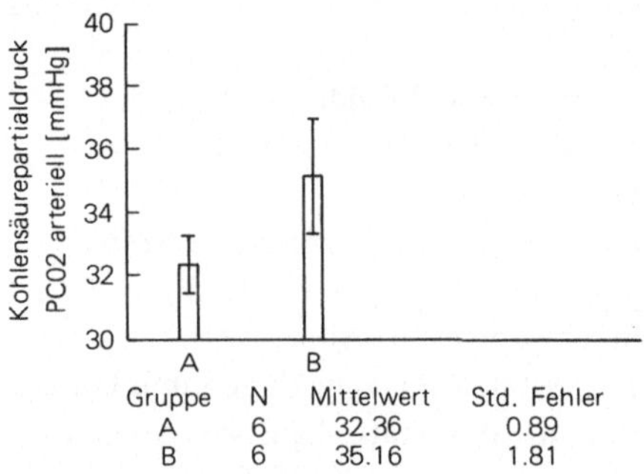

Gruppe	N	Mittelwert	Std. Fehler
A	6	32.36	0.89
B	6	35.16	1.81

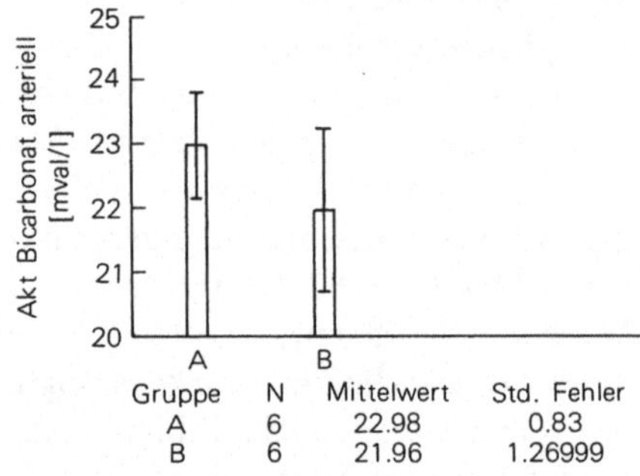

Gruppe	N	Mittelwert	Std. Fehler
A	6	22.98	0.83
B	6	21.96	1.26999

Abb. 23a-e. Verhalten blutgasanalytischer und metabolischer Parameter nach 5 Std. Halothan — a Spontanatmung, b IPPB-Beatmung (Servo-Ventilator), c IPPB-Beatmung (Loosco-Respirator), d PEEP-Beatmung, e Gegenüberstellung der PaO_2-Werte nach a, b und d

Abb. 23b

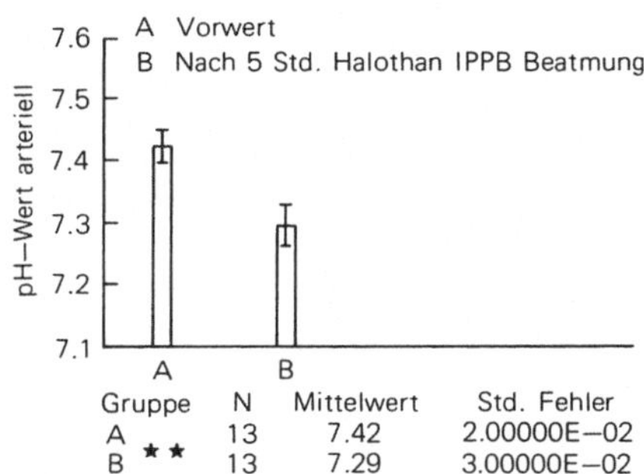

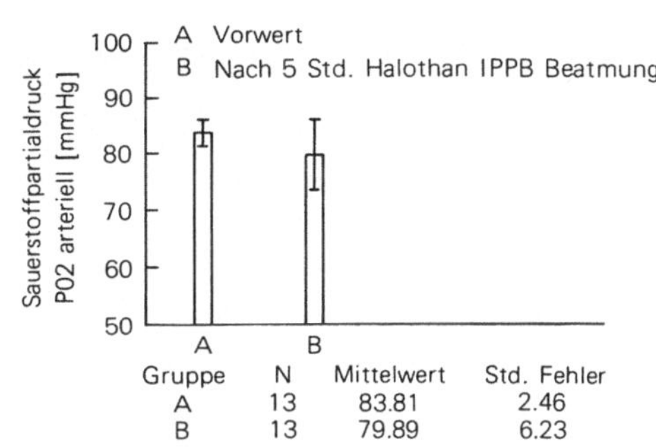

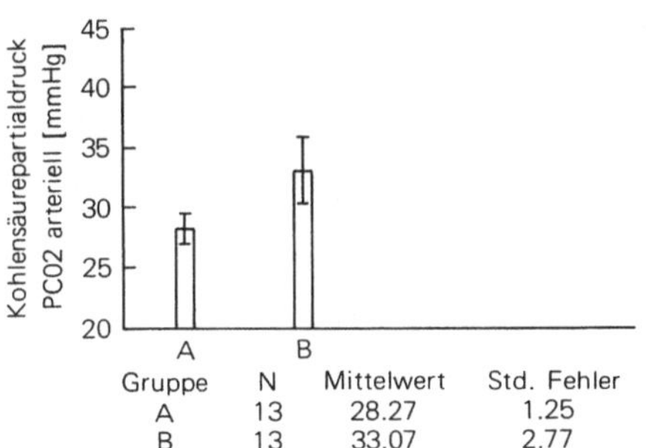

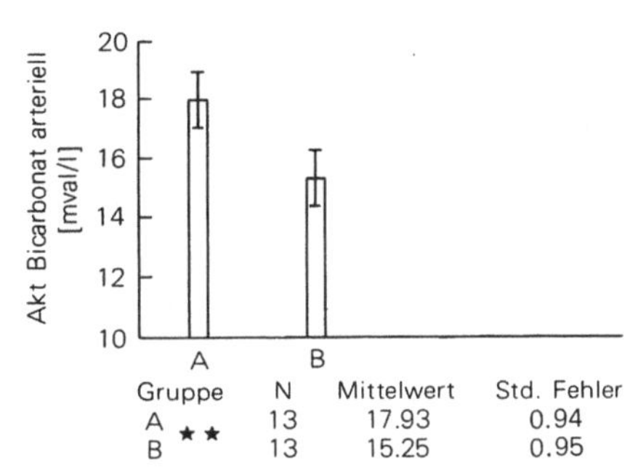

Abb. 23c

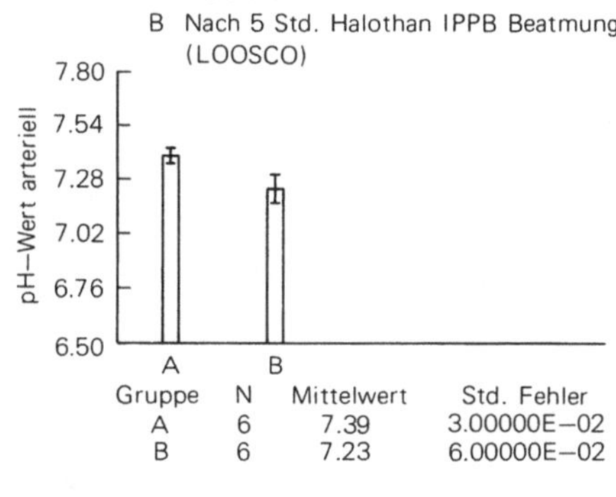

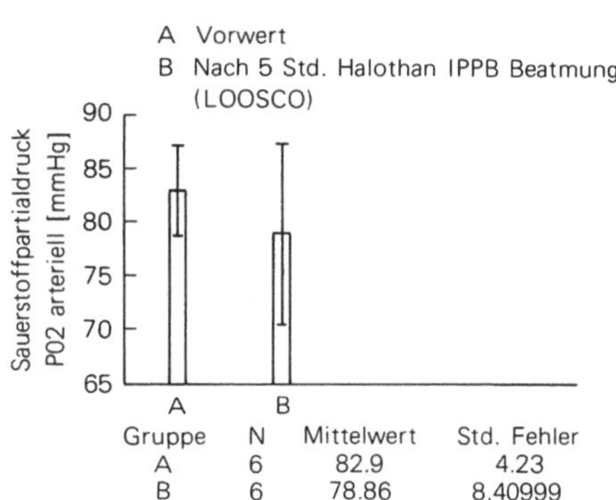

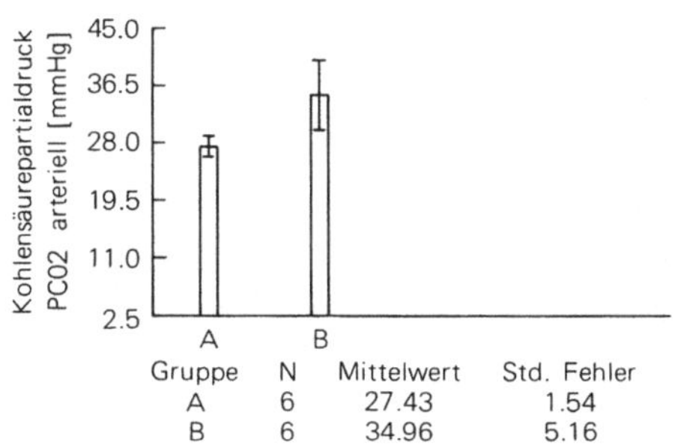

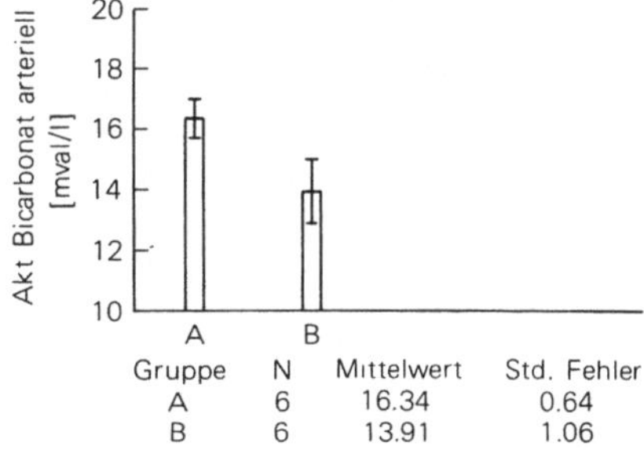

Abb. 23d

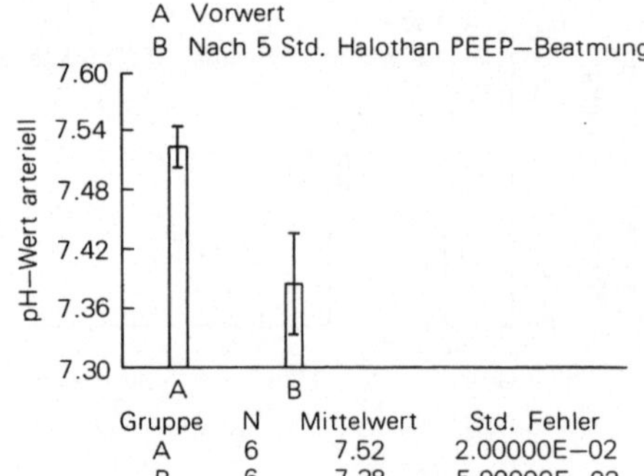

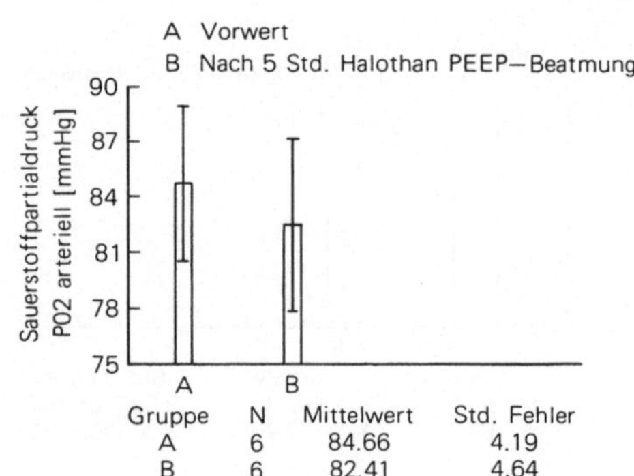

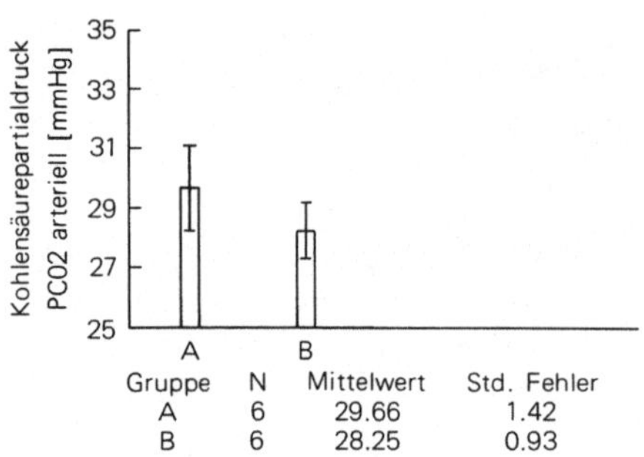

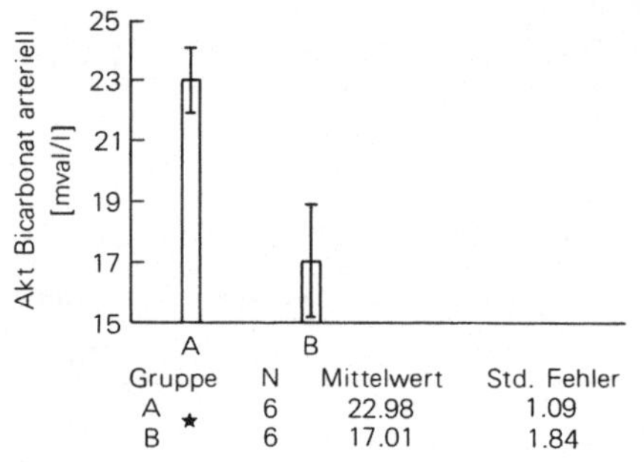

Abb. 23e

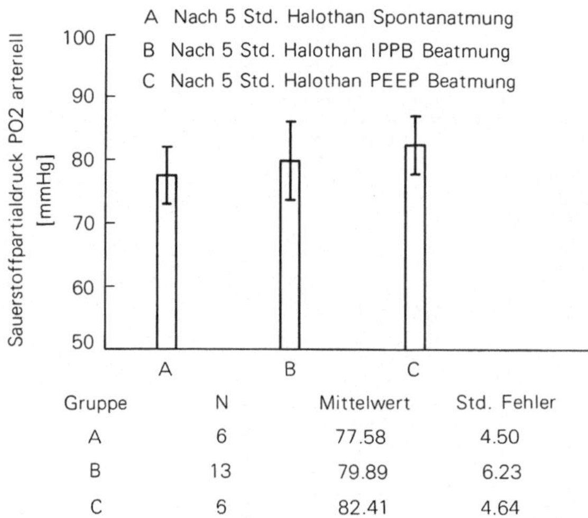

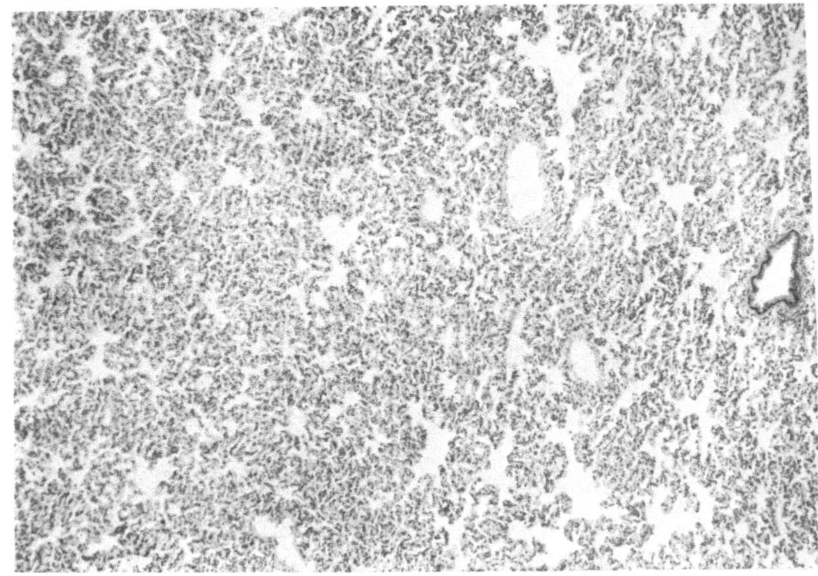

Abb. 24. Kaninchenlunge nach 5-stündiger Halothan-Spontanatmung (HL sp 1, HE x 18,9, rechter ML)

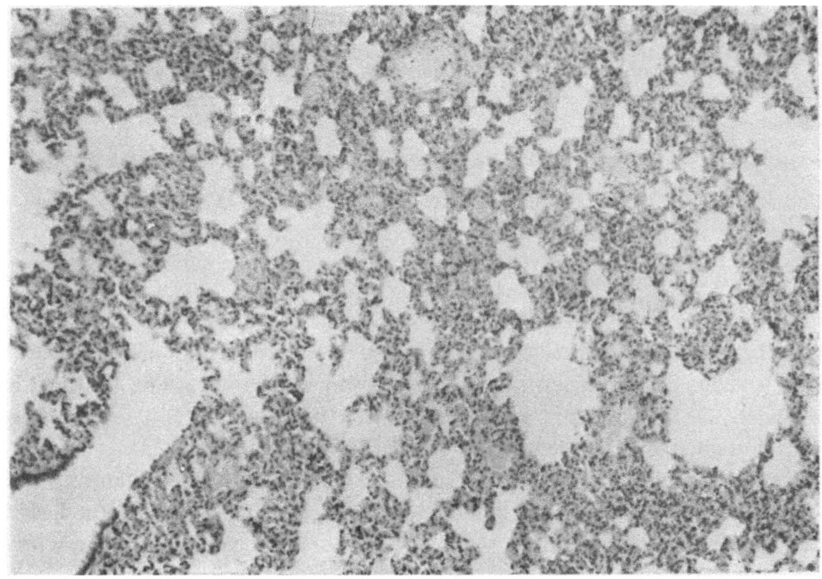

Abb. 25. Kaninchenlunge nach 5-stündiger Halothan-IPPB-Beatmung (HL IPPB 7, HE x 47, linker UL)

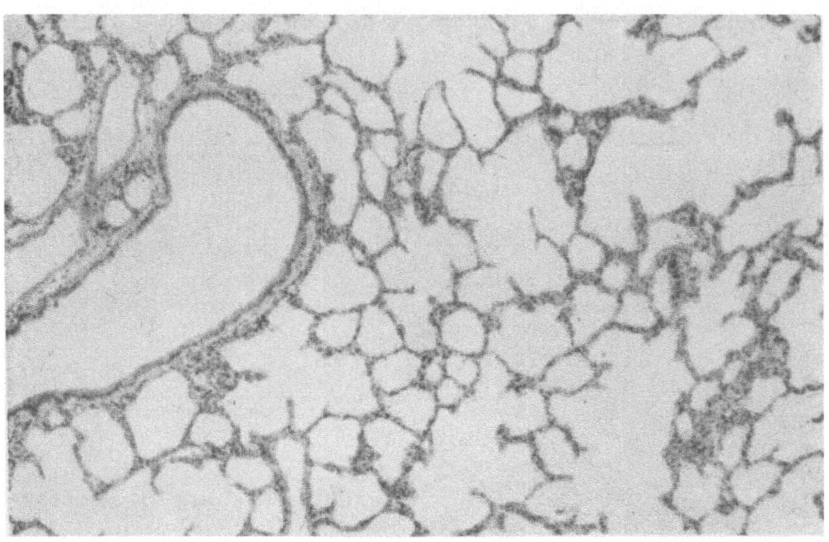

Abb. 26. Rechter Mittellappen nach 5-stündiger Halothan-PEEP-Beatmung (HL PEEP 6, HE x 30, rechter ML)

Tabelle 6. Verhalten der Lungenextrakte in der Wilhelmywaage nach 5 Std. Halothan (s.a. Abb. 33 und 41)

	γ-max (dyn/cm)	γ-min dyn/cm)	Clements index ($\bar{S}$)	Hysterese (cm^2)
Halothan SPA	41,87 ± 1,24	2,37 ± 0,71	1,78 ± 0,06	48,25 ± 0,77
Halothan IPPB	38,07 ± 2,59	3,78 ± 1,43	1,63 ± 0,11	40,14 ± 3,18
Halothan PEEP	40,12 ± 0,96	0,87 ± 0,55	1,91 ± 0,05	44,52 ± 5,2

3.1.1.4 Methoxyfluran

Methoxyfluran (Penthrane) (2.1.2.1.d), derzeit potentestes Inhalationsanaestheticum überhaupt und auf Grund seiner trägen Pharmakokinetik vorzugsweise für Langzeitnarkosen empfohlen *(97, 277)*, führte mit einem Öl-Gas-Koeffizienten von 970 erwartungsgemäß ebenfalls wie Halothan zu erheblichen Störungen der Lungenfunktion.

Die von uns verabfolgten *Methoxyflurandosen* lagen nahezu konstant bei 0,6 Vol% (= „Methoxyfluranindex" MI) und entsprachen damit dem 2,6-fachen des beim Vergleichstier Katze mit 0,23 ± 0,02 Vol% angegebenen MAC-Wertes *(66)*. Bezogen auf den Menschen betrugen sie das 3,75-fache der hier mit 0,16 Vol% ermittelten *(66, 213)* minimalen alveolären Konzentration. Da ein stabiler alveolärer "steady state" bei Methoxyfluran erst nach Stunden erreicht wird, bewegen sich die normalerweise in der Klinik notwendigen Dosen zwischen 0,2 – 0,8 – 1,5 Vol% *(2, 97, 277)*, in Größenordnungen also, die der von uns verwendeten Menge weitgehend entsprachen.

a) Betrachtet man die *Volumen-Druck-Charakteristik,* so kam es bereits unter *Methoxyfluran-Spontanatmung* (Abb. 27a, Tabelle 8.20) zu einem 9%igen Abfall des Compliancequotienten von 3,52 auf 3,18. Diese Verschlechterung erwies sich bei statistischer Überprüfung als hochsignifikant (Student**, Wilcoxon*).
Unter IPPB (Abb. 27b, Tabelle 8.21) war diese Änderung trotz des insgesamt niedrigeren CQ-Ausgangsniveaus von 2,99 mit einem Abfall auf 2,55 — obwohl statistisch „nur" signifikant — prozentual gesehen mit einer 14,7%igen Abnahme noch ausgeprägter. Dieser Befund ist als deutlicher Hinweis auf die zusätzliche mechanische Beanspruchung des alveolären Grenzfilmes durch diese Beatmungsform zu werten (Abb. 28).
Eine *PEEP-Beatmung* dagegen war — ähnlich wie bei Halothan — in der Lage, die nachteiligen Auswirkungen der Methoxyflurannarkose auf die Lungenmechanik vollständig zu verhindern: So stieg der Compliancequotient, statistisch allerdings nicht signifikant, unter diesem Ventilationsmuster von 3,55 auf 3,67 an (Abb. 27c, Tabelle 8.22).
Vergleicht man die unter den einzelnen Beatmungsformen erreichten CQ-Endwerte miteinander (Abb. 27d), so zeigt sich, daß die Methoxyfluran-IPPB-Narkose mit einem Complianceabfall von 14,7% hochsignifikant schlechter abschnitt als die Spontanatmung, bei der es lediglich zu einer 9,6%igen Minderung kam. Die zweifellos besten Resultate jedoch waren unter PEEP zu verzeichnen, ein Befund, der sich bereits bei den Halothan-Ergebnissen abzeichnete.
Werden die unter PEEP erreichten Endwerte von Halothan und Methoxyfluran einander gegenübergestellt (Abb. 27e), so unterscheiden sie sich mit einem CQ von jeweils 3,67 zahlenmäßig nicht. Berücksichtigt man jedoch korrekterweise die einzelnen Ausgangswerte, dann ändert sich dieses Bild grundlegend: Mit einem CQ-Zuwachs von + 12,2% übertrifft nun Halothan-PEEP Methoxyfluran, das unter ähnlichen Bedingungen lediglich eine 3,4%ige Steigerung dieses für die Surfactantaktivität „in situ" repräsentativen Parameters aufzuweisen hatte.
b) Die *Blutgasanalyse zeigte unter Methoxyfluranspontanatmung* (Abb. 29a, Tabelle 8.23), wie auf Grund der atemdepressorischen Eigenschaften dieser Substanz auch nicht anders zu erwarten, einen hochsignifikanten Anstieg der arteriellen Kohlensäurespannung von 32,16 auf 48,07 mm Hg, der von einem entsprechenden pH-Abfall von 7,46 auf 7,33 begleitet war. Gleichzeitig sank der Sauerstoffpartialdruck im arteriellen Blut der Tiere (PaO_2) von 76,3 auf 59,7 mm Hg, eine Veränderung, die durch die alveoläre Hypoventilation allein sicher nicht hinreichend erklärt werden kann. Demgegenüber erwies sich die metabolische Seite als weitgehend stabil. Lediglich ein mäßiger Anstieg des Bicarbonates von 22,74 auf 24,37 weist auf einen geringen kompensatorischen Ausgleich der respiratorischen Acidose hin.
Vergleicht man die unter Methoxyfluran- und Halothanspontanatmung erreichten Blutgaswerte miteinander, so fällt in erster Linie der hochsignifikante Unterschied des $PaCO_2$ ins Auge, der hauptsächlich durch die stärker atemdepressiven Eigenschaften von Methoxyfluran bedingt ist. Ebenso bemerkenswert ist die unter einer Irrtumswahrscheinlichkeit von 1% liegende Differenz der arteriellen Sauerstoffpartialdrucke nach fünfstündiger Narkose (Abb. 29b).
Diese im Rahmen der Methoxyfluran-Spontanatmung gewonnenen blutgasanalytischen Befunde ließen sich auch unter *IPPB-Bedingungen* nachweisen (Abb. 29c, Tabelle 8.24). Naturgemäß war hier, der kontrollierten Ventilation entsprechend, der Kohlensäureanstieg im arteriellen Blut geringer (Student**, Wilcoxon*). Er erreichte im Gegensatz zum spontan atmenden Kollektiv, dessen diesbezügliche Werte bis auf 48 mm Hg anstiegen, sein Maximum bei einem $PaCO_2$ von 35,8 mm Hg. Gleichzeitig fiel der pH, als Ausdruck dieser respiratorischen Acidose, signifikant von 7,48 auf 7,29 (Student**, Wilcoxon*), eine Änderung, die ohne metabolische Kompensation blieb.

Abb. 27a

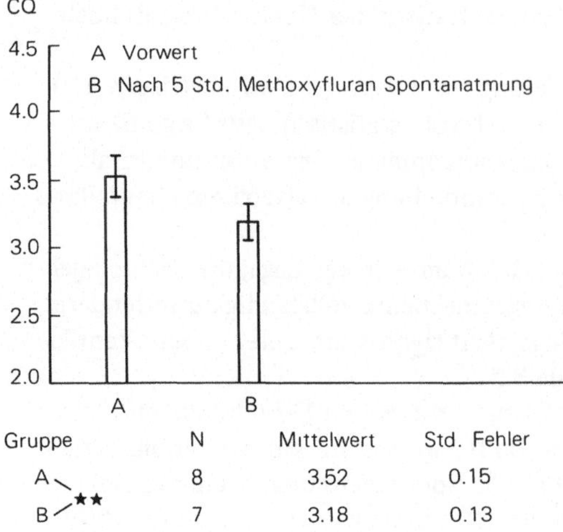

Gruppe	N	Mittelwert	Std. Fehler
A ★★	8	3.52	0.15
B	7	3.18	0.13

Abb. 27b

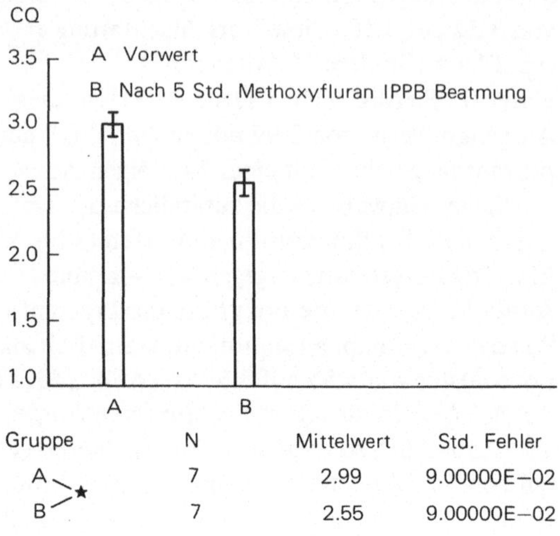

Gruppe	N	Mittelwert	Std. Fehler
A ★	7	2.99	9.00000E−02
B	7	2.55	9.00000E−02

Abb. 27c

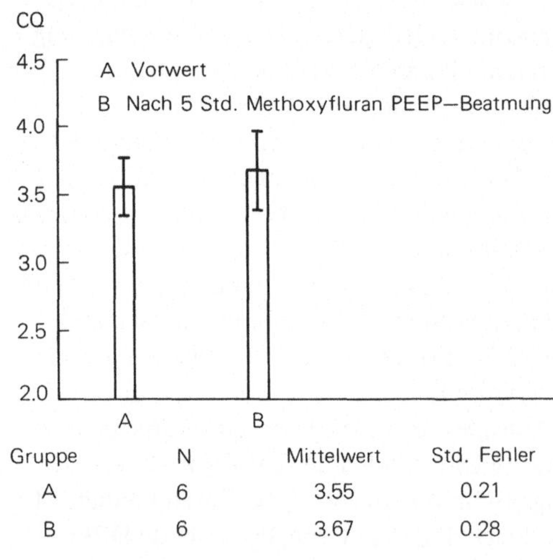

Gruppe	N	Mittelwert	Std. Fehler
A	6	3.55	0.21
B	6	3.67	0.28

Abb. 27d

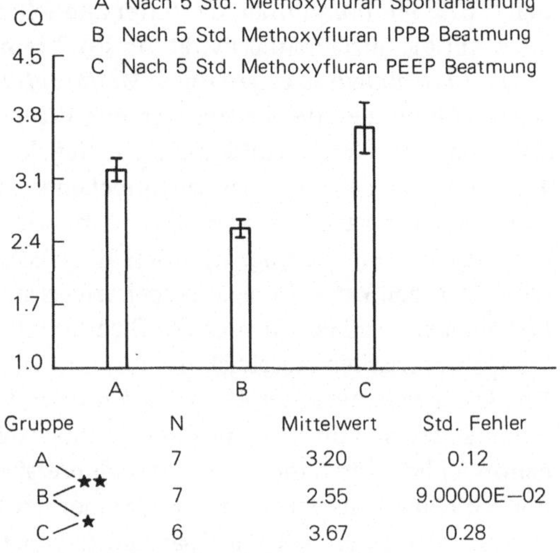

Gruppe	N	Mittelwert	Std. Fehler
A ★★	7	3.20	0.12
B ★	7	2.55	9.00000E−02
C	6	3.67	0.28

Abb. 27a-e. Verhalten der Lungencompliance
(CQ) nach 5 Std. Methoxyfluran –
a Spontanatmung, **b** IPPB-Beatmung,
c PEEP-Beatmung, **d** Gegenüberstellung
der CQ-Werte nach **a, b** und **c,**
e Vergleich des CQ-Wertes nach **c** mit dem
analogen Halothan-Wert

Abb. 27e

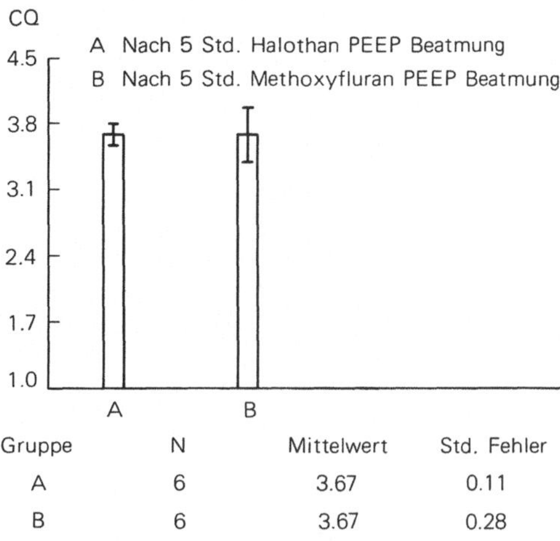

Gruppe	N	Mittelwert	Std. Fehler
A	6	3.67	0.11
B	6	3.67	0.28

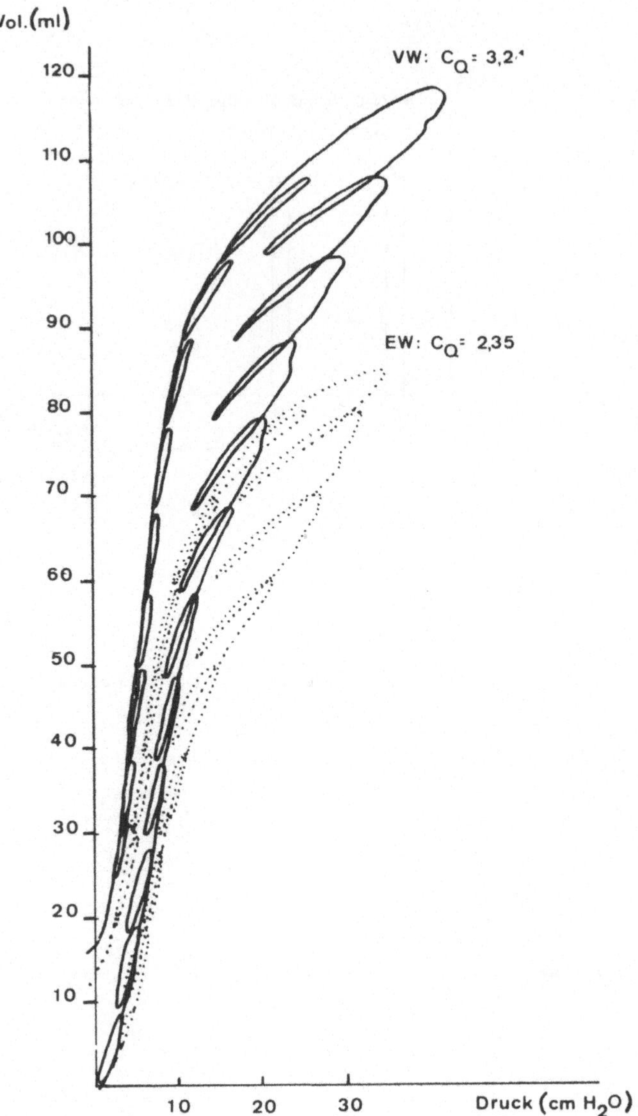

Abb. 28. Originalregistrierung eines modifizierten Volumen-Druck-Diagrammes (MOFL IPPB 2). Durchgezogenes „Pneumoloop": pränarkotischer Vorwert, gepunktete Kurve: Endwert nach 5-stündiger Methoxyfluran-IPPB-Anaesthesie

Abb. 29a

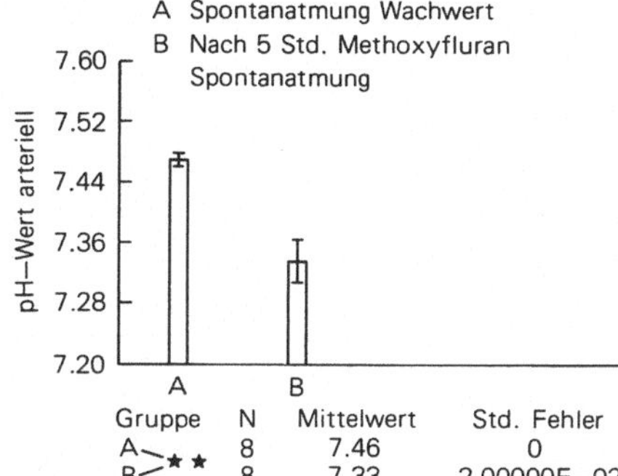

Gruppe	N	Mittelwert	Std. Fehler
A ★★	8	7.46	0
B	8	7.33	2.00000E−02

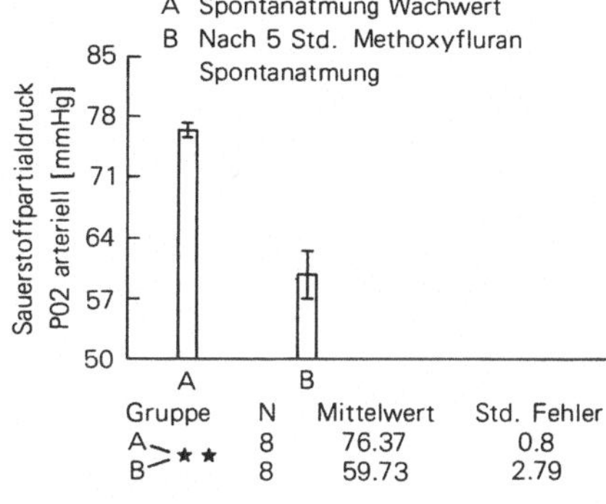

Gruppe	N	Mittelwert	Std. Fehler
A ★★	8	76.37	0.8
B	8	59.73	2.79

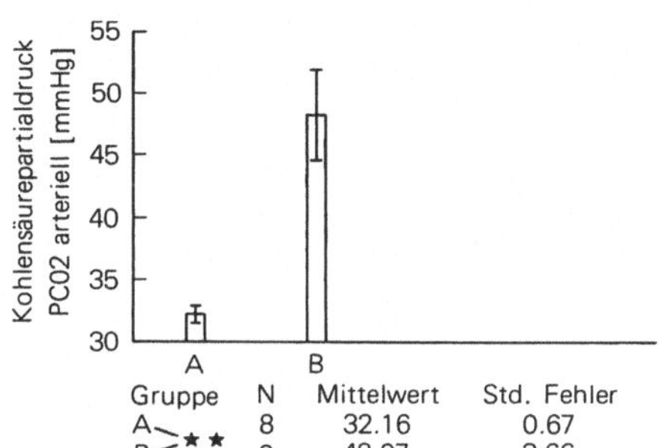

Gruppe	N	Mittelwert	Std. Fehler
A ★★	8	32.16	0.67
B	8	48.07	3.66

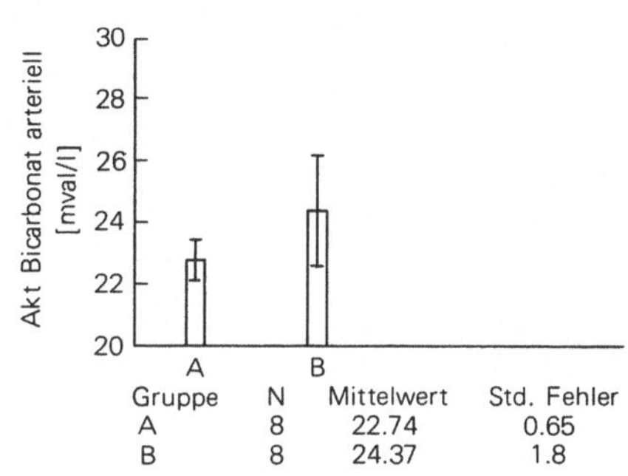

Gruppe	N	Mittelwert	Std. Fehler
A	8	22.74	0.65
B	8	24.37	1.8

Abb. 29b

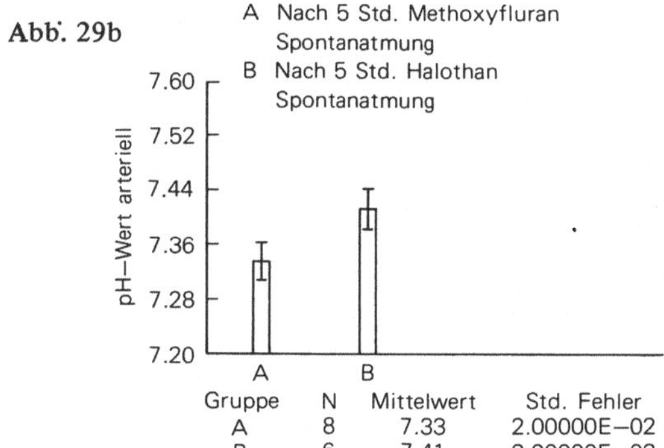

Gruppe	N	Mittelwert	Std. Fehler
A	8	7.33	2.00000E−02
B	6	7.41	2.00000E−02

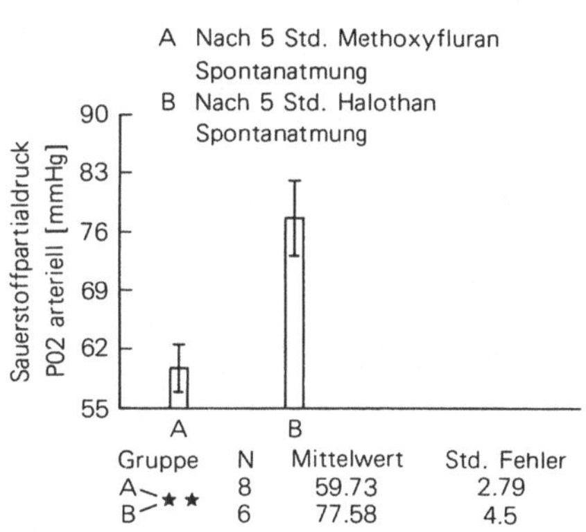

Gruppe	N	Mittelwert	Std. Fehler
A ★★	8	59.73	2.79
B	6	77.58	4.5

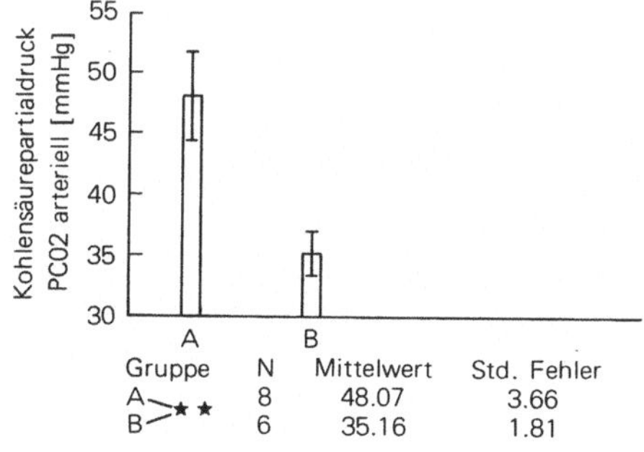

Gruppe	N	Mittelwert	Std. Fehler
A ★★	8	48.07	3.66
B	6	35.16	1.81

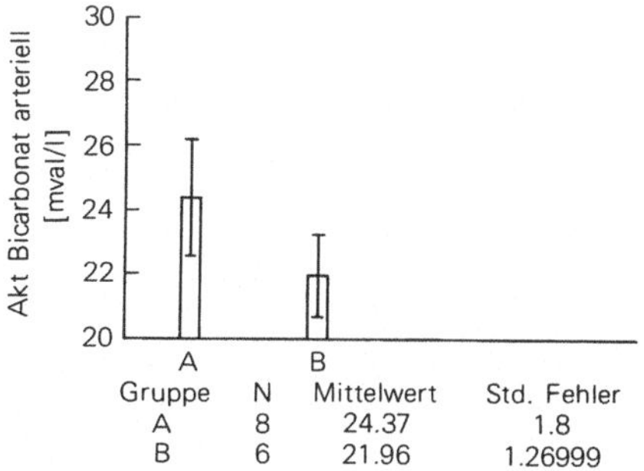

Gruppe	N	Mittelwert	Std. Fehler
A	8	24.37	1.8
B	6	21.96	1.26999

Abb. 29c   A Vorwert
B Nach 5 Std. Methoxyfluran
IPPB Beatmung

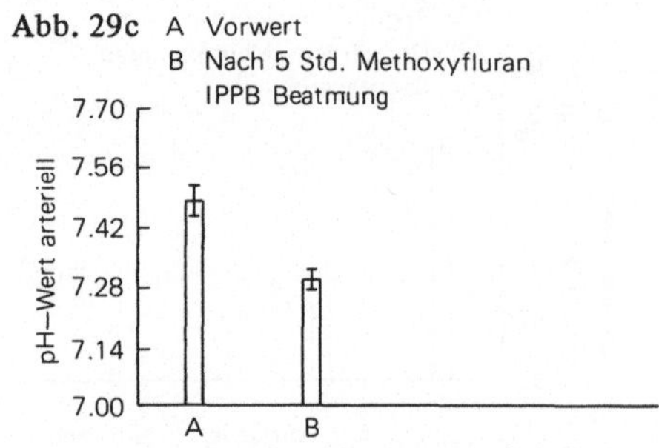

Gruppe	N	Mittelwert	Std. Fehler
A ★ ★	7	7.48	3.00000E–02
B	7	7.29	2.00000E–02

A Vorwert
B Nach 5 Std. Methoxyfluran
IPPB Beatmung

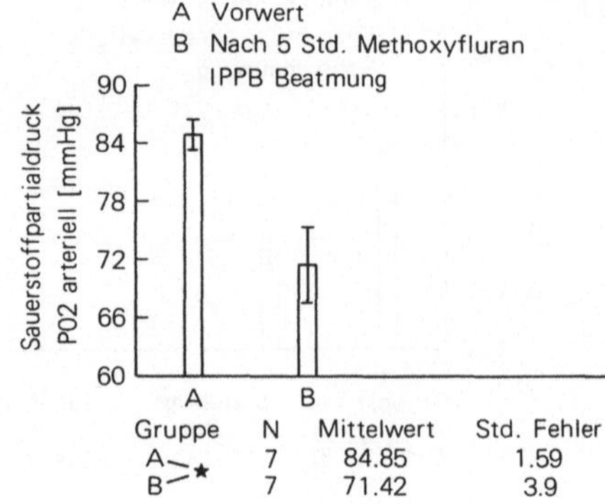

Gruppe	N	Mittelwert	Std. Fehler
A ★	7	84.85	1.59
B	7	71.42	3.9

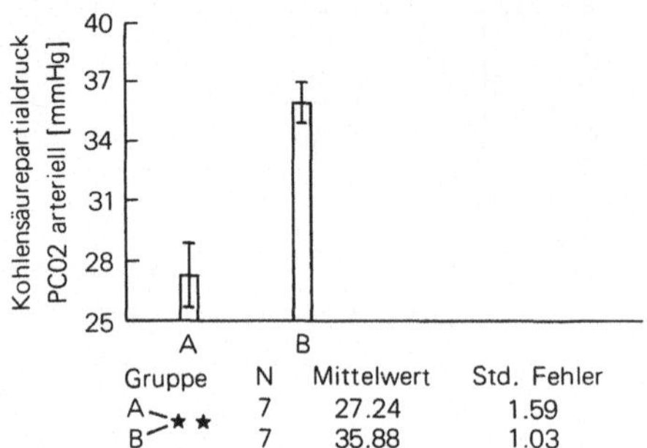

Gruppe	N	Mittelwert	Std. Fehler
A ★ ★	7	27.24	1.59
B	7	35.88	1.03

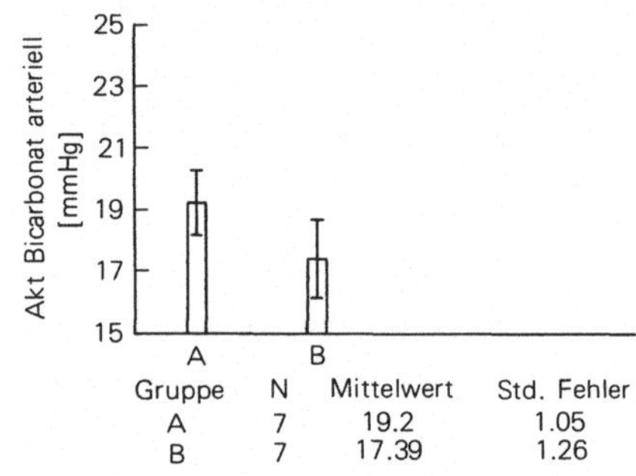

Gruppe	N	Mittelwert	Std. Fehler
A	7	19.2	1.05
B	7	17.39	1.26

Abb. 29d   A Vorwert
B Nach 5 Std. Methoxyfluran
PEEP–Beatmung

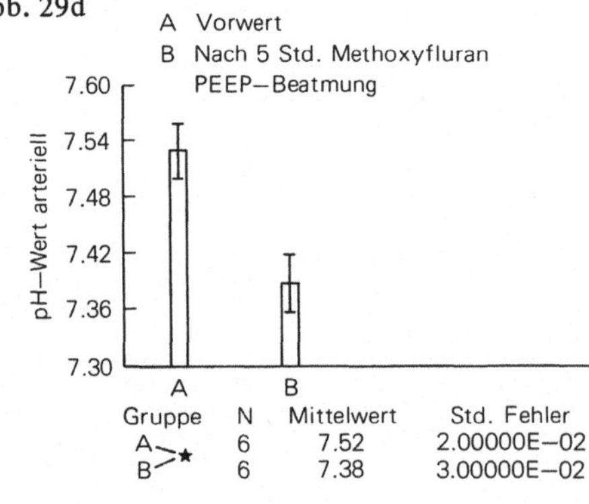

Gruppe	N	Mittelwert	Std. Fehler
A ★	6	7.52	2.00000E–02
B	6	7.38	3.00000E–02

A Vorwert
B Nach 5 Std. Methoxyfluran
PEEP–Beatmung

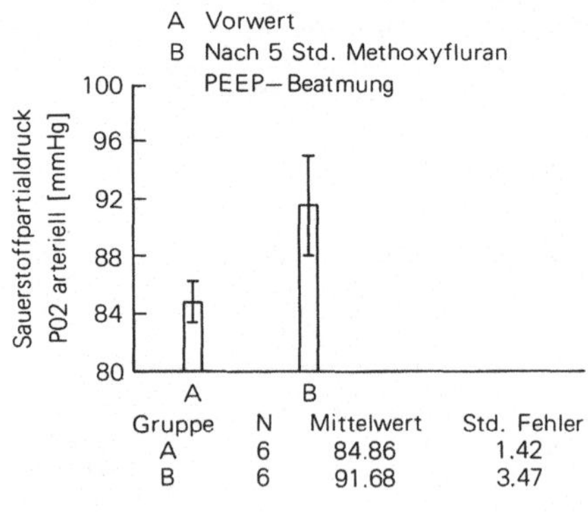

Gruppe	N	Mittelwert	Std. Fehler
A	6	84.86	1.42
B	6	91.68	3.47

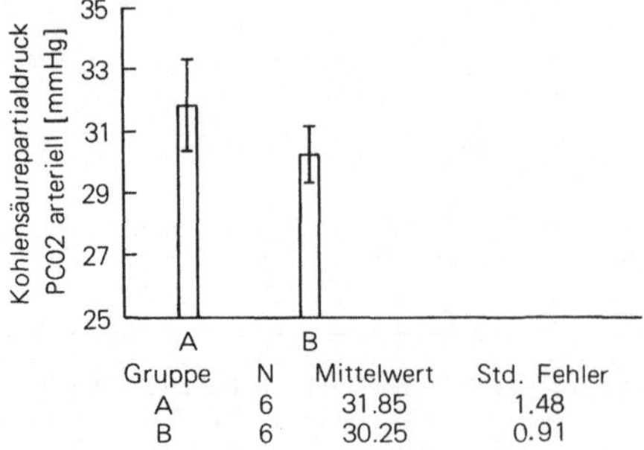

Gruppe	N	Mittelwert	Std. Fehler
A	6	31.85	1.48
B	6	30.25	0.91

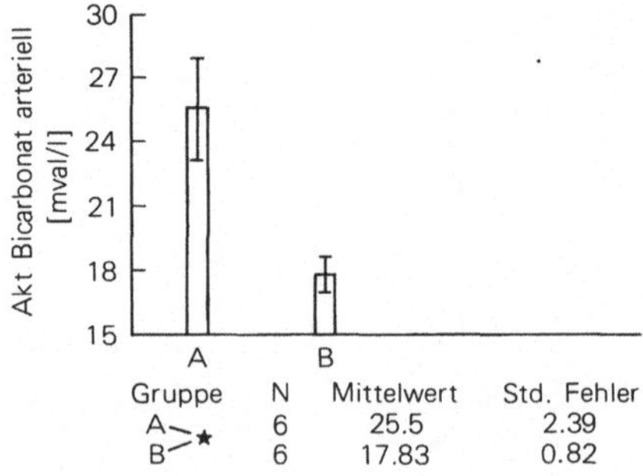

Gruppe	N	Mittelwert	Std. Fehler
A ★	6	25.5	2.39
B	6	17.83	0.82

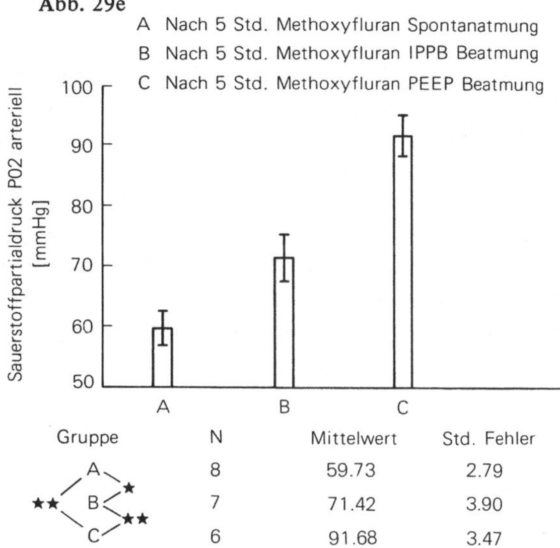

Gruppe	N	Mittelwert	Std. Fehler
A	8	59.73	2.79
B	7	71.42	3.90
C	6	91.68	3.47

Abb. 29f

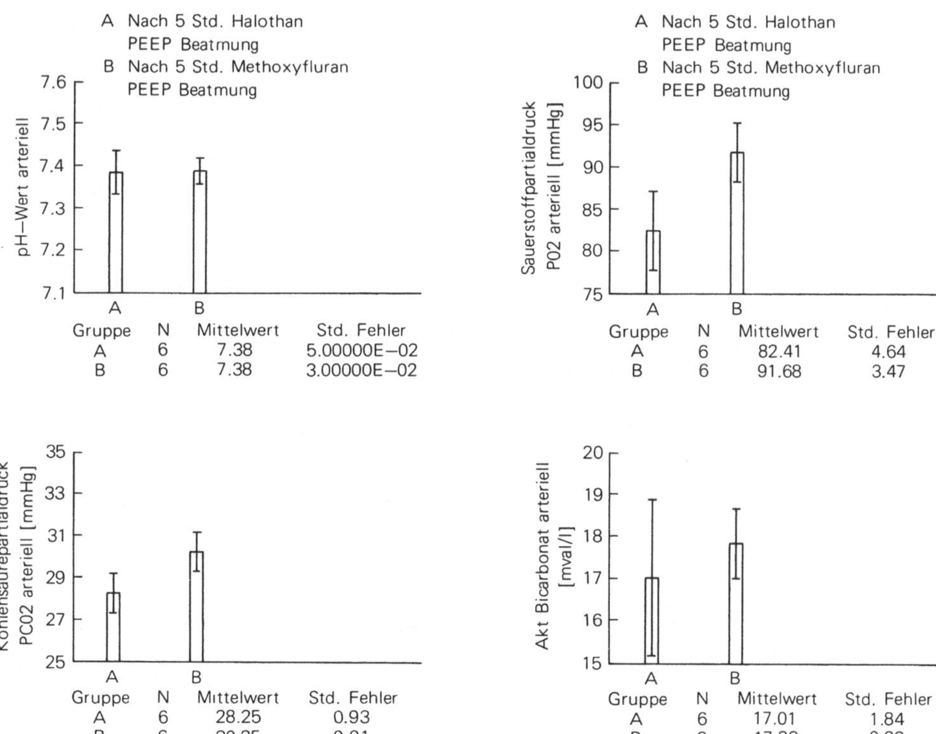

Gruppe	N	Mittelwert	Std. Fehler
A	6	7.38	5.00000E−02
B	6	7.38	3.00000E−02

Gruppe	N	Mittelwert	Std. Fehler
A	6	82.41	4.64
B	6	91.68	3.47

Gruppe	N	Mittelwert	Std. Fehler
A	6	28.25	0.93
B	6	30.25	0.91

Gruppe	N	Mittelwert	Std. Fehler
A	6	17.01	1.84
B	6	17.83	0.82

Abb. 29a-f. Verhalten blutgasanalytischer und metabolischer Parameter nach 5 Std. Methoxyfluran —
a Spontanatmung, b Vergleich der Spontanatmungswerte nach Methoxyfluran und Halothan,
c IPPB Beatmung, d PEEP Beatmung, e PaO₂-Vergleich von a, c und d, f Vergleich der PEEP-
Werte nach Methoxyfluran und Halothan

Die arterielle Sauerstoffspannung, bei bekanntem FiO_2 ein außerordentlich empfindliches
Maß für die ventilatorische Effizienz der Lunge, sank bis zum Ende der 5-stündigen Anaesthe-
sie ebenfalls von 84,85 auf 71,42 mm Hg ab (Student*).
Demgegenüber zeigte dieselbe Narkose unter *PEEP-Beatmung* (Abb. 29d, Tabelle 8.25) einen
sehr viel günstigeren Einfluß auf die Blutgase. So stieg der arterielle Sauerstoffdruck bis zum
Ende der Versuchsperiode von 84,8 auf 91,6 mm Hg an. Der $PaCO_2$ erwies sich dabei mit ei-
nem Abfall von nur 1,65 mm Hg als bemerkenswert stabil. Lediglich pH-Wert und aktuelles
Bicarbonat sanken – möglicherweise als Ausdruck einer PEEP-induzierten Kreislaufdepression –
von 7,52 auf 7,38 bzw. von 25,5 auf 17,8 mval/l ab. Diese Veränderung ließ sich statistisch nur
durch den Student-t-Test sichern.
Vergleicht man auch hier die verschiedenen Ventilationsmuster bezüglich ihrer ventilatorischen
Effizienz (Abb. 29e), so schneidet, gemessen an dem entscheidenden Kriterium der Oxygenation, wiederum PEEP am vorteilhaftesten ab: Sein PaO_2 zeigt mit 91,6 gegenüber 71,4 und
59,7 mm Hg bei IPPB bzw. Spontanatmung einen jeweils hochsignifikant besseren Wert. Dieses Ergebnis muß ebenfalls als Basis dafür gesehen werden, daß PEEP neben seinen alveolar-
stabilisierenden Fähigkeiten noch entsprechend ventilationsfördernde Potenzen besitzt, die
auch unter den Bedingungen der Narkose zum Tragen kommen.
Stellt man außerdem noch die unter Methoxyfluran-PEEP erreichten Blutgaswerte denen von
Halothan gegenüber (Abb. 29f), so resultieren keine nennenswerten Unterschiede.
c) *Thoraxsitus und Lungenmakroskopie* zeigten bei den spontan atmenden sowie den IPPB-
ventilierten Tieren mit bloßem Auge deutlich erkennbare Atelektasen. Demgegenüber bot das
mit PEEP-beatmete Kollektiv keine derartigen Auffälligkeiten.
d) Die *Histologie* war im wesentlichen in der Lage, die bezüglich der Lungendehnbarkeit und
des blutgasanalytischen Verhaltens gefundenen Funktionseinschränkungen von der feingeweblichen Seite her zu bestätigen: Sowohl die spontan atmenden Tiere (Abb. 30) als auch die
IPPB-Gruppe (Abb. 31) wiesen zahlreiche herdförmige Atelektasen sowie deutlich verbreiter-
te und zellreiche Interstitien auf. Auch hier waren vermutlich nicht mit der Narkose in Zusammenhang stehende entzündliche Prozesse ein nicht seltener Nebenbefund. Nach Methoxyfluran-
PEEP-Narkose zeigte sich ein weitestgehend normales Lungenparenchym (Abb. 32).
e) Die *Prüfung der Lungenhomogenate* mit Methoxyfluran narkotisierter Tiere unter den ab-
strahierenden „in vitro” Bedingungen der Wilhelmywaage (Tabellen 7, 8.26-28) erbrachte weder bei der Spontanatmungs- noch bei der PEEP-Gruppe einen Anhalt für eine die Narkose mit
dieser Substanz überdauernde Beeinträchtigung des Antiatelektasefaktors. Lediglich die Me-
thoxyfluran-IPPB-Substrate boten einen signifikanten Anstieg des Gamma min auf 8,2 dyn/cm,
der von einer entsprechenden Verringerung des Stabilitätsindex auf 1,27 sowie einer Einschränkung der Hysteresefläche auf 33,3 cm² begleitet war.

Tabelle 7. Verhalten der Lungenextrakte in der Wilhelmywaage nach 5 Stunden Methoxyfluran
(s.a. Abb. 33 und 41)

	γ-max (dyn/cm)	γ-min (dyn/cm)	$\bar{S}$	Hysterese cm²
MOFL SPA	40,0 ± 1,27	1,37 ± 0,43	1,86 ± 0,03	50,99 ± 0,90
MOFL IPPB	37,5 ± 1,74	8,21 ± 2,08	1,27 ± 0,18	33,33 ± 2,71
MOFL PEEP	39,75 ± 2,14	4,25 ± 2,09	1,66 ± 0,10	43,07 ± 4,26

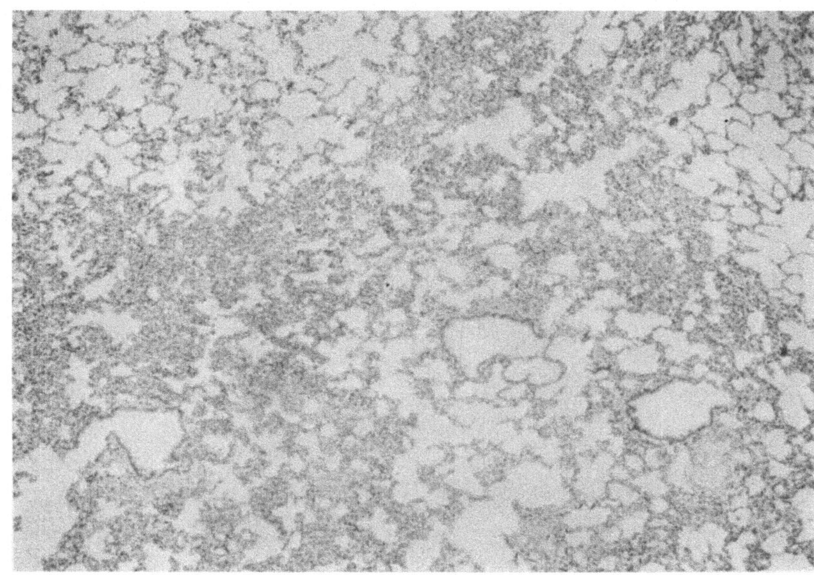

Abb. 30. Kaninchenlunge nach fünfstündiger Methoxyfluranspontanatmung (MOFL sp 2, HE x 18,9, rechter ML)

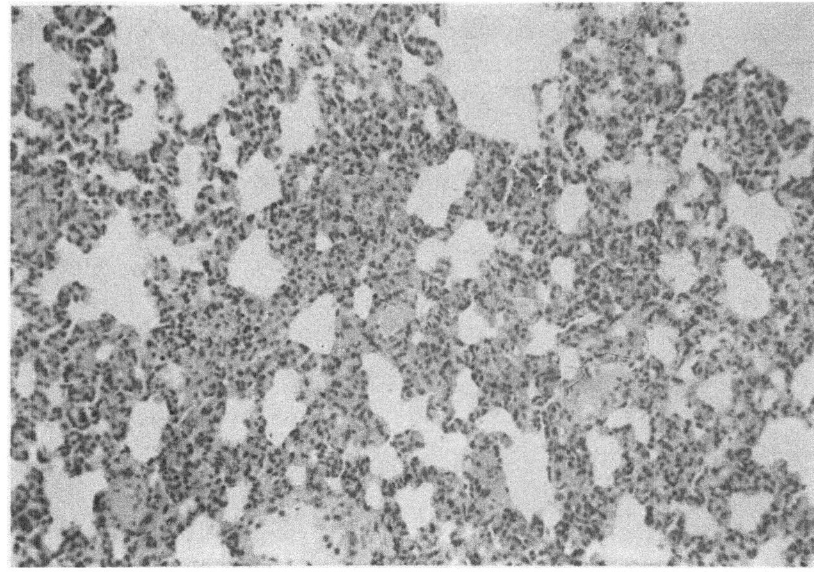

Abb. 31. Rechter Mittellappen nach fünfstündiger Methoxyfluran-IPPB-Beatmung (MOFL IPPB 2, HE x 47)

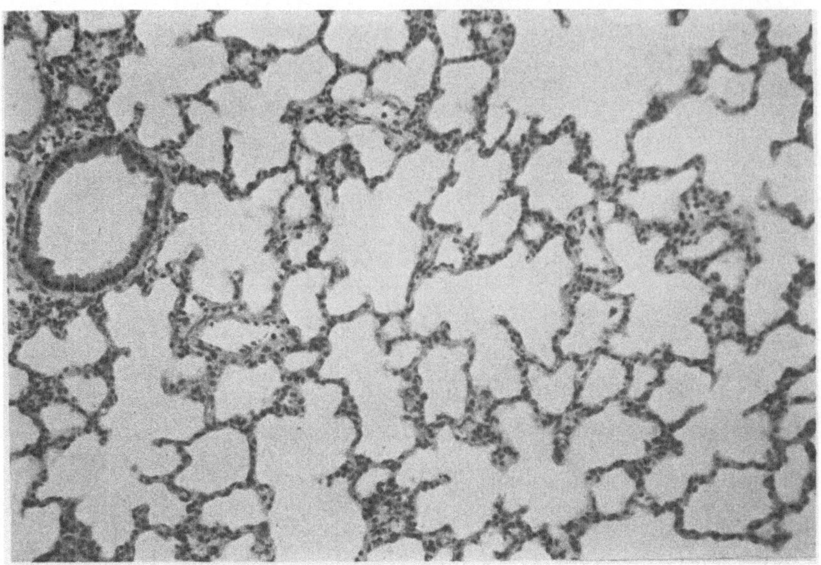

Abb. 32. Weitestgehend normales Lungenparenchym nach fünfstündiger Methoxyfluran-PEEP-Narkose
(MOFL PEEP 3, HE x 47, linker UL)

Stellt man diesen Gamma-min-Anstieg den ebenfalls unter IPPB-Bedingungen gewonnenen
Werten der restlichen Inhalationsanaesthetica gegenüber (Abb. 33), so scheint eine direkte Abhängigkeit von der Lipoidlöslichkeit der jeweiligen Substanz zu existieren. Da diese Gamma-
min-Zunahme unter Spontanatmung und PEEP nicht zum Tragen kam (Abb. 41), liegt der
Schluß auf eine additive Schädigung durch IPPB außerordentlich nahe.

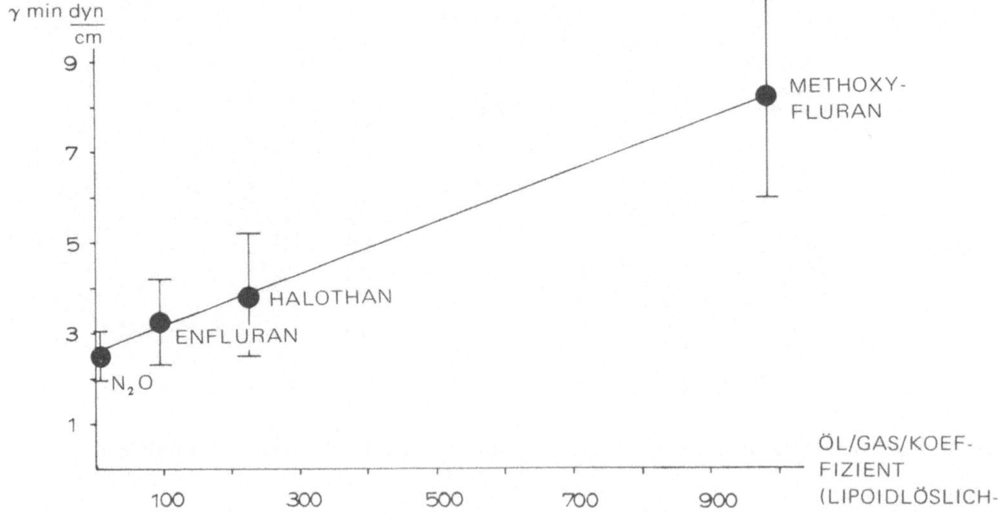

Abb. 33. Abhängigkeit des γ-min nach 5 Std IPPB von der Lipoidlöslichkeit der Inhalationsanaesthetica

3.1.2 „Parapulmonale" Narkotica

Von der fast ebenso bunten Palette der „parapulmonalen" Narkotica prüften wir unter ähnlichen Bedingungen Ketamin und Fentanyl. Beide Substanzen sind heute auf breiter Front in die anaesthesiologische Praxis eingedrungen und bieten auf Grund ihrer vorteilhaften Eigenschaften eine vielversprechende Alternative zu den inhalierbaren Stoffen.

3.1.2.1 Ketamin

Ketamin (Ketanest) (2.1.2.2.a) war weder unter Spontanatmung noch unter IPPB imstande, die von uns zur Erfassung der pulmonalen Situation gewählten Kriterien nachteilig zu beeinflussen.

Als *Dosierung* wählten wir, entsprechend der beachtlichen therapeutischen Breite, 50 mg/kg Ketamin und 2 mg/kg Xylazin (Rompun) zur intramuskulären Narkoseeinleitung. Die stündlichen intravenös verabfolgten Repetitionsdosen bewegten sich, um das Ergebnis verfälschende schmerz- und streßinduzierte Lungenveränderungen sicher zu vermeiden, in derselben Größenordnung.

Um die sonstigen Versuchsbedingungen nicht zu verändern, atmeten auch diese Tiere über ein mit Druckluft durchströmtes Digby-Leigh-System. Die kontrollierte Beatmung wurde wiederum mit dem Loosco-Infant-Ventilator *(256a)* durchgeführt.

a) Der *Compliancequotient* stieg im Zuge der *Spontanatmung* von 3,41 auf 3,81 nicht signifikant an (Abb. 34a, Tabelle 8.29) und sank unter *IPPB* geringfügig von 3,36 auf 3,28 ab (Abb. 34b, Tabelle 8.30).
Vergleicht man auch hier die erreichten Endwerte (Abb. 34c), so fällt ein allerdings nur im Student-t-Test statistisch zu sichernder Unterschied auf. Er ist, da die jeweiligen Ausgangswerte nur unwesentlich differieren, mit großer Wahrscheinlichkeit auf die erhöhte mechanische Beanspruchung des alveolären Grenzfilmes durch IPPB zurückzuführen.
b) Die *blutgasanalytischen Kontrollen* ergaben in keiner der beiden Gruppen einen Anhalt für eine Verschlechterung des Gasaustausches (Tabellen 8.31 und 8.32). Bei den spontan atmenden Tieren hielt sich die durch Ketamin induzierte Atemdepression mit einem $PaCO_2$ von 39,35 mm Hg in vertretbaren Grenzen (Abb. 35a). Ein *Vergleich der beiden Kollektive* miteinander erbrachte trotz differierender Kohlensäurespiegel keine signifikanten Unterschiede (Abb. 35b). Auch *gegenüber der Enfluran-Spontanatmung* ließen sich statistisch keine Signifikanzen sichern (Abb. 35c).
c) Der *Thoraxsitus der mit Ketamin narkotisierten Tiere* war makroskopisch unauffällig.
d) Das *feingewebliche Bild der Lungen* zeigte, von einzelnen bronchitischen und pneumonischen Herden wiederum abgesehen, eine normale, die unauffälligen funktionellen Befunde bestätigende Alveolarstruktur (Abb. 36 und 37).
e) Die *Oberflächendynamik in der Wilhelmywaage* wies lediglich Schwankungen im Normbereich auf.

3.1.2.2 Fentanyl

Fentanyl (2.1.2.2.b), ein außerordentlich stark wirkendes synthetisches Opioid — 0,1 mg entspricht in der analgetischen Potenz etwa 10 mg Morphium — findet heute in den vielfältigen Varianten der Neuroleptanalgesie eine breite klinische Verwendung. Es weist darüber hinaus eine gute Steuerbarkeit auf und ist mit Naloxone (Narcan) jederzeit sicher antagonisierbar.

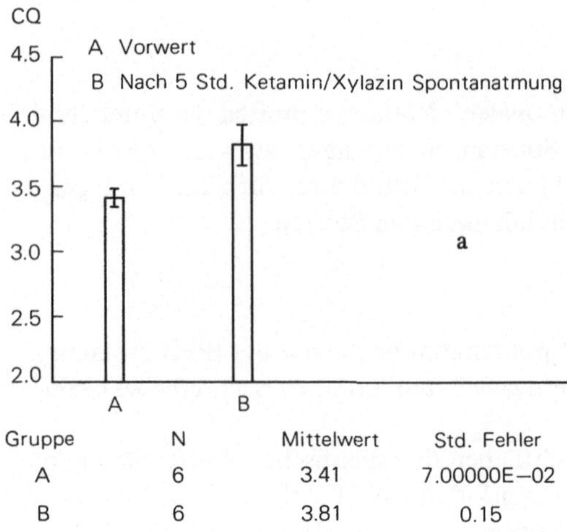

Gruppe	N	Mittelwert	Std. Fehler
A	6	3.41	7.00000E−02
B	6	3.81	0.15

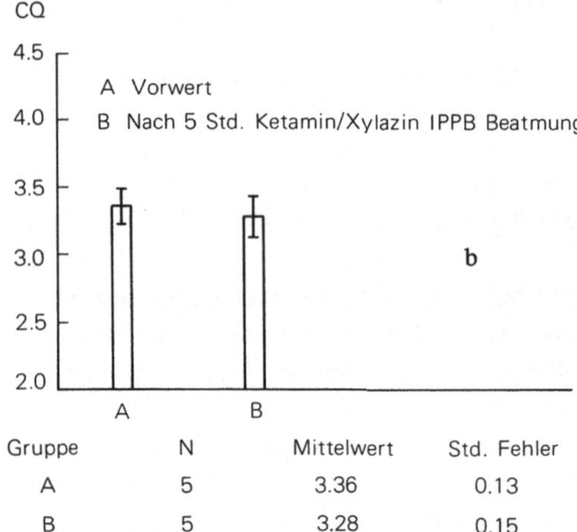

Gruppe	N	Mittelwert	Std. Fehler
A	5	3.36	0.13
B	5	3.28	0.15

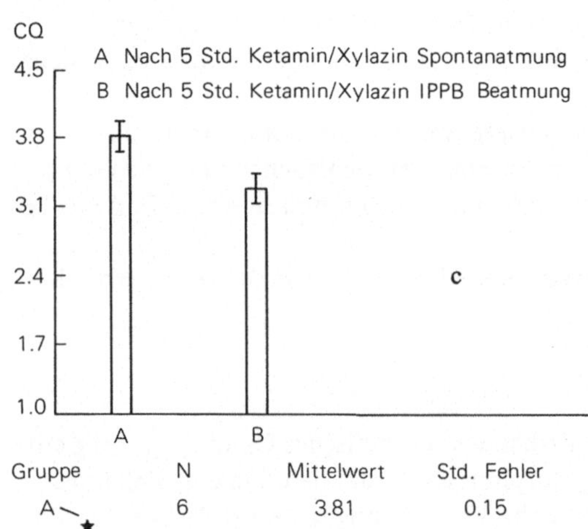

Gruppe	N	Mittelwert	Std. Fehler
A	6	3.81	0.15
B	5	3.28	0.15

Abb. 34a-c. Verhalten der Lungencompliance (CQ) nach 5 Std. Ketamin-Xylazin – a Spontanatmung, b IPPB-Beatmung, c Gegenüberstellung der CQ-Werte nach a und b

Abb. 35a

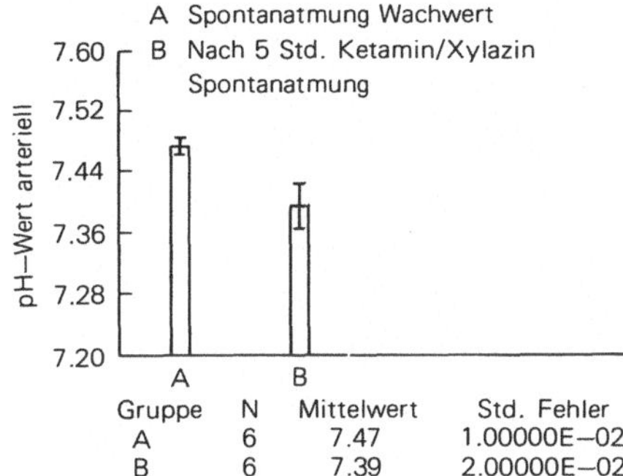

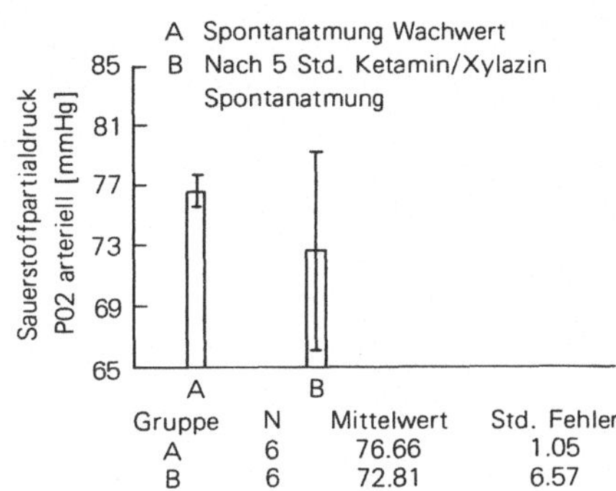

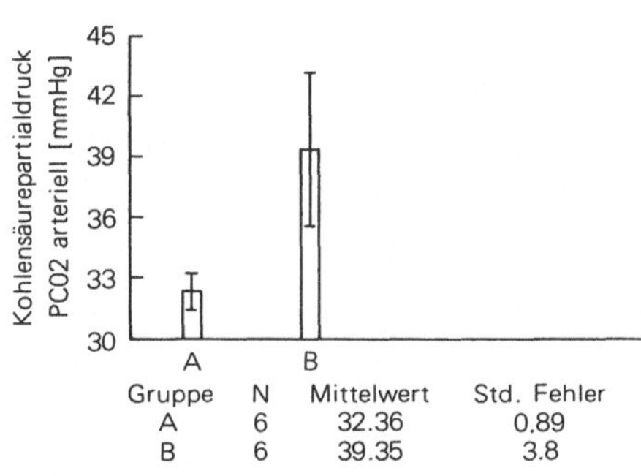

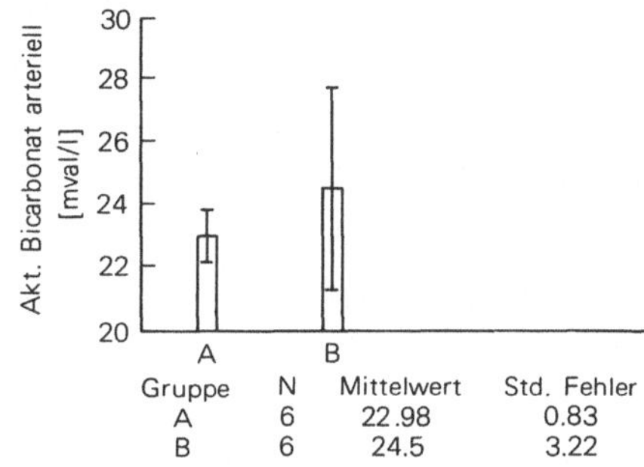

Abb. 35b

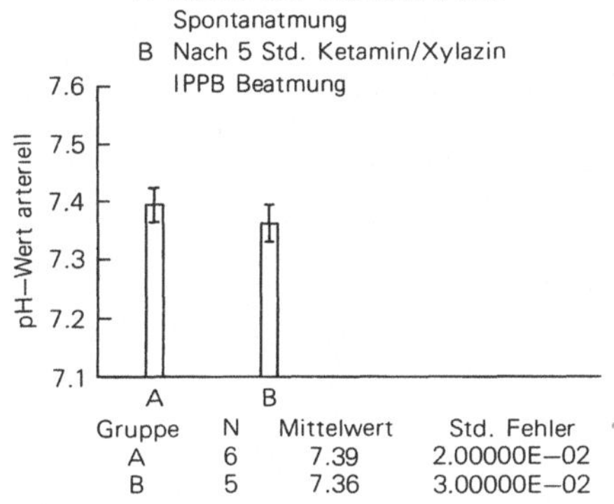

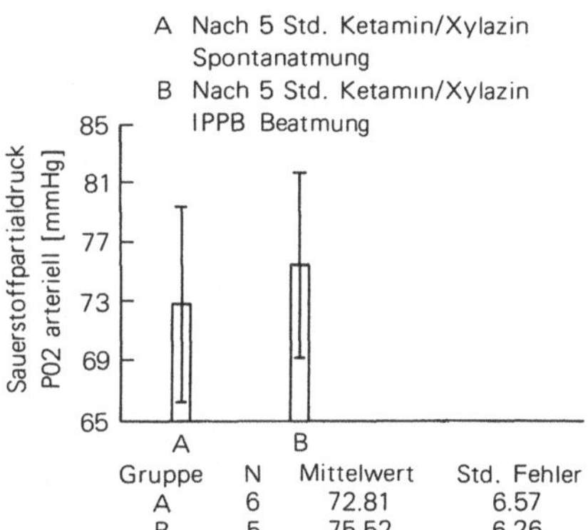

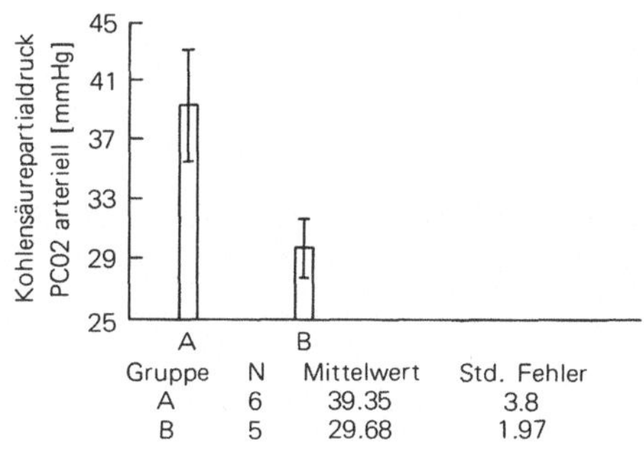

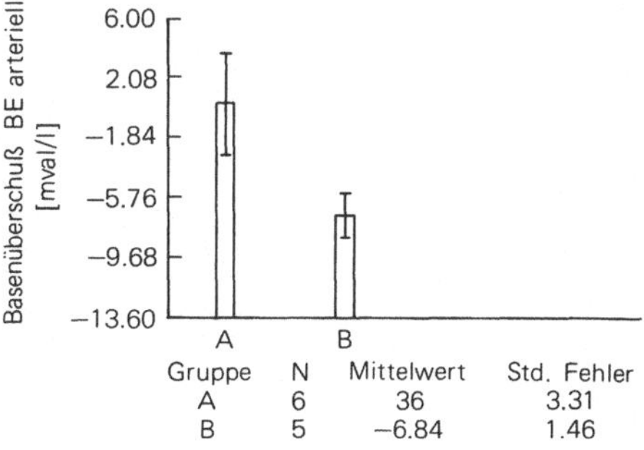

Abb. 35c

Gruppe	N	Mittelwert	Std. Fehler
A	7	7.42	1.00000E-02
B	6	7.39	2.00000E-02

Gruppe	N	Mittelwert	Std. Fehler
A	7	71.62	2.6
B	6	72.81	6.57

Gruppe	N	Mittelwert	Std. Fehler
A	7	38.85	2.81
B	6	39.35	3.8

Gruppe	N	Mittelwert	Std. Fehler
A	7	25.25	2.03
B	6	24.5	3.22

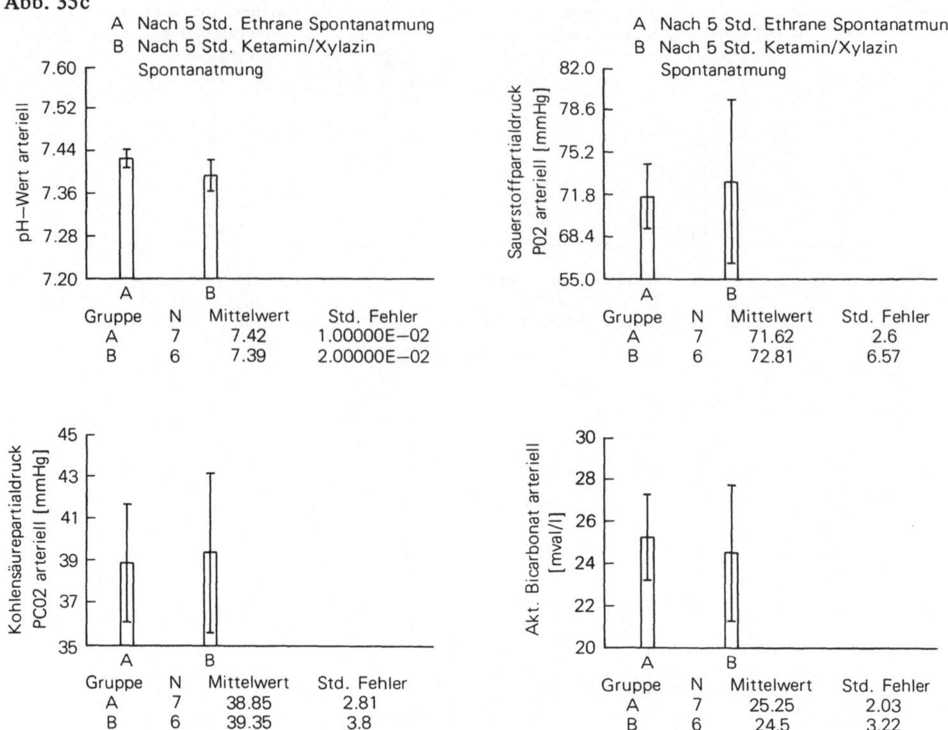

Abb. 35a-c. Verhalten blutgasanalytischer und metabolischer Parameter nach 5 Std. Ketamin/Xylazin – **a** Spontanatmung, **b** Vergleich von a mit den entsprechenden IPPB-Werten, **c** Vergleich der Spontanatmungswerte nach Ethran und Ketamin/Xylazin

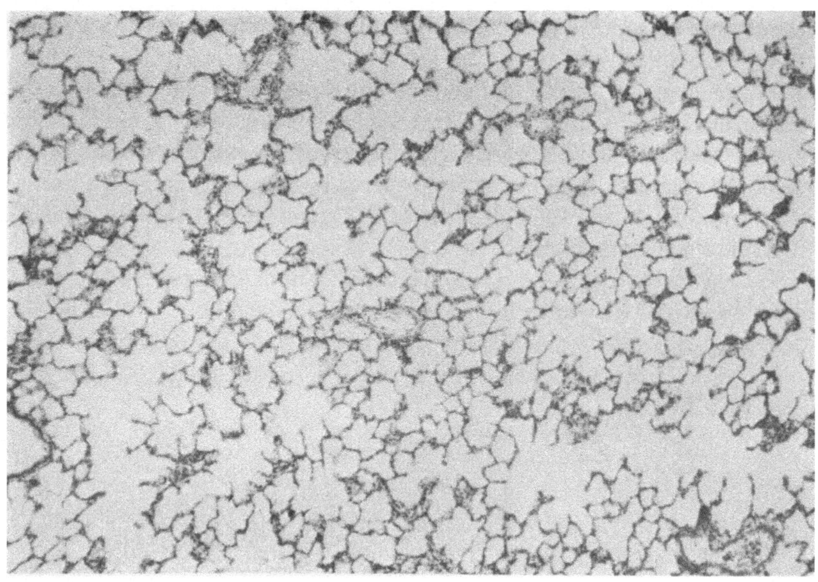

Abb. 36. Kaninchenlunge nach fünfstündiger Spontanatmung unter Ketamin-Xylazin-Narkose (KR Sp 2, HE, x 18,9 linker UL)

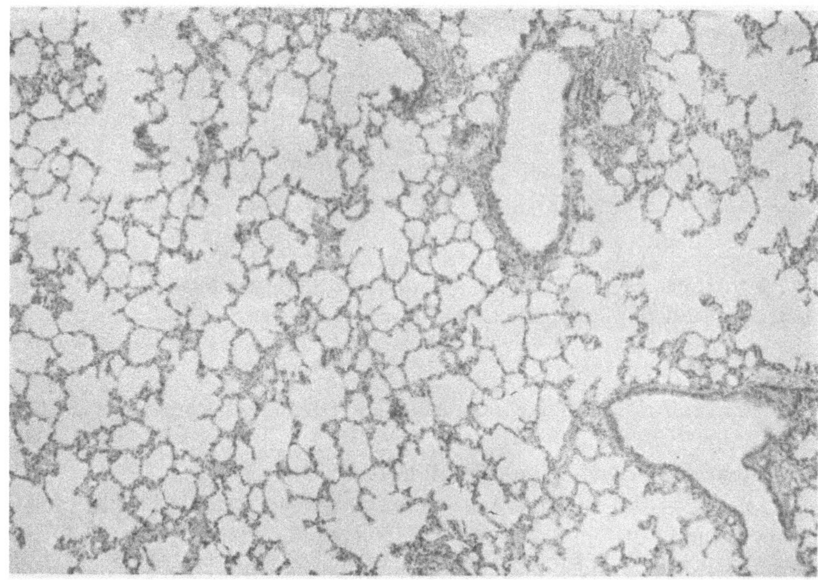

Abb. 37. Lunge nach fünfstündiger Ketamin-Xylazin-IPPB-Narkose (KR-IPPB 2, HE, x 18,9, rechter ML)

Wegen seiner ausgeprägt atemdepressorischen Komponente war es nur sinnvoll, diese Substanz unter IPPB-Bedingungen zu untersuchen.

Nach intramuskulärer Narkoseeinleitung mit Ketamin-Xylazin in den vorstehend angegebenen Dosen erhielten die Tiere jeweils 0,025 mg entsprechend 8 Gamma/kg Fentanyl intravenös.

Um ein Nachlassen der Analgesie sicher zu vermeiden, wurde dieselbe Dosis stündlich repetiert. Obwohl Fentanyl im Rahmen der Neuroleptanalgesie fast immer mit Lachgas komplettiert wird, verwendeten wir, um die Klarheit der Ergebnisse nicht zu beeinträchtigen, lediglich Druckluft als Beatmungsgas.

a) Die *Lungenmechanik* — im Compliancequotienten erfaßt — war nach fünfstündiger Fentanyl-IPPB-Narkose völlig unverändert (Abb. 38a, Tabelle 8.33).

Vergleicht man dieses Verhalten mit dem von Ketamin (Abb. 38b), so ergeben sich keine Differenzen. Der Fentanyl-CQ sank von 3,78 auf 3,76 und der des Ketamins ebenfalls nur geringfügig von 3,36 auf 3,28.

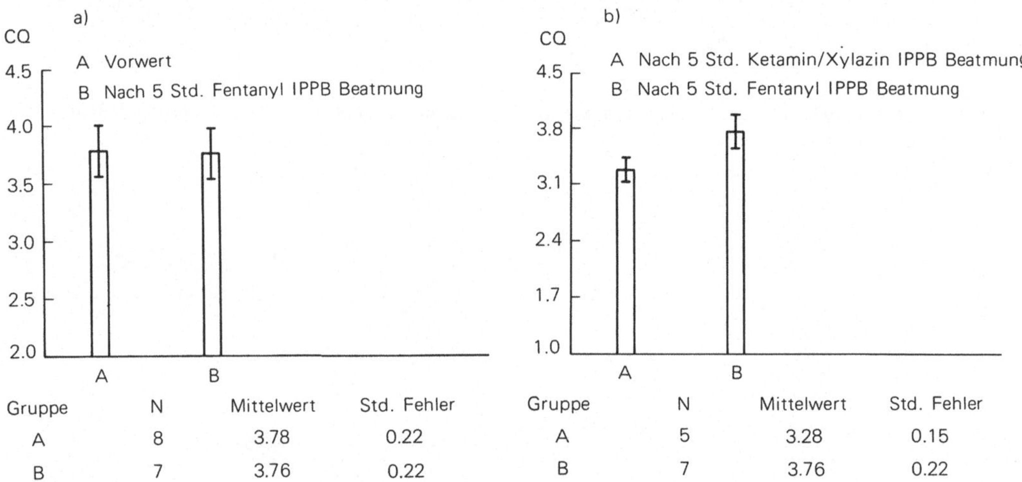

Gruppe	N	Mittelwert	Std. Fehler
A	8	3.78	0.22
B	7	3.76	0.22

Gruppe	N	Mittelwert	Std. Fehler
A	5	3.28	0.15
B	7	3.76	0.22

Abb. 38. Verhalten der Lungencompliance (CQ) nach 5 Stunden Fentanyl — a) IPPB-Beatmung, b) Gegenüberstellung der IPPB-Werte von Ketamin/Xylazin und Fentanyl

b) Die *Blutgasanalyse* zeigte ebenfalls keinerlei bemerkenswerte Abweichungen vom Ausgangsniveau (Abb. 39, Tabelle 8.34).

c) *Makroskopisch* waren keine Auffälligkeiten zu entdecken.

d) *Histologisch* (Abb. 40) wies ein Teil der Lungen normale Verhältnisse mit regelrechter Alveolarstruktur und Luftfüllung auf. Beim anderen Teil konnten chronisch-entzündliche Prozesse in Form von Bronchitiden und Pneumonien unterschiedlichen Schweregrades festgestellt werden. Derartige Befunde, die mit einer narkoticainduzierten Schädigung des Lungenparenchyms sicher nicht in Verbindung zu bringen sind, waren, wie bereits mehrfach betont, auch bei sorgfältiger Auswahl des Tiermaterials nicht immer sicher zu vermeiden.

e) Wie bereits erwartet, wichen die *in der Wilhelmywaage gewonnenen Kenndaten der Lungenhomogenate nach Fentanyl-Narkose* mit einem γ-min von 1,5 ± 0,4, einem γ-max von 41,25 ±

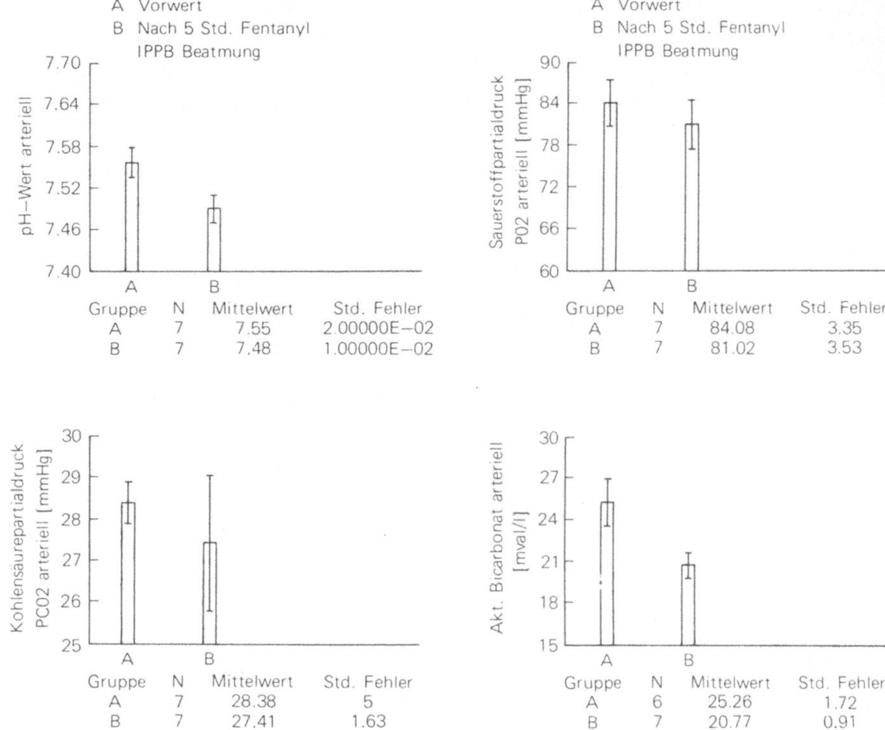

Gruppe	N	Mittelwert	Std. Fehler
A	7	7.55	2.00000E−02
B	7	7.48	1.00000E−02

Gruppe	N	Mittelwert	Std. Fehler
A	7	84.08	3.35
B	7	81.02	3.53

Gruppe	N	Mittelwert	Std. Fehler
A	7	28.38	5
B	7	27.41	1.63

Gruppe	N	Mittelwert	Std. Fehler
A	6	25.26	1.72
B	7	20.77	0.91

Abb. 39. Verhalten blutgasanalytischer und metabolischer Parameter nach 5 Std. Fentanyl-IPPB-Beatmung

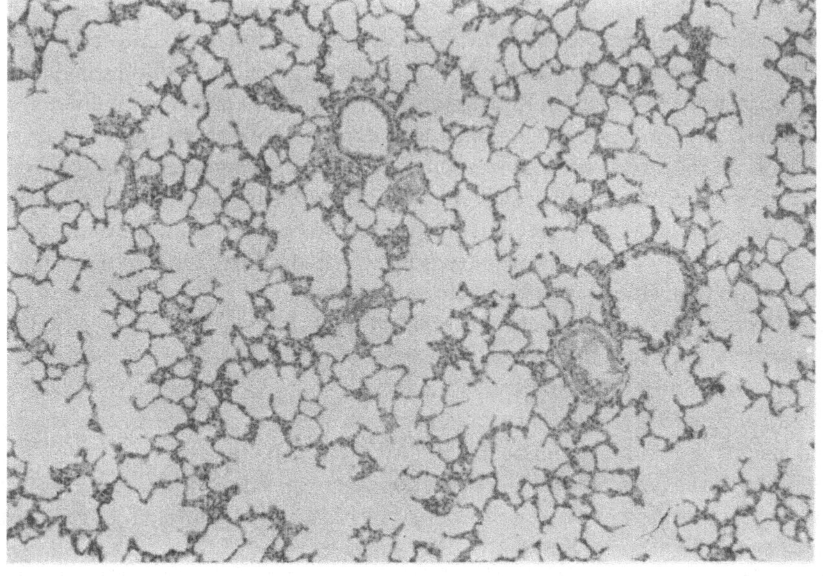

Abb. 40. Kaninchenlunge nach fünfstündiger Fentanyl-IPPB-Narkose (Fentanyl IPPB 4, HE, x 18,9 linker UL)

1,79 dyn/cm, dem aus diesen Werten resultierenden Stabilitätsindex von 1,85 ± 0,03 sowie
einer sich auf 44,64 ± 2,44 cm^2 belaufenden Hysteresefläche nicht vom allgemeinen Standard
ab (Tabelle 8.35). In Abb. 41 sind die Oberflächenaktivitätskriterien aller bisher beschriebenen Narkosearten, nach Ventilationsmustern getrennt, synoptisch dargestellt.

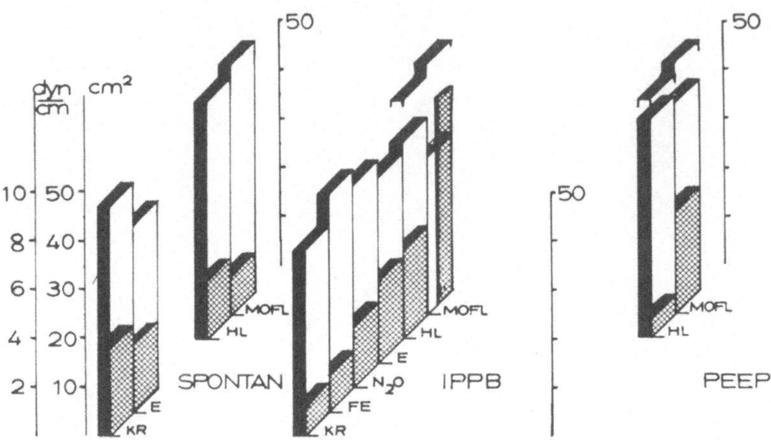

Abb. 41. Synoptische Darstellung der Oberflächenaktivitätskriterien γ-min (schraffierte Säulen) und
Hysterese (weiße Flächen) nach den verschiedenen Narkosen (5 Std. Dauer) und aufgegliedert nach den
jeweiligen Ventilationsmustern

3.1.3 Sauerstoff

Die IPPB-Beatmung mit *reinem Sauerstoff* in Ketamin-Xylazin-Narkose wurde mit der Fragestellung vorgenommen, ob diesem, in der Anaesthesie häufig in unphysiologisch hohen Konzentrationen zugeführten Gas bei fünfstündiger Applikation ein eigener pulmonal schädigender
Stellenwert zugesprochen werden muß. Aus der Literatur ist bekannt, daß längere Gaben von
Sauerstoff zu massiven zeit- und konzentrationsabhängigen Beeinträchtigungen der von uns
untersuchten Parameter führen *(88, 99, 139, 170, 204, 248, 273).* Diese Frage gewinnt noch
zusätzliche Aktualität, weil eine Arbeitsgruppe *(30)* sogar nach nur 30-minütiger Beatmung
mit reinem O_2 über ausgeprägte mikromorphologische Veränderungen der Lunge beim Kaninchen in Form von Ödem und Atelektasen berichtete.
a) Wir führten die Sauerstoffventilation mit dem Bird Mark 8, einem klassischen Vertreter der
druckgesteuerten Beatmungsgeräte *(13, 106),* durch und hielten uns bezüglich der Einstelldaten an unsere früheren Versuche.
Die *Lungencompliance* erbrachte keinerlei Hinweis für eine akute Beeinträchtigung der pulmonalen Mechanik durch reinen Sauerstoff (Abb. 42, Tabelle 8.36).
b) Das *blutgasanalytische Bild* wurde im wesentlichen durch die Entwicklung einer hochsignifikanten respiratorischen Acidose mit einem $PaCO_2$-Anstieg von 31,45 auf 41,42 mm Hg bestimmt (Abb. 43, Tabelle 8.37).
c) Der *makroskopische Lungenbefund* war bei allen Tieren ohne Besonderheiten.

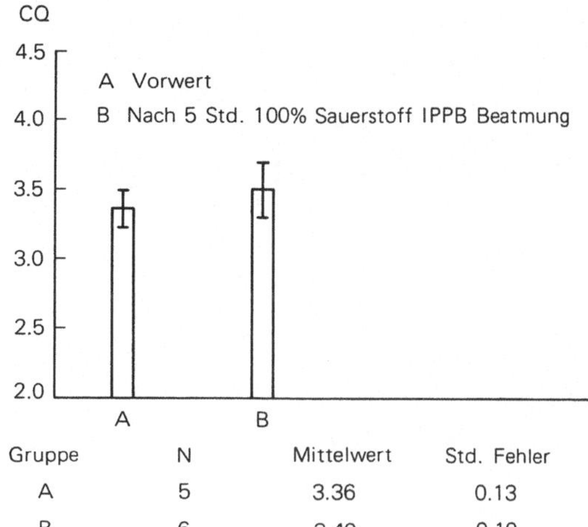

Abb. 42. Verhalten der Lungencompliance (CQ) nach 5 Std. 100% Sauerstoff-IPPB-Beatmung

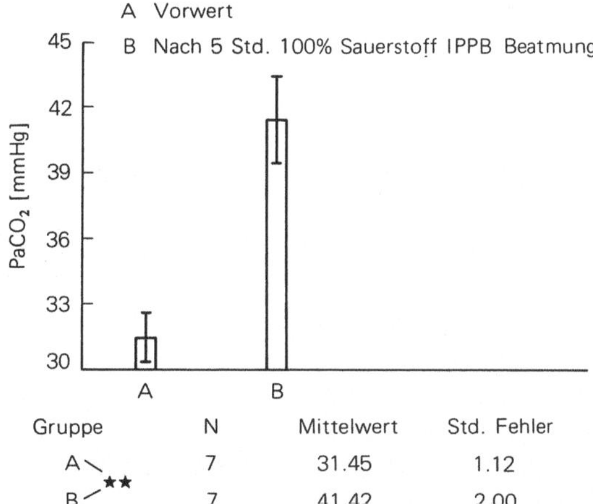

Abb. 43. Verhalten des $PaCO_2$ nach 5 Std. 100% Sauerstoff-IPPB-Beatmung

d) Die *histologische Aufarbeitung* (Abb. 44) erbrachte, abgesehen von einer auffälligen Hyperämie, keine Bestätigung für einen histotoxischen Einfluß von Sauerstoff, wobei allerdings die nur relativ kurze Applikationsdauer von 5 Stunden berücksichtigt werden muß.

e) Die *Oberflächenaktivitätskriterien der Lungen „in vitro"* bewegten sich auch nach fünfstündiger Beatmung mit reinem Sauerstoff mit einer Hysteresefläche von 39,64 ± 2,61 cm², einem sich auf 35,85 ± 1,31 bzw. 4,14 ± 1,29 dyn/cm belaufenden Gamma max bzw. Gamma min sowie einem sich hieraus mit 1,53 ± 0,17 errechneten Stabilitätsindex in einem normalen Rahmen (Tabelle 8.38).

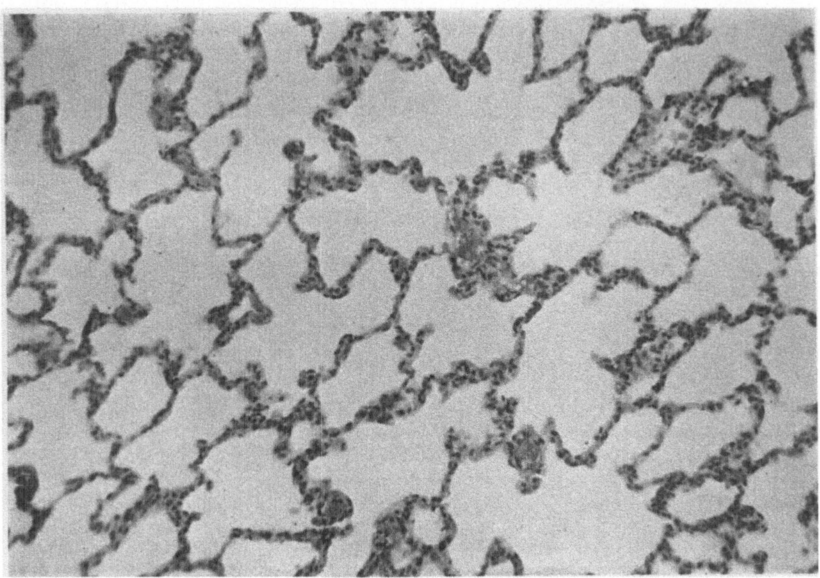

Abb. 44. Lunge nach fünfstündiger Beatmung mit reinem Sauerstoff (O_2 IPPB 4, HE, x 47, linker UL)

3.1.4 Zusammenfassung der „in vivo" Ergebnisse (Tabelle 8)

Faßt man an dieser Stelle die Fülle der erhaltenen Einzelinformationen kurz zusammen, so
läßt sich folgendes feststellen:
a) Weder *Lachgas- noch Enflurannarkosen* von fünfstündiger Dauer waren — ungeachtet des jeweiligen Ventilationsregimes — in der Lage, die alveoläre Grenzschichtdynamik, erfaßt im Compliancequotienten, die ventilatorische Effizienz, geprüft an Hand der Blutgasreaktionen, sowie
die feingewebliche Struktur der Lungen beim Kaninchen nachteilig zu beeinflussen.
b) Demgegenüber führten — in Übereinstimmung mit unseren theoretischen Überlegungen
(1.1.2.) — sowohl *Halothan* als auch in noch stärkerem Maße *Methoxyfluran,* entsprechend
ihrer hohen Lipoidlöslichkeit, bereits in klinischer Dosierung zu erheblichen Funktionsbehin-
derungen der Lunge, die von schwerwiegenden mikromorphologischen Veränderungen begleitet wurden.
Die funktionelle Seite dieses Ergebnisses wird durch den Endwertvergleich der Compliancequotienten eindrucksvoll belegt (Abb. 45 und 46).
c) Berücksichtigt man außer dem jeweiligen Narkoticum noch den *Einfluß des verwendeten
Ventilationsmusters,* so schnitt — im Gegensatz zu der „landläufigen" Meinung — die Spontanatmung immer noch günstiger ab als ihr IPPB-Gegenstück, das in der Regel die stärkeren Alterationen nach sich zog.
d) In Übereinstimmung mit dieser Feststellung führte die *Methoxyfluran-IPPB-Narkose* über
die funktionellen und strukturellen Veränderungen hinaus zu einem persistierenden Aktivitätsverlust des Antiatelektasefaktors in der Wilhelmywaage, ein Befund, der ebenfalls auf eine
zusätzliche Schädigung der Lunge durch IPPB hinweist.

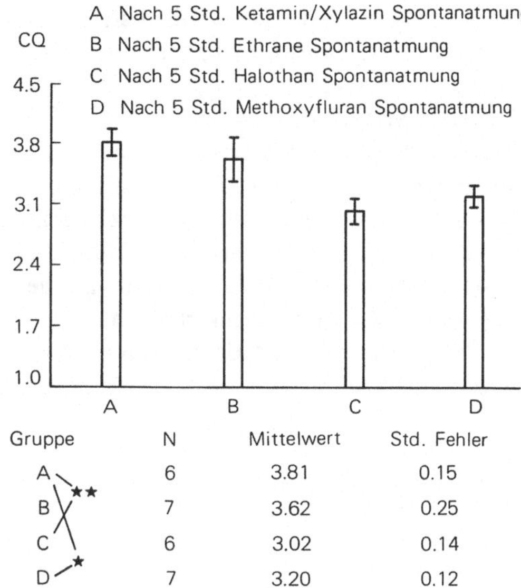

Abb. 45. Zusammenfassender Vergleich der Lungencompliance (CQ) nach 5-stündiger Spontanatmung unter verschiedenen Narkoseformen

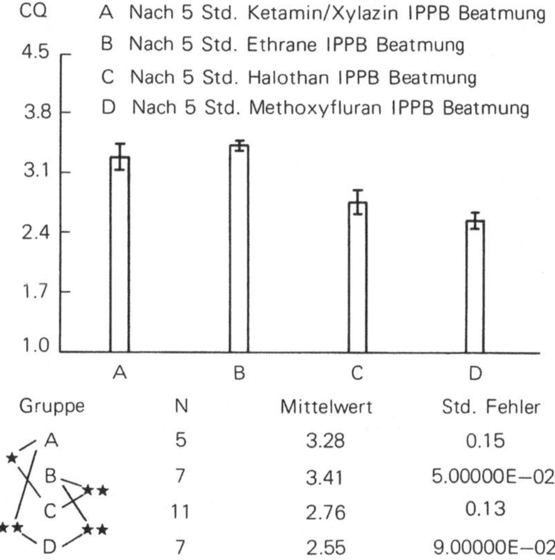

Abb. 46. Zusammenfassender Vergleich der Lungencompliance (CQ) nach 5-stündiger IPPB-Beatmung unter verschiedenen Narkoseformen

e) Alle Störungen — und das ist ein ebenso entscheidendes Resultat unserer Untersuchungen — konnten durch ein *Beatmungsmuster mit positiv-endexspiratorischem Druck (PEEP)* vollständig verhindert werden.

f) *„Parapulmonale Narkotica"* waren in keinem Fall imstande, die als Gradmesser für die Lungenfunktion benützten Kriterien nachteilig zu beeinflussen, so daß diese Stoffe auch als „surfactantfreundlich" eingestuft werden können.

g) Im Rahmen der Spontanatmungsnarkosen konnten wir die Entwicklung einer von Halothan über Enfluran und Ketamin bis hin zu Methoxyfluran *zunehmenden respiratorischen Acidose* feststellen, deren Ausmaß in erster Linie mit den zentral atemdepressorischen Eigenschaften dieser Stoffe in Zusammenhang gebracht werden muß.

h) Letztlich bleibt zu konstatieren, daß die *fünfstündige Beatmung mit reinem Sauerstoff* für die funktionelle und morphologische Situation der Lunge ohne nachweisbare Folgen blieb.

Tabelle 8. Zusammenfassende Wiedergabe der „in vivo" Ergebnisse

Untersuchungsgruppe:	*Ventilationsmuster:*											
	Spontanatmung (SPA)				Intermittierend positive Druckbeatmung (IPPB)				Positiv-endexspiratorische Druckbeatmung (PEEP)			
	C	BGA	WB	HIST	C	BGA	WB	HIST	C	BGA	WB	HIST
1. *Inhalationsnarkotica*												
Lachgas	∅	∅	∅	∅	—	—	—	—	∅	∅	∅	∅
Enfluran	—	—	—	—	—	—	—	—	∅	∅	∅	∅
Halothan	*	—	—	**	**	—	—	**	—	—	—	—
Methoxyfluran	**	*	—	**	*	*	*	**	—	—	—	—
2. *„Parapulmonale Narkotica:*												
Ketamin	—	—	—	—	—	—	—	—	∅	∅	∅	∅
Fentanyl	∅	∅	∅	∅	—	—	—	—	∅	∅	∅	∅
3. 100% O_2 und Ketamin	∅	∅	∅	∅	—	—	—	—	∅	∅	∅	∅

— = keine Änderung   * = signifikante Verschlechterung   ** = hochsignifikante Verschlechterung
∅ = nicht untersucht
C = Compliance, BGA = Blutgasanalyse, WB = Wilhelmybefund, HIST = Histologie

3.2 Ergänzende „in vitro" Untersuchungen

3.2.1 Die Wirkung von Inhalationsanaesthetica auf Gesamtlungenhomogenate

Wurden, wie im Kapitel 2.1.4.4 eingehend beschrieben, aufgearbeitete Lungenhomogenate mit den einzelnen zu prüfenden Inhalationsanaesthetica bedampft, so ergaben sich im krassen Gegensatz zu den Mitteilungen von Evans et al. *(70)* sowie Zelkowitz et al. *(285)* und in Übereinstimmung mit neueren Befunden der Arbeitsgruppe um Ueda *(255, 256)* zum Teil ganz beachtliche Veränderungen der charakteristischen Kenndaten *(21, 23, 42, 215)* des Flächen-Oberflächenspannungsdiagrammes (γ-max, γ-min, Kompressibilität, Hysteresefläche). Diese Alterationen waren mit Ausnahme der minimalen Oberflächenspannung (γ-min), die längerer Erholungszeiten bedurfte, nach Absetzen des Narkoticums und Durchströmung der Messkammer mit Druckluft voll reversibel. Bei der *Dosierung* richteten wir uns primär nicht nach den vergleichbaren, auf der Lipoidlöslichkeit der jeweiligen Substanz basierenden minimalen alveolären Konzentrationen (MAC) *(66, 213)*, sondern, da in der Literatur vielfach ein diesbezüglicher Effekt negiert wurde *(70, 285)*, nach der maximal kontrolliert zu verabfolgenden Anaestheticamenge. Diese betrug für Lachgas 100, für Enfluran 4, für Halothan ebenfalls 4 und für Methoxyfluran 2,5 Vol%. Als Trägergas verwendeten wir auch hier Druckluft mit einem konstanten Flow von 2,5 Litern pro min.

3.2.1.1 Lachgas

Lachgas (Abb. 47a, Tabelle 8.40) war bei einer Zufuhr von 100 Vol% in keinem Fall in der Lage, auch nur einen der von uns geprüften Parameter signifikant zu beeinflussen. Auch der in Abb. 47a nicht registrierte Stabilitätsindex änderte sich nur unwesentlich von 1,73 auf 1,82.

3.2.1.2 Enfluran

Unter *Enfluran-Bedampfung* (Abb. 47b, Tabelle 8.41) kam es bereits zu einem signifikanten Abfall der maximalen Oberflächenspannung von 39,41 auf 34,33, wohingegen γ-min und Stabilitätsindex sich kaum veränderten.

3.2.1.3 Halothan

Halothan (Abb. 47c, Tabelle 8.42) führte in der oben angegebenen Konzentration zu einem 15,3%igen Abfall der maximalen Oberflächenspannung, der sich bei statistischer Überprüfung als hochsignifikant erwies. Parallel dazu erfolgt eine entsprechende Verminderung des γ-min. Hieraus resultierte eine ebenfalls hochsignifikante Reduktion der Kompressibilität von 35,25 auf 31,08 dyn/cm, wobei Stabilitätsindex und Hysteresefläche keinen relevanten Änderungen unterworfen waren.

3.2.1.4 Methoxyfluran

Betrachtet man schließlich noch *Methoxyfluran* (Abb. 47d, Tabelle 8.43), das im Augenblick potenteste Inhalationsanaestheticum überhaupt — es führte „in vivo" unter IPPB und Spontanatmung zu den ausgeprägtesten Veränderungen — , so fällt ein jeweils hochsignifikanter Abfall von γ-max, Kompressibilität und Hysteresefläche um 20,3, 19,3 bzw. 25% des Ausgangswertes ins Auge. Der Stabilitätsindex bleibt mit 1,69 bzw. 1,66 wiederum unverändert. Man beachte, daß γ-min, ähnlich wie bei Enfluran und Halothan, eine längere Erholungsphase benötigt, um zu seinen Ausgangswerten zurückzukehren — ein Phänomen, das, wie McClenahan et al. *(153)* feststellten, wohl auf die durch diese Substanzen verbesserten Spreitungsbedingungen zurückzuführen ist.

3.2.1.5 Clementsindex $\overline{S}$

Wie schließlich aus Abb. 48 hervorgeht, zeigt der von Clements et al. *(42)* inaugurierte *Stabilitätsindex* $(\overline{S})$[1] bei keinem der geprüften Inhalationsanaesthetica eine signifikante Änderung,

---

1 $\overline{S} = 2 \cdot (\gamma\text{-max} - \gamma\text{-min}) : (\gamma\text{-max} + \gamma\text{-min})$

Abb. 47a

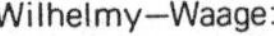

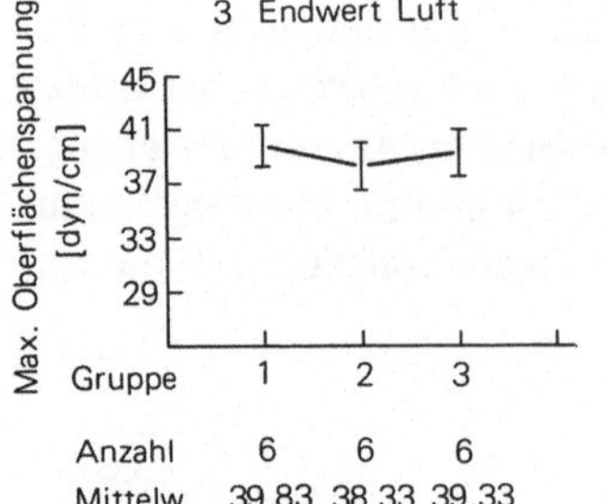

Anzahl	6	6	6
Mittelw.	39.83	38.33	39.33
Std. Fehler	1.47	1.72	1.69

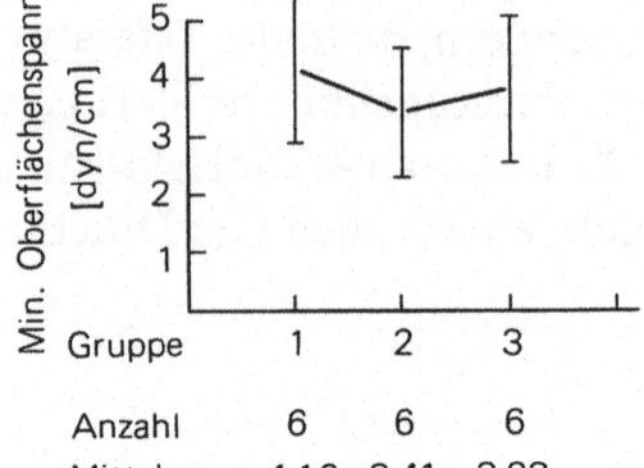

Anzahl	6	6	6
Mittelw.	4.16	3.41	3.83
Std. Fehler	1.26	1.09	1.25

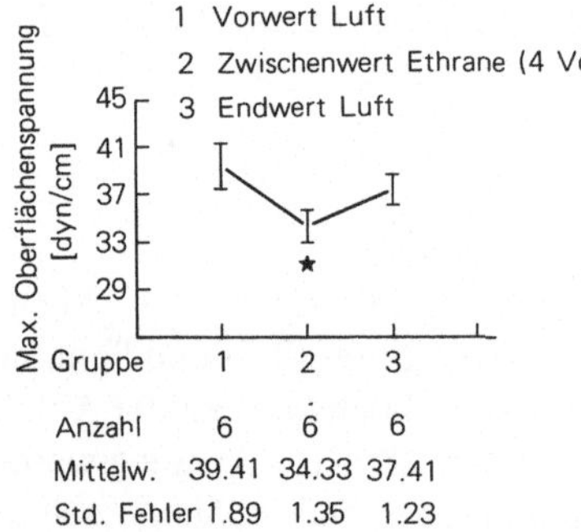

Anzahl	6	6	3
Mittelw.	35.66	35	38.33
Std. Fehler	2.01	1.91	2.18

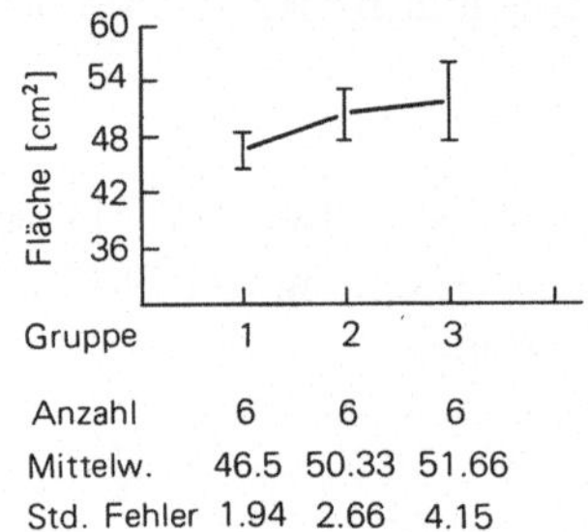

Anzahl	6	6	6
Mittelw.	46.5	50.33	51.66
Std. Fehler	1.94	2.66	4.15

Abb. 47b

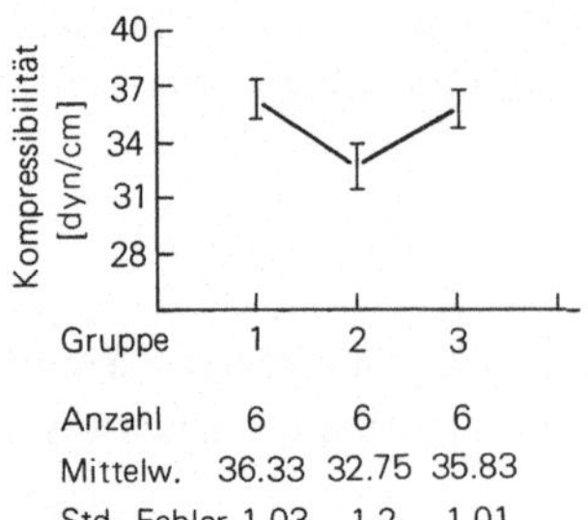

Anzahl	6	6	6
Mittelw.	39.41	34.33	37.41
Std. Fehler	1.89	1.35	1.23

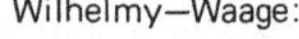

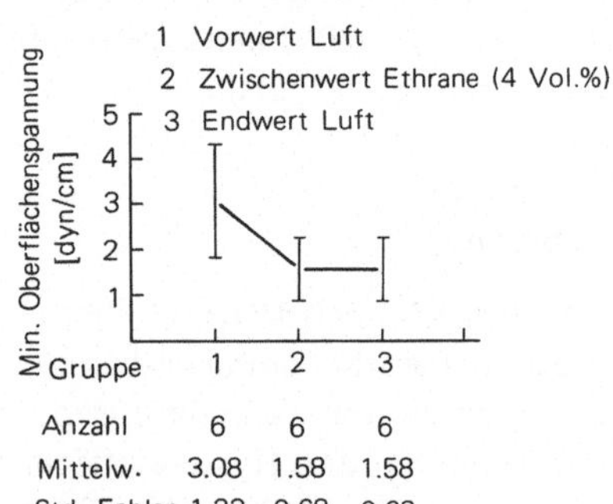

Anzahl	6	6	6
Mittelw.	3.08	1.58	1.58
Std. Fehler	1.23	0.68	0.68

Anzahl	6	6	6
Mittelw.	36.33	32.75	35.83
Std. Fehler	1.03	1.2	1.01

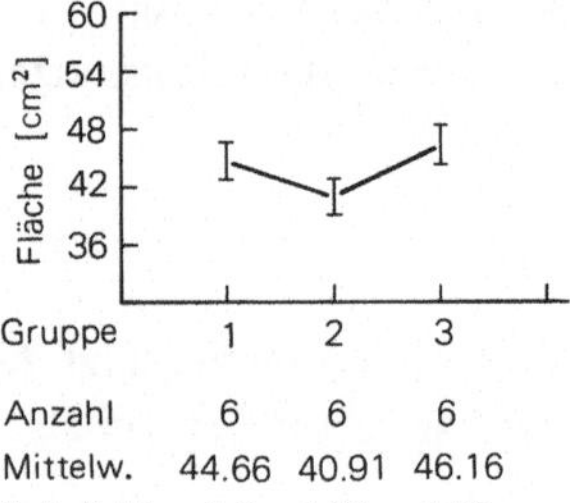

Anzahl	6	6	6
Mittelw.	44.66	40.91	46.16
Std. Fehler	1.9	1.81	1.92

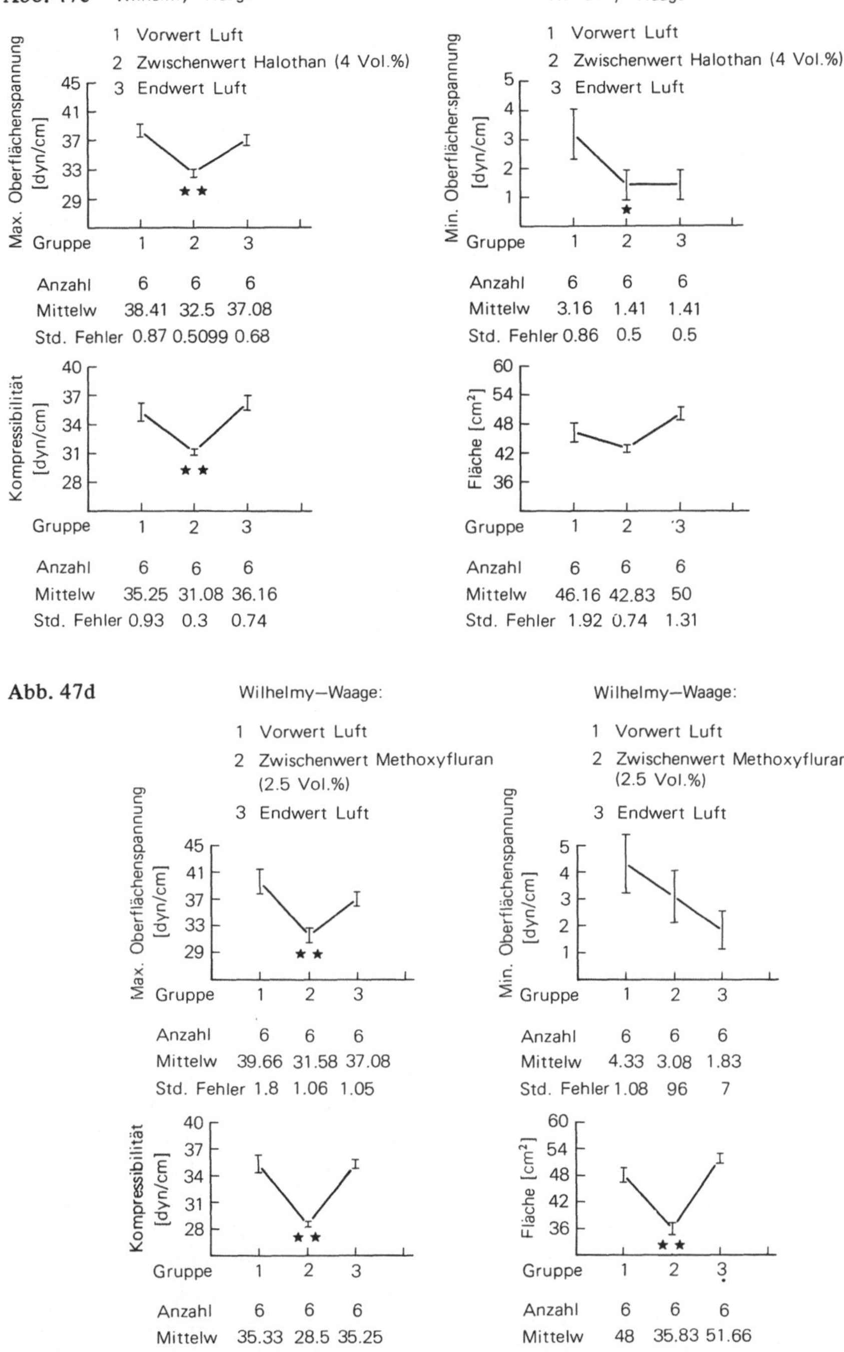

Abb. 47a-d. „In vitro" Verhalten der Oberflächenaktivitätskriterien (Wilhelmywaage) bei Bedampfung von Lungenhomogenaten mit verschiedenen Inhalationsanaesthetica. a Lachgas (100 Vol%), b Enfluran (4 Vol%), c Halothan (4 Vol%), d Methoxyfluran (2,5 Vol%)

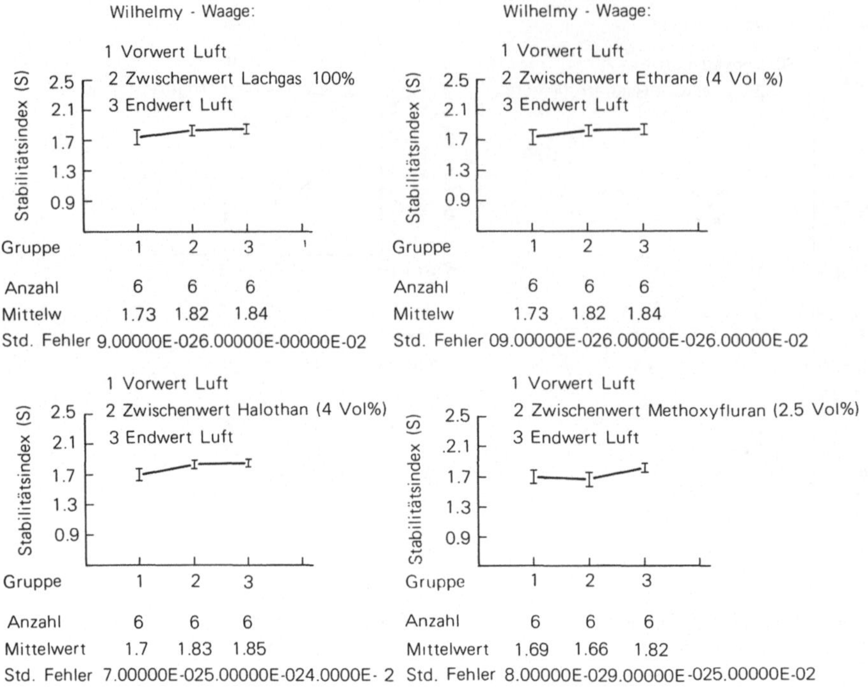

Abb. 48. Verhalten des Stabilitätsindex $\overline{S}$ [Clements et al. *(42)*] unter Bedampfung mit verschiedenen Inhalationsanaesthetica (s. Kap. 2.2.1)

was auf die nur begrenzte Aussagekraft dieses vielbenützten Parameters *(12, 14, 21, 23, 24, 42, 105, 122, 131, 132, 215, 249, 262, 285)* unter unseren Versuchsbedingungen hinweist.

3.2.2 Die Wirkung von Inhalationsanaesthetica auf einen Dipalmitoyllecithin (DPL) — Monolayer

Die Beeinträchtigung des Grenzschichtverhaltens eines normalen Lungenextraktes in der Wilhelmywaage durch eines der geprüften Inhalationsanaesthetica sagt an und für sich noch nichts über den genauen Angriffspunkt dieser Stoffe am Surfactantsystem aus. Um eine exaktere diesbezügliche Lokalisierung zu ermöglichen, bedampften wir einen Monolayer aus synthetischem Dipalmitoyllecithin (DPL) (2.2.1.), dem Hauptbestandteil der Lipidfraktion des Antiatelektasefaktors *(40, 43, 108, 132, 171, 215, 237, 283)*, mit den zur Diskussion stehenden volatilen Anaesthetica. Die Konzentration von DPL wurde, analytischen Voruntersuchungen entsprechend, 0,3 millimolar (mM) gewählt. Die Bedampfung erfolgte, wie bereits beschrieben (2.2.1.), mit jeweils 100 Vol% Lachgas, 4 Vol% Enfluran und Halothan sowie 2,5 Vol% Methoxyfluran bei einem Trägergas (Druckluft)-Flow von 2,5 Litern in der Minute. Die Aufzeichnung der so erreichten Zwischenwerte wurde sicherheitshalber erst nach 20 Minuten vorgenommen, obwohl die Stabilisierung des Meßsystems nur wesentlich kürzere Zeit beanspruchte. Anschließend bestimmten wir nach Spülung der Kammer mit Druckluft noch den Endwert. Im Gegen-

satz zu den Untersuchungen an den Gesamthomogenaten beschränkten wir uns in der DPL-Serie lediglich auf die Auswertung von γ-max sowie der Kompressibilität (= γ-max − γ-min). Auf die Registrierung des Stabilitätsindex wurde aus dem bereits erwähnten Grund (3.2.1.5.) verzichtet, ebenso auf die bei einem reinen DPL-Substrat nicht mehr aussagekräftige Hysteresefläche. Dabei sind die relativen Schwankungen von γ-min der jeweiligen Kompressibilität zu entnehmen.
Im einzelnen ergaben sich folgende Befunde:

3.2.2.1 Lachgas

100 Vol% *Lachgas* (Abb. 49a, Tabelle 8.44) führen zu einer grenzwertig signifikanten Abnahme der maximalen Oberflächenspannung des DPL-layers um 3,6%. Hierbei blieb die Kompressibilität mit Werten von 54,33 bzw. 53,91 dyn/cm nahezu unverändert.

3.2.2.2 Enfluran

Die Gabe von *4 Vol% Enfluran* (Abb. 49b, Tabelle 8.45) hatte eine überraschenderweise hochsignifikante Abnahme des γ-max von 53,08 um 8,9% auf 48,33 dyn/cm zur Folge. Die Kompressibilität war dabei ebenfalls um 7,8% signifikant auf 46,75 dyn/cm erniedrigt.

3.2.2.3 Halothan

Die Bedampfung mit *4 Vol% Halothan* (Abb. 49c, Tabelle 8.46) bedingte ebenfalls eine signifikante Abnahme der maximalen Oberflächenspannung sowie der Kompressibilität um 11,4 bzw. 12,9%.

3.2.2.4 Methoxyfluran

Wird schließlich der 0,3 mM DPL-Monolayer einem 2,5 Vol%igen *Methoxyfluran-Milieu* ausgesetzt (Abb. 49d, Tabelle 8.47), so resultiert ein jeweils hochsignifikanter Abfall von γ-min und Kompressibilität. Die prozentualen Abweichungen vom Ausgangswert beliefen sich dabei auf beachtliche 35,4 bzw. 34,5%.

3.2.3 Vergleich der prozentualen Veränderungen der maximalen Oberflächenspannung und Kompressibilität von Gesamthomogenat und DPL-Monolayer

Tabelle 9. Veränderungen von Oberflächenaktivitätskriterien (γ-max, Kompressibilität) bei Bedampfung von Lungenhomogenaten und DPL-Monolayer mit verschiedenen Inhalationsanaesthetica (vergleichende Darstellung in Prozent der Änderungen)

	Gesamthomogenat		DPL-Monolayer	
	γ-max	Kompressibilität	γ-max	Kompressibilität
Lachgas 100 Vol%	− 3,7% (ns)	− 1,8% (ns)	− 3,6% (*)	− 0,7% (ns)
Enfluran 4 Vol%	−12,8% (*)	− 9,8% (ns)	− 8,9% (**)	− 7,8% (*)
Halothan 4 Vol%	−15,3% (**)	−11,8% (**)	−11,4% (*)	−12,9% (*)
Methoxyfluran 2,5 Vol%	−20,3% (**)	−19,3% (**)	−35,4% (**)	−34,5% (**)

Abb. 49a

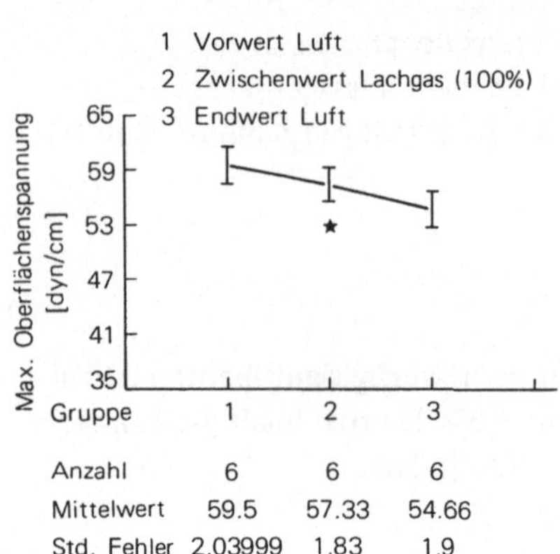

Anzahl	6	6	6
Mittelwert	59.5	57.33	54.66
Std. Fehler	2.03999	1.83	1.9

Abb. 49b

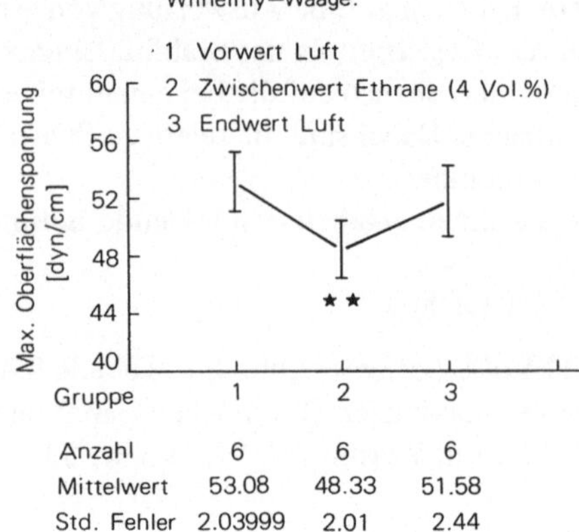

Anzahl	6	6	6
Mittelwert	53.08	48.33	51.58
Std. Fehler	2.03999	2.01	2.44

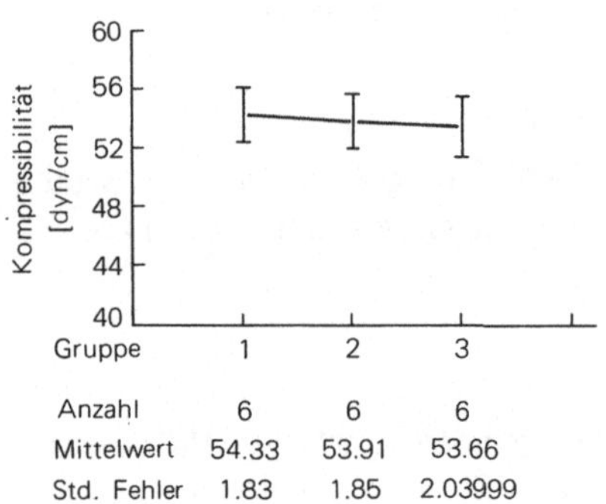

Anzahl	6	6	6
Mittelwert	54.33	53.91	53.66
Std. Fehler	1.83	1.85	2.03999

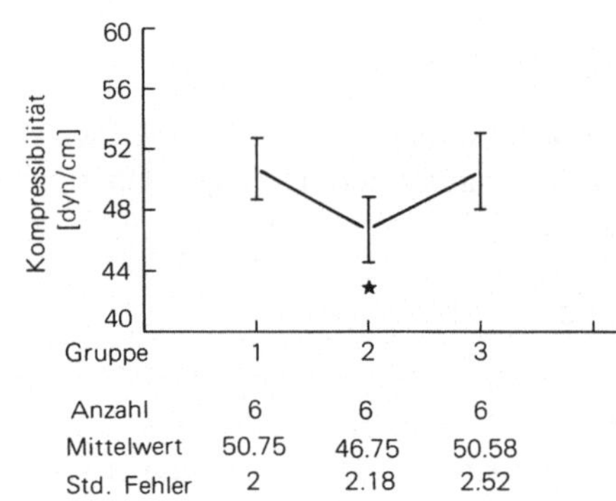

Anzahl	6	6	6
Mittelwert	50.75	46.75	50.58
Std. Fehler	2	2.18	2.52

Abb. 49a-d. „In vitro" Verhalten von Oberflächenaktivitätskriterien (γ-max, Kompressibilität) bei Bedampfung eines DPL-Monolayers mit verschiedenen Inhalationsanaesthetica. **a** Lachgas (100 Vol%), **b** Enfluran (4 Vol%), **c** Halothan (4 Vol%), **d** Methoxyfluran (2,5 Vol%)

Abb. 49c

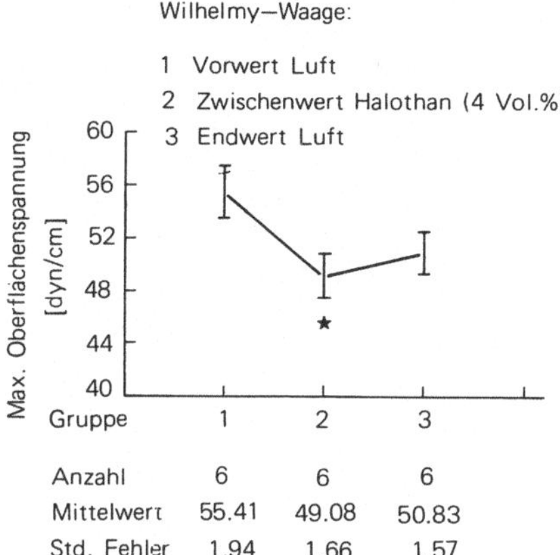

Gruppe	1	2	3
Anzahl	6	6	6
Mittelwert	55.41	49.08	50.83
Std. Fehler	1.94	1.66	1.57

Abb. 49d

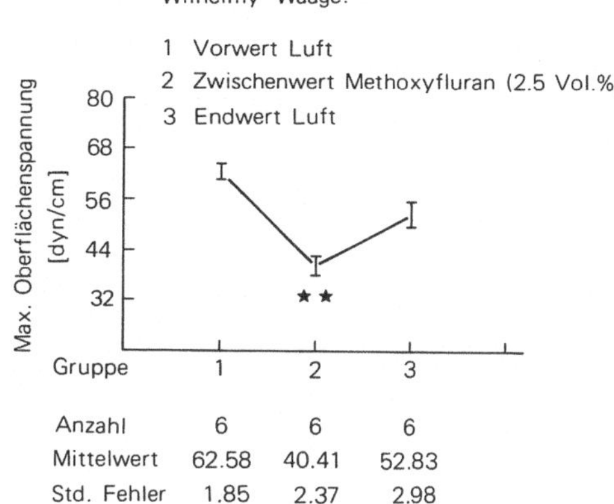

Gruppe	1	2	3
Anzahl	6	6	6
Mittelwert	62.58	40.41	52.83
Std. Fehler	1.85	2.37	2.98

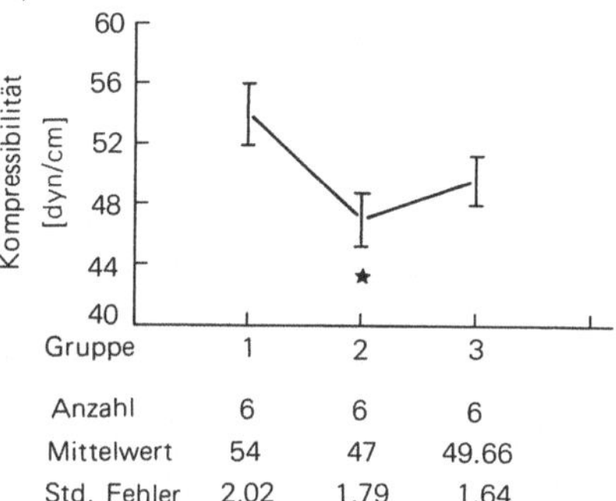

Gruppe	1	2	3
Anzahl	6	6	6
Mittelwert	54	47	49.66
Std. Fehler	2.02	1.79	1.64

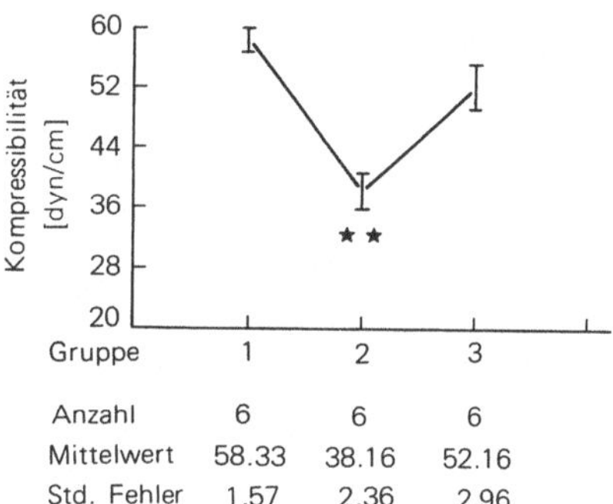

Gruppe	1	2	3
Anzahl	6	6	6
Mittelwert	58.33	38.16	52.16
Std. Fehler	1.57	2.36	2.96

Wie aus Tabelle 9 zu entnehmen ist, sind die Einflüsse der Inhalationsanaesthetica auf Gesamthomogenat und DPL-Monolayer etwa gleich. Hieraus resultiert klar, daß der Angriffspunkt dieser Substanzen am Lipidanteil, das heißt am Dipalmitoyllecithin des Surfactantkomplexes lokalisiert werden muß, ein entscheidendes Ergebnis, das auch wesentlich zur pathophysiologischen Klärung der „in vivo" Veränderungen beiträgt.

3.2.4 Die Wirkung parapulmonaler Narkotica auf Gesamthomogenate

Von den „parapulmonalen" Substanzen war in den zugegebenen Mengen — Thiopental 20 mg (= 0,4 ml), Pentobarbital 20 mg (= 0,4 ml) Fentanyl 0,05 mg (= 1 ml) und Ketamin 150 mg (= 3 ml) — keine in der Lage, das typische Grenzschichtverhalten eines normalen Lungenhomogenates in der Wilhelmywaage statistisch erfaßbar zu beeinflussen, weshalb wir auch auf eine graphische Aufzeichnung verzichteten. Die entsprechenden Werte sind den Tabellen 8.48-51 des Anhanges zu entnehmen. Von ihrer Prüfung an einem DPL-Monolayer sahen wir aus diesem Grunde ebenfalls ab.

4 Diskussion

4.1 Literaturübersicht

Wie aus Tabelle 10 augenfällig hervorgeht, sind Mitteilungen, die den von uns in den Mittelpunkt gestellten Fragenkomplex betreffen, *außerordentlich spärlich.* Dieser offensichtliche Informationsmangel wird noch zusätzlich durch den Umstand verschärft, daß der Hauptteil der vorliegenden Berichte vielfach nur *untersuchungstechnische Einzelaspekte* berücksichtigt und damit zur Beurteilung der den Kliniker vor allem interessierenden „in vivo" Verhältnisse ein nur unvollständiges Bild vermittelt. Darüber hinaus treten bezüglich der Anaestheticawirkung auf die alveoläre Grenzschicht *zahlreiche Widersprüche* auf, die durch Unterschiede in der Methodik nur unzulänglich erklärbar sind.

4.1.1 „In vitro" Untersuchungen

Bereits 1966 publizierten Evans et al. *(70)* vielbeachtete Ergebnisse, wonach weder die einstündige Bedampfung mit 1 bis 3 Vol% Halothan noch eine Inkubation mit 0,9 Vol% Methoxyfluran in der Lage gewesen seien, die typischen Kenndaten γ-max und γ-min eines Dipalmitoyllecithin (DPL)-monolayers in der Wilhelmywaage zu verändern. Übereinstimmende Berichte lieferte 2 Jahre später die Arbeitsgruppe um Zelkowitz *(285)*, die mit Hilfe einer ähnlichen Versuchsanordnung eine Beeinträchtigung des Oberflächenverhaltens durch 4-stündiges Bedampfen mit 2 Vol% Halothan verneinte. Die Autoren teilten außerdem mit, daß die direkte Zugabe von 20 ml flüssigem Halothan in den Trog der Meßanordnung von den Homogenaten folgenlos toleriert wurde. Erst Mengen ab 25 ml riefen Alterationen hervor, die in einem Abfall des Stabilitätsindex zum Ausdruck kamen. Dieser Effekt war bereits 24 Std später, vermutlich durch die Verflüchtigung des Anaestheticums, nicht mehr nachzuweisen.
Auf Grund dieser Beobachtungen kamen beide Untersucher *(70, 285)* zu dem vielzitierten Schluß *(135, 178, 215)*, daß ein direkter Einfluß der Inhalationsanaesthetica auf den Antiatelektasefaktor unwahrscheinlich sei und die im Zusammenhang mit einer solchen Narkose aufgetretenen Lungenfunktionsstörungen vielmehr anderen Pathomechanismen, von denen später noch eingehender die Rede sein wird, zugeschrieben werden müßten.
Andererseits jedoch fanden Clements und Wilson *(45)* schon im Jahre 1962, daß volatile Anaesthetica eine deutliche Affinität zu Oberflächenfilmen besitzen, wie dies auch entsprechend den modernen Narkosetheorien *(4, 226, 260)* nicht anders zu erwarten war.
Erst in jüngster Zeit erbrachten dann Ueda et al. *(255, 256)* sowie Miller und Pang *(166)* den eindrucksvollen Nachweis, daß diese Stoffe sehr wohl und bereits in klinischer Dosierung im Stande sind, Änderungen des Grenzschichtverhaltens hervorzurufen:
So ist die Exposition einer Dipalmitoyllecithinschicht gegenüber 0,2 Vol% Methoxyfluran von einer raschen, bei Absetzen des Anaestheticums voll reversiblen Verminderung der Oberflächenspannung um 1 dyn/cm gefolgt, wobei es gleichzeitig zu einer Zunahme des Oberflächendruckes in derselben Größenordnung kommt *(255, 256)*. Unter dynamischen Bedingungen resultiert

Tabelle 10. Synoptische Darstellung von Untersuchungsmaterial, -umfang und -ergebnissen im Zusammenhang mit den von den einzelnen Autoren geprüften Inhalationsanaesthetica

Autor	Untersuchungs-material	Anaestheticum	Versuchs-dauer	Untersuchte Parameter:				
				VP	BGA	WB	HIST.	Biochemie
Evans et al. (1966)	DPL-Monolayer	Halothan 1-3 Vol%	1 h	∅	∅	−	∅	∅
(70)		MOFL 0,9 Vol%	1 h	∅	∅	−	∅	∅
Gasparetto und Barusco	Ratten	Enfluran ? Vol%	? h	+	∅	∅	−	−
(1974)		Halothan ? Vol%	? h	+	∅	∅	−	−
(89)		MOFL ? Vol%	? h	+	∅	∅	−	−
Landauer et al.	Kaninchen	Lachgas 70 Vol%	5 h	−	−	−	−	∅
(1975/76) (135a-c)		Enfluran 1-3 Vol%	5 h	−	−	−	−	∅
		Halothan 1,5 Vol%	5 h	+	−	−	+	∅
		MOFL 0,6 Vol%	5 h	+	+	+	+	∅
Miller und Thomas (1967)	Lungenbiopsien von Patienten	Halothan 2,3 Vol%	2-4 h	∅	∅	−	∅	∅
(167)								
Motoyama et al. (1969)	Kaninchen	Halothan ? Vol%	4-7 h	∅	∅	+	−	+
(176)								
Stanley et al. (1972)	Trachealsekret von Patienten	Lachgas 70 Vol%	2 h	∅	∅	−	∅	∅
(240)		Halothan - 2 Vol%	2 h	∅	∅	+	∅	∅
Ueda et al. (1975)	DPL-Monolayer	Enfluran 1,6 Vol%	? h	∅	∅	+	∅	∅
(256)		Halothan 0,8 Vol%	? h	∅	∅	+	∅	∅
		MOFL 0,2 Vol%	? h	∅	∅	+	∅	∅
Woo et al. (1970)	excidierte Hundelungen	Lachgas 80 Vol%	0,5 h	−	∅	∅	∅	∅
(276)		Halothan 1,2 Vol%	0,5 h	+	∅	∅	∅	∅
Zelkowitz et al.	Ratten, Hunde	Halothan - 2 Vol%	4 h	∅	∅	−	∅	∅
(1968) (285)								

∅ = nicht untersucht,   + = pathologisches Ergebnis,   − = keine Veränderung

hieraus eine Reduktion der Hysteresefläche um etwa 10%. Ähnliche, in ihrer Intensität jedoch abnehmende Effekte konnten die Autoren *(255, 256)* für Halothan und Enfluran feststellen. Mit der von ihnen inaugurierten "bubble stability method" *(23, 188, 215)* zeigten Pattle et al. *(189)*, daß aus der Lunge ausgepresste und auf Grund ihres Gehaltes an Antiatelektasefaktor stabile Luftbläschen in anaestheticaangereichertem Gasmilieu spontan kollabieren oder, wenn es sich um größere Blasen handelt, diese vielfach an Volumen weiter zunehmen. Diesen Größenzuwachs, den die Autoren mit der Diffusion der Anaesthetica in die Blase hinein erklärten, ist nach den Ergebnissen von Ueda et al. *(256, 255)* sowie nach unseren eigenen Resultaten eher einer anaestheticainduzierten Abnahme der Oberflächenspannung und damit einer Compliancezunahme der größeren Blasen zuzuschreiben. Eine derartige Instabilität, die bei kleinen Bläschen zum Kollaps und bei größeren zu einer weiteren Volumenzunahme führt, würde unseres Erachtens — ohne einer weiteren Diskussion dieses Problems vorgreifen zu wollen — eine solide pathomechanische Basis für die beobachteten „in vivo" Funktionsstörungen der Lunge darstellen.

Anzumerken ist an dieser Stelle, daß eine Entfernung der Bläschen aus dem jeweiligen Gasmilieu den initiierten Verkleinerungs- bzw. Vergrößerungsprozeß sofort zum Stillstand bringt — ein Phänomen, das Pattle zu der sicher richtigen Äußerung veranlaßte, daß es sich bei diesen Vorgängen nicht um eine persistierende Schädigung des sogenannten "lining layers" durch Anaesthetica handeln könne.

Den *„in vitro" Einfluß von Pentobarbital,* einem Vertreter der „parapulmonalen" Narkotica, prüfte außer uns noch Scarpelli *(215)* mit dem übereinstimmenden Ergebnis, daß selbst der Ansatz von Lungenhomogenaten mit Pentobarbitallösung keinerlei Einfluß auf ihr spezifisches Verhalten in der Wilhelmywaage hat.

Darüber hinaus wurden bisher fast alle zu Surfactantstudien verwendeten Tiere mit dieser Substanz *(19, 48, 57, 84, 85, 93, 100, 155, 165, 185, 250, 276, 279, 281, 285)* oder auch neuerdings mit Ketamin *(18, 19, 26)* narkotisiert, ohne daß durch dieses Vorgehen nachteilige Folgen auf das Untersuchungsergebnis bekannt geworden wären *(215)*.

An *frisch exzidierten Hundelungen* studierten Woo et al. *(275)* den Einfluß volatiler Anaesthetica auf die Surfactantfunktion: Bereits nach 30-minütiger Ventilation mit 1,2 Vol% Halothan ergaben sich im Gegensatz zur Beatmung mit 80 Vol% Lachgas im Volumen-Druck-Diagramm eindeutige Hinweise für eine Beeinträchtigung des alveolären Grenzfilmes. Eine Veränderung dieses Kriteriums diente auch Gasparetto et al. *(90)* als Grundlage dazu, eine Störung des Antiatelektasefaktors durch Enfluran (2 Vol%), Halothan (1,5 Vol%) sowie Methoxyfluran (1 Vol%) zu postulieren.

Derartige Veränderungen des Volumen-Druck-Verhaltens konnten durch eine prophylaktische Vorbehandlung der Tiere — die Autoren verwendeten zu ihren Versuchen Ratten — mit Cytidin-diphospho-cholin, einem Coenzym auf dem Hauptweg der DPL-Synthese *(171)*, wirkungsvoll verhindert werden.

Eine mit bloßem Auge erkennbare *Verminderung des Luftgehaltes* erhielten Pattle et al. *(189)*, indem sie exzidierte Rattenlungen mit Halothan-angereicherter Luft blähten. Dieser Effekt blieb bei der Verwendung von Lachgas, Chloroform oder Äther aus.

4.1.2 „In vivo" Untersuchungen

Beim *lebenden Versuchstier* Ratte und Hund konnten Zelkowitz et al. *(285)* nach 4-stündiger Narkose mit 2 Vol% Halothan keine Änderungen des Extraktverhaltens in der Wilhelmywaage nachweisen. Dagegen führte die direkte Instillation von flüssigem Halothan in den rechten

Hauptbronchus zum raschen Tod der Tiere. Auf endobronchialem Wege war nach einer derartigen Behandlung kein surfactanthaltiges Material mehr zu gewinnen. Wurde daher die gesamte Lunge homogenisiert und auf ihre Oberflächenaktivität hin untersucht, so resultierten
Werte, die weit im Pathologischen lagen.

Auch Wiederholungsnarkosen von jeweils 3 Std Dauer an 3 aufeinanderfolgenden Tagen mit
Lachgas, Äther und Halothan waren bei Mäusen nicht imstande, die Stabilität von Lungenbläschen nachteilig zu beeinflussen *(246)*, so daß eine persistierende Schädigung des Surfactant ausgeschlossen werden konnte.

Demgegenüber berichteten Motoyama et al. *(176)* über eine deutliche Erhöhung der Oberflächenspannung von Lungenextrakten nach 4-7 stündiger Halothanexposition beim Kaninchen.
Bei unauffälliger Mikromorphologie beschrieben die Autoren Störungen in den Lipidfraktio-
nen.

Auf Grund dieser Befunde hielten die Verfasser *(176)* eine Synthesehemmung des Antiatelektasefaktors oder die Behinderung seines Transportes an die Alveolaroberfläche durch Halothan
für pathophysiologisch durchaus denkbar und diskutabel. Gasparetto et al. *(89, 90)* fanden sowohl nach Narkosen mit 1,5 Vol% Halothan und 1 Vol% Methoxyfluran als auch überraschenderweise nach Gabe von 2 Vol% Enfluran bei Ratten pathologische *Veränderungen des Volumen-Druck-Diagrammes,* die allerdings histologischer und biochemischer Korrelate entbehrten.
Auch beim Lebendtier konnte eine 10 tägige Vorbehandlung mit CDP-Cholin (7 mg/kg/die
intraperitoneal) eine pulmonal protektive Wirkung entfalten und zur Verbesserung der Ergebnisse beitragen *(89, 90).*

Bei spontan atmenden Mäusen erreichten Pattle et al. *(189)* schon durch eine nur kurzfristige
Zufuhr hoher Halothankonzentrationen einen *partiellen Lungenkollaps.* Die zur vollständigen
Atelektatisierung erforderliche Dosis geben die Autoren an Hand ihrer Versuche mit 22 Vol%
Halothan an — eine Menge, die weit jenseits des klinisch Üblichen liegt. Da technische Fehler
am Verdampfer in seltenen Fällen zu einer derartigen Überdosierung führen können, sind die
Verfasser *(189)* der Ansicht, daß Halothan von den in Frage kommenden Inhalationsanaesthe-
tica am geeignetsten sei, einen Lungenkollaps infolge einer Schädigung der alveolären Grenzschicht hervorzurufen.

Miller und Thomas *(167)* bestimmten *bei Patienten,* die einer Thorakotomie unterzogen wurden, die Oberflächeneigenschaften lungenbioptisch gewonnenen Materials nach jeweils 2- bis
4-stündigen Halothannarkosen. Sie gelangten dabei, wie zu erwarten, zu keinem von der Norm
abweichenden Resultat.

Ähnliche, von Stanley et al. *(238, 240)* durchgeführte *Untersuchungen des menschlichen
Trachealsekrets* in der Wilhelmywaage führten zu dem Fazit, daß nur nach der Gabe von gut
lipoidlöslichen Narkotica wie Halothan und Methoxyfluran, nicht aber nach der Inhalation
von Lachgas mit einer Beeinträchtigung der Surfactantaktivität zu rechnen ist. Mit dieser, in
ihren Augen einfachen, klinischen Untersuchungsmethode der Oberflächenspannungsbestim-
mung von Trachealsekret konnten die Autoren auch Lungenerkrankungen bzw. -schädigungen
nachweisen *(239):* So zeigte sich bei chronisch-obstruktiven Veränderungen sowie bei starken Rauchern ein signifikanter Anstieg von γ-min, den die Untersucher mit einer entsprechenden Einschränkung der Surfactantfunktion in Verbindung bringen.

4.2 Diskussion der eigenen Ergebnisse

4.2.1 „In vivo" Resultate

4.2.1.1 Compliance

Das Volumen-Druck-Diagramm hat sich vor allem in der quasi statisch registrierten Form des „Pneumoloop" (2.1.4.1) als ein außerordentlich empfindlicher Parameter zur Erfassung der alveolären Grenzschichtaktivität beim Kaninchen bewährt *(12, 15, 29, 105, 253)*. So waren entsprechend unseren Ergebnissen weder *Lachgas* noch *Enfluran*, ungeachtet des jeweiligen Ventilationsmusters, imstande, eine durch diesen Maßstab zu erfassende Einschränkung der Lungenmechanik hervorzurufen. Auf Grund der niedrigen Fettlöslichkeit jener Substanzen war dieses günstige Resultat zu erwarten. Es steht in gutem Einklang mit den Befunden von Woo et al. *(275)*, die nach 30-minütiger Ventilation excidierter Hundelungen mit 80 Vol% Lachgas keinerlei Anhalt für eine Beeinträchtigung des Antiatelektasefaktors fanden. Ebenfalls im Tierexperiment konnte die Arbeitsgruppe um Steinbereithner *(133)* den Nachweis erbringen, daß eine über 90-minütige Lachgas-Enflurannarkose sogar unter den erschwerenden Bedingungen eines hypovolämischen Schocks von Seiten der Surfactantfunktion folgenlos toleriert wird. Aus der Klinik werden diese Ergebnisse durch die Erfahrungen von Knudsen und Ruben *(130)* bestätigt, die auch nach mehr als 8-stündigen mit einem Opiat komplettierten Lachgas-Sauerstoff-Narkosen bei abdomino-thorakalen Eingriffen keine postoperativen Komplikationen von seiten der Lunge sahen. Bezüglich *Enfluran* gelangten Gasparetto et al. *(89, 90)* zu dem uns überraschenden Fazit, daß bereits halb- bis einstündige Anaesthesien mit 1 bis 2 Vol% dieser Substanz genügen sollen, um eine signifikante Verschlechterung der Volumen-Druck-Charakteristik von Rattenlungen hervorzurufen.
In der Praxis fanden Morr-Strathmann et al. *(173)* sowie Rügheimer et al. *(208)* bei Enflurannarkosen lediglich eine geringe, sich in Größenordnungen von 8,3 bis 14% bewegende Verminderung der Compliance, die beide Arbeitsgruppen ohne weitere Untersuchungen einer Beeinträchtigung der Surfactantfunktion anlasteten. Die nur begrenzte Relevanz dieser Befunde wird durch die Ergebnisse von Budniewski *(32)* sowie Gold und Helrich *(95)* unterstrichen, die unter *Halothan* eine Minderung der Lungendehnbarkeit um durchschnittlich 30-33%, also um das Doppelte der diesbezüglichen Enfluranwerte, nachweisen konnten.
Die von uns registrierten Abfälle des Compliancequotienten betrugen nach jeweils 5-stündiger Halothan-IPPB- bzw. Spontanatmungsnarkose 17,3 bis 20%. Übereinstimmende Resultate berichten Gasparetto et al. *(89, 90)*, Krisch et al. *(133)* sowie Woo et al. *(275, 276)*. Indirekt wird unser Ergebnis einer Beeinträchtigung des Antiatelektasefaktors durch Halothan auch von der Arbeitsgruppe um Pattle *(189)* bestätigt, die eine Abnahme der Bläschenstabilität verzeichnete, sobald diese einem halothanhaltigen Milieu ausgesetzt wurden.
Methoxyfluran, das stärkste der von uns geprüften Inhalationsnarkotica, führte ebenfalls unter Spontanatmung und IPPB zu signifikanten Abfällen des Compliancequotienten. Vergleichbare Ergebnisse wurden bisher allerdings nur von Gasparetto et al. *(89, 90)* sowie von Krisch et al. *(133)* veröffentlicht. Beide Autorengruppen fanden nach 30- bis 90-minütiger Spontanatmungsnarkose mit 1,0 bzw. 0,16 Vol% Methoxyfluran eine signifikante Verschlechterung des Volumen-Druck-Verhaltens.
Was die diesbezüglichen Ergebnisse „*parapulmonaler" Narkotica* anlangt, so existieren bisher keinerlei vergleichbare Untersuchungen im Schrifttum. Als indirekte Bestätigung für das von uns festgestellte „surfactantfreundliche" Verhalten dieser Substanzen kann lediglich der Um-

stand gewertet werden, daß der größte Teil der zu entsprechenden Studien verwendeten Versuchstiere mit solchen Stoffen *(18, 19, 26, 48, 57, 84, 85, 93, 100, 155, 165, 176, 185, 250, 276, 279, 281, 285)* ohne nachteilige Folgen narkotisiert wurde.

Beim Menschen konnten Arthur *(6)*, Foster *(86)* sowie Rehder et al. *(199)* zeigen, daß reine Barbiturat- oder Barbiturat-Opiat-Narkosen zu keiner Einschränkung der Compliance, der funktionellen Residualkapazität sowie der alveo-arteriellen Sauerstoffdifferenz führen. Außerdem waren diese Autoren der Ansicht, daß das Auftreten derartiger Veränderungen durch andere Narkotica, wobei ja dann wohl nur noch die Inhalationsanaesthetica gemeint sein können, hervorgerufen sein müßte *(6)*.

Darüber hinaus liegt auch bereits theoretisch der von uns erhobene Befund einer „Surfactantfreundlichkeit" parapulmonaler Narkotica außerordentlich nahe, da diese Substanzen im Gegensatz zu den Inhalationsanaesthetica den kritischen Alveolarbereich umgehen. Außerdem werden sie meist rasch zu hydrophilen Bruchstücken abgebaut oder in das Fettgewebe sequestriert *(69, 211, 212)*. Im übrigen sind die zur Narkose benötigten Mengen gering, so daß etwa beim Fentanyl ein rezeptorspezifischer Angriff diskutiert wird *(69)*.

4.2.1.2 Blutgase

Die Bestimmung der arteriellen Blutgase als Beurteilungsmaßstab für die ventilatorische Beeinträchtigung der Lunge wird, wie aus Tabelle 10 klar hervorgeht, in dem von uns untersuchten Zusammenhang im Schrifttum bisher leider gänzlich vermißt. Gerade diese Befunde jedoch halten wir zur Erfassung der aktuellen „in vivo" Situation für außerordentlich bedeutsam.

Wie bereits auf Grund der unauffälligen Lungenmechanik erwartet, zeigten weder *Lachgas-* und *Enfluran-* noch *Ketamin-* und *Fentanyl-IPPB-Narkosen von 5-stündiger Dauer* blutgasanalytische Hinweise für eine Störung des pulmonalen Gasaustausches. Ein ähnlicher Befund ergab sich überraschenderweise auch für *Halothan*, das trotz erheblicher Einschränkungen der alveolären Mikromechanik sowie feingeweblicher Alterationen ein normales Blutgasverhalten bot. In unseren Augen ist dieses Resultat als Beweis für die beachtlichen Reserven der Lunge bei der Erfüllung ihrer ventilatorischen Aufgabe zu werten *(49)*. Daß 4 unserer Versuchstiere diesbezüglich mit einer deutlichen Verbesserung reagierten, möchten wir der bekannten broncholytischen Wirkung dieses Anaestheticums *(5, 46, 51, 181, 187)* zuschreiben. Lediglich *Methoxyfluran* führte trotz des volumenkonstanten IPPB-Regimes *(256a)* zu einer signifikanten Verschlechterung der arteriellen Blutgase.

Nur zu den gefundenen *Einschränkungen des Gasaustausches unter Spontanatmung* mit den genannten Anaesthetica existieren zahlreiche Mitteilungen in der Literatur *(2, 7, 16, 20, 59, 68, 69, 87, 117, 133, 137, 178, 181, 182, 190, 220, 227, 247)*. Stellt man am Ende der 5-stündigen Narkosephase an Hand der arteriellen Kohlensäurewerte (PaCO$_2$) hinsichtlich der zentral atemdeprimierenden Eigenschaften der einzelnen Substanzen eine Rangfolge auf, so rangiert überraschenderweise Halothan mit einem PaCO$_2$ von 35,16 vor Enfluran und Ketamin, die einen Kohlensäurepartialdruck von 38,85 bzw. 39,35 mm Hg aufwiesen. Das „Schlußlicht" bildete – wie auch aus anderen Untersuchungen bereits bekannt *(2, 133, 137, 227)* – Methoxyfluran. Das diesbezüglich *günstige Abschneiden von Halothan* wird auch durch vergleichbare Untersuchungen von Fourcade et al. *(87)* beim Menschen bestätigt. Sie registrierten bei 6-stündigen Anaesthesien mit dieser Substanz nach einer initialen Atemdepression im weiteren Verlauf eine deutliche Besserung der anfänglich bestehenden respiratorischen Acidose. Die relativ *schlechte Plazierung von Ketamin*, eines gerade wegen seines günstigen Einflusses auf die Ventilation gelobten Anaestheticums *(64, 117)*, ist in erster Linie der relativ hohen Dosierung von 50 mg/kg anzulasten. Mit Ausnahme von Methoxyfluran bewegten sich jedoch alle unter Spontanatmung erreichten $PaCO_2$-Werte in klinisch nicht besorgniserregenden Größenordnungen.

Die *signifikant erniedrigten PaO_2-Spiegel von Methoxyfluran* sind durch die alveoläre Hypoventilation alleine nicht ganz zu erklären. Eine erhöhte Sauerstoffausschöpfung als Mitursache anzunehmen erscheint uns nicht gerechtfertigt, da die von uns angesteuerte Narkosetiefe eher mit einer Verminderung des O_2-Verbrauches einhergeht. So konnte Nunn *(182)*, allerdings unter Halothan, eine diesbezügliche Abnahme auf 87% des Ausgangsniveaus feststellen. Da der FI O_2 bei allen Versuchstieren bei 0,21 lag, scheiden diesbezügliche Störeffekte höherer Sauerstoffkonzentrationen mit Sicherheit aus *(138, 244)*.

Ebenso ist es in Hinblick auf die durchweg stabilen Kreislaufverhältnisse während der Narkosen nicht angebracht, diese Entwicklung auf eine Minderung des Herz-Minuten-Volumens zurückführen zu wollen, zumal aus Untersuchungen von Smith et al. *(235)* klar hervorgeht, daß jede Einschränkung der kardiozirkulatorischen Leistung von einer Abnahme der pulmonalen Shuntfraktion gefolgt ist. Ein ebenfalls zu vernachlässigender Stellenwert kommt in diesem Zusammenhang der Lage der Sauerstoffdissoziationskurve *(150)* zu, da ihre wesentlichsten Determinanten — pH-Wert und Temperatur — in nur engen Grenzen schwankten. Zur Bestimmung des diesbezüglich ebenfalls bedeutsamen 2, 3 Diphosphoglycerates (2, 3 DPG) sahen wir uns in Hinblick auf die Versuchsbedingungen nicht veranlaßt. Die blutgasanalytischen Veränderungen unter PEEP-Beatmung werden an anderer Stelle (4.2.2.3) diskutiert.

4.2.1.3 Mikromorphologie

Insgesamt sind Literaturmitteilungen, die das feingewebliche Bild der Lunge nach Narkose betreffen, nur selten *(89, 90, 116, 133, 176)*. Vom theoretischen Standpunkt aus wären bei einer aus der primären Funktionseinschränkung des Antiatelektasefaktors durch Anaesthetica resultierenden Alveolarinstabilität mikromorphologische Korrelate in Form von Atelektasen, dystelektatischen Bezirken sowie infolge des gestörten Flüssigkeitsgleichgewichtes Ödeme zu erwarten. Die unsere funktionellen Befunde ergänzenden histologischen Resultate bestätigen diese Überlegung weitgehend: So führten, entsprechend den bereits diskutierten Ergebnissen, lediglich die Spontanatmungs- und IPPB-Narkosen mit Halothan sowie Methoxyfluran zu derartigen feingeweblichen Äquivalenten.

Im Gegensatz zu den schock- und traumainduzierten Veränderungen, die ja ebenfalls bereits frühzeitig mit einer Störung der Surfactantfunktion einhergehen *(12, 28, 105, 115, 198, 205, 271)*, zeigte die vaskuläre Seite keinerlei Auffälligkeiten. Dieser Befund weist ebenfalls darauf hin, daß der primäre Schädigungsort von Halothan und Methoxyfluran an der alveolären Grenzschicht zu lokalisieren ist. Im Gegensatz zu Hills *(116)*, der nach 2 $^1/_2$-stündiger normoxischer Lachgasnarkose beim Kaninchen einen, vom Autor auf osmotische Mechanismen zurückgeführten, erhöhten Flüssigkeitsgehalt der Lungen feststellte, sahen wir weder bei dieser Substanz noch bei Enfluran, Ketamin oder Fentanyl pathologische Veränderungen.

Bezüglich Enfluran, nicht aber für Halothan und Methoxyfluran, decken sich unsere Ergebnisse mit denen von Gasparetto et al. *(89, 90)*, die trotz signifikanter Verschlechterungen des Volumen-Druck-Verhaltens bei allen 3 Anaesthetica keinerlei Anhalt für eine substantielle Beeinträchtigung der Lunge fanden. Zu ähnlichen Resultaten gelangten Motoyama et al. *(176)*: Sie geben an, auch nach 4- bis 7-stündigen Halothan-IPPB-Narkosen beim Kaninchen elektronenoptisch keine Veränderungen des alveolären Grenzfilmes sowie der Pneumocyten vom Typ 2 registriert zu haben.

Demgegenüber disponiert nach den Beobachtungen von Krisch et al. *(133)* die Kombination von Spontanatmungsnarkose und Volumenmangelschock zum vermehrten Auftreten von Atelektasen, wobei quantitative Unterschiede zwischen den einzelnen Anaesthetica — Enfluran, Halothan und Methoxyfluran — nicht zu sichern waren.

Mikromorphologische Äquivalente eines IPPB-Beatmungsschadens konnten wir trotz deutlicher diesbezüglicher Hinweise im Volumen-Druck-Verhalten nicht feststellen.

Dies ist insofern nicht verwunderlich, als die Diskussion um die Existenz einer sogenannten Beatmungslunge immer noch nicht abgeschlossen ist *(115, 119, 198, 205, 269)*.

Die *funktionsverbessernden Effekte von PEEP* fanden auch im strukturellen Bild der Lunge ihren augenfälligen Niederschlag: So zeigten die unter diesem Ventilationsmuster mit Halothan oder Methoxyfluran narkotisierten Tiere wieder weitestgehend normale Alveolarverhältnisse.

Die von anderen Autoren *(250, 251, 263)* festgestellte Tendenz einer vermehrten Wassereinlagerung unter PEEP konnten wir in Anbetracht der nur kurzen Beatmungsdauer von 5 Std nicht bestätigen. Da wir auf alveolarmorphometrische Messungen verzichteten, möchten wir auf die diesbezüglichen Untersuchungen von Daly et al. *(53)* verweisen.

4.2.1.4 Extraktuntersuchungen in der Wilhelmywaage

Mit Ausnahme von Methoxyfluran-IPPB zeigten die Lungenextrakte der mit den verschiedenen zur Diskussion stehenden Substanzen narkotisierten Tiere keine statistisch signifikanten Veränderungen der charakteristischen Kenndaten von γ-max, γ-min, des Stabilitätsindex, der Kompressibilität sowie der Hystereseﬂäche. Diese Befunde stehen in gutem Einklang mit den Resultaten von Miller und Thomas *(167)* sowie Zelkowitz et al. *(285)*, die beim Menschen bzw. Versuchstier nach 2- bis 4-stündigen Anaesthesien mit Halothan ebenfalls normale Verhältnisse fanden. Lediglich Motoyama et al. *(176)* stellten bei längeren IPPB-Narkosen mit dieser Substanz einen signifikanten Anstieg der Oberflächenspannung fest.

Sie bestätigen damit unsere Befunde, daß nämlich bei Hinzutreten einer weiteren „Noxe", hier in Form der IPPB-Beatmung, sehr wohl mit einer die Narkose überdauernden Surfactantschädigung durch die inkriminierten Inhalationsanaesthetica gerechnet werden muß. In diesem Sinne sind auch die Untersuchungen von Stanley et al. *(238, 240)* zu werten. Sie beobachteten nach IPPB-Narkosen mit Halothan und Methoxyfluran — nicht aber nach Lachgas — einen signifikanten Anstieg der Oberflächenspannung menschlichen Trachealsekretes und schlossen daraus auf eine Beeinträchtigung des Surfactantprinzipes durch diese Substanzen.

Alles in allem zeigen die Resultate der postnarkotischen Überprüfung der Oberflächenspannung, daß sowohl Halothan als auch Methoxyfluran über eine augenblickliche Irritation des alveolären Grenzfilmes hinaus unter Umständen zu einem länger währenden Funktionsverlust des Antiatelektasefaktors führen.

4.2.2 Stellenwert des Ventilationsmusters

Wie aus unseren Ergebnissen zweifelsfrei hervorgeht, stellt neben dem verwendeten Anaestheticum die jeweilige Beatmungsform die ausschlaggebende Determinante für die Entwicklung einer anaesthesieinduzierten Funktionsstörung der Lunge dar. Auf diesen entscheidenden Zusammenhang deuteten bereits die nicht unwidersprochenen *(47)* Mitteilungen von Bendixen et al. *(20)*, Egbert et al. *(65)* sowie Marshall und Miller *(148)* hin.

4.2.2.1 Spontanatmung

Obwohl wir in dieser Untersuchungsgruppe bewußt von periodischen Seufzeratemzügen *(20, 65)* absahen, kam es lediglich unter Halothan und Methoxyfluran zu einem signifikanten bzw. hochsignifikanten Abfall der Compliance, der in der Hauptsache auf die spezifischen Einflüsse dieser gut fettlöslichen Substanzen auf die Lipoproteinkomplexe des Antiatelektasefaktors zurückgeführt werden muß. Bei den restlichen Spontanatmungsnarkosen (Enfluran, Ketamin) konnten wir entgegen der „landläufigen" Ansicht *(48, 65, 158)* keine Veränderungen der Lungenmechanik feststellen, die auf eine ventilationsbedingte Atelektasenbildung hinweisen. Diese Tatsache bestätigen auch die feingeweblichen Untersuchungen *(135d)*. Auf die blutgasanalytischen Befunde wurde bereits im Abschnitt 4.2.1.2. eingegangen.

Tabelle 11. Beatmungsschaden" durch IPPB

Benzer	1969	*Als begünstigende Faktoren müssen dabei gelten:*
Faridy	1966	1. „Unphysiologische" Ventilationsdaten
Forrest	1972	— Zu kleine bzw. zu große Atemzugvolumina
Greenfield	1964	— Hohe Atemfrequenz
Landauer	1977	— Hohe Inspirationsdrucke
Marshall	1965	— Niedrige Endexspirationsdrucke
McClenahan	1967	2. Inhalationsnarkosen mit Halothan und Methoxy-
Reineke	1977	fluran
Schoedel	1965	3. Kreislaufinstabilität
Stanley	1977	4. Stoffwechseldepression (Kälte, Hypoxie, Cyanidver-
Woo	1972	giftung, Hypothyreose)
Wyszogrodski	1975	5. Hyperoxie (?)

4.2.2.2 Intermittierend positive Druckbeatmung (IPPB)

Vergleicht man diese Ergebnisse mit denen der heute im „Narkosealltag" üblichen IPPB-Beatmung, so schneidet letztere in Hinblick auf die Lungenmechanik überraschenderweise stets schlechter ab *(135d)*. Dieses bemerkenswerte Fazit konnten wir bei der Gegenüberstellung der CQ-Endwerte von Enfluran, Methoxyfluran und Ketamin ziehen. So zeigte sich nach 5-stündiger Enfluran-Spontanatmung ein CQ-Abfall von lediglich 1,6%, der unter IPPB-Bedingungen bereits 2,5% betrug. Die entsprechenden Referenzzahlen für Methoxyfluran beliefen sich auf 9,6 bzw. 14,7%. Ketamin zeigte unter Spontanatmung sogar einen 11,7%igen Anstieg, wohingegen IPPB eine Verminderung dieses Parameters um 2,3% zur Folge hatte.
Hieraus ist zu schließen, daß gerade diese Beatmungsform durch die erhöhte mechanische Beanspruchung des alveolären Grenzfilmes zu einem stärkeren Verschleiß des Antiatelektasefaktors führt. Dieser „Beatmungsschaden" *(21)* wird durch zahlreiche experimentelle Untersuchungen belegt *(21, 75, 76, 78, 84, 85, 154, 202a, 215, 237a, 279, 281)*. Er kann durch das Hinzutreten weiterer Störfaktoren wie Kälte *(78, 155)*, Hypoxie *(78, 155)*, Minderdurchblutung *(21, 276)*, Blockade der Zellatmung *(155)* sowie fehlerhafte Beatmungstechnik *(73, 84, 85, 100, 279, 281)*

weiter verstärkt und perpetuiert werden (Tab. 11). In diesem Sinne ist auch der von uns beobachtete signifikante Anstieg der minimalen Oberflächenspannung nach Methoxyfluran-IPPB zu werten, wobei hier dem Anaestheticum die additiv schädigende Rolle zufällt *(135d)*.

4.2.2.3 Beatmung mit positiv-endexspiratorischem Druck (PEEP)

Auf Grund unserer Ergebnisse kommt bei der Prophylaxe narkoseinduzierter Lungenfunktionsstörungen der PEEP-Beatmung ein entscheidender Stellenwert zu *(135e)*. So konnten unter diesem Ventilationsmuster weder Halothan noch Methoxyfluran ihre bereits geschilderte surfactantschädigende Wirkung entfalten. Als Ausdruck dieser protektiven Fähigkeiten fand sich sogar ein Anstieg des Compliancequotienten gegenüber seinem Ausgangswert um 12,2 bzw. 3,4%. Dieses günstige Resultat stimmt mit den von Falke et al. *(72)* allerdings bei Intensivpatienten gemachten Erfahrungen weitgehend überein. Die Autoren fanden, daß dieses Beatmungsregime zu einer deutlichen Verbesserung der Compliance sowie einem entsprechenden Anstieg der funktionellen Residualkapazität (FRK) führt, die sich bei ihren Kranken auf 0,056 Liter pro cm H_2O positiv-endexspiratorischen Druckes belief. Craig und McCarthy *(52)* erreichten mit einem PEEP von +10 cm Wassersäule eine FRK-Zunahme von 1,64 bis 1,78 Liter. Die die Ventilationsleistung wesentlich mitbestimmende Differenz zwischen FRK und Verschlußvolumen verbesserte sich dabei von 1 auf 1,62 bzw. 2,31 Liter. Als strukturelle Basis dieser Befunde wurde von Daly et al. *(53)* eine Zunahme des individuellen Alveolarvolumens gesichert. Parallel zur Verbesserung der Lungenmechanik fanden wir einen deutlich positiven Einfluß auf den Gasaustausch.

So lagen unter Halothan-PEEP die erreichten PaO_2-Werte im Durchschnitt bei 82,41, diejenigen von Methoxyfluran sogar bei 91,68 mm Hg. Bezogen auf den Ausgangswert von 84,86 errechnet sich für Methoxyfluran ein Anstieg von 6,82 mm Hg. Setzt man diesen zur Höhe des endexspiratorischen Druckes in Beziehung, so resultierte bei unseren Versuchstieren eine Verbesserung der Oxygenierung um 2,27 mm Hg/cm H_2O PEEP. Diese Zunahme lag zwischen den von Wyche et al. *(278)* mit 0,2-1,6 unter Narkosebedingungen und Falke et al. *(72)* mit 13 mm Hg/cm PEEP bei Beatmungspatienten ermittelten Werten. Die erhebliche Diskrepanz dieser Mitteilungen läßt sich dadurch erklären, daß die Befunde zum einen bei Lungengesunden *(278)* zum anderen aber bei bereits ateminsuffizienten Patienten *(72)* erhoben wurden. In Übereinstimmung mit unseren Resultaten läßt sich daher folgern, daß die durch PEEP erreichte Verbesserung der Oxygenierung umso ausgeprägter ist, je schlechter die jeweilige pulmonale Ausgangssituation ist *(278)*. So konnte auch West *(266, 267)* im Experiment mit ölsäuregeschädigten Lungen durch PEEP eine Abnahme der Shuntfraktion von 40% auf 0% erzielen.

Die Ansichten bezüglich eines *möglichen kreislaufdepressiven Effektes* dieser Beatmungsform sind uneinheitlich. Obwohl Ashbaugh *(8)*, Falke *(72)* sowie Wyche et al. *(278)* keine Beeinträchtigung der zirkulatorischen Situation feststellten, raten Suter et al. *(243)*, um die verbesserte Oxygenierungsbedingungen nicht mit einer Verschlechterung des Herzzeitvolumens und damit einer Verminderung des peripheren Sauerstoffangebotes zu erkaufen, das Complianceverhalten zur Ermittlung des "best PEEP" heranzuziehen: Nach einem initialen Anstieg der Lungendehnbarkeit signalisiert bei weiterer Erhöhung des endexspiratorischen Beatmungsdruckes ein erneuter Abfall dieses Parameters die Einschränkung der kardiozirkulatorischen Leistung und damit eine Verschlechterung des Sauerstofftransportes.

Wir selbst kompensierten in Anbetracht des nur mäßigen endexspiratorischen Druckes von +3 cm Wassersäule bei unseren Versuchstieren auftretende Blutdruckabfälle — entsprechend den Empfehlungen der Arbeitsgruppe um Qvist *(192a)* — erfolgreich durch die Auffüllung des venösen Niederdrucksystems mit maximal 10 ml/kg höhermolekularem Dextran.

Tabelle 12. Wirkungsweise von PEEP

---

1. Alveolarstabilisierung durch Normalisiserung der funktionellen Residualkapazität (FRK).

2. Sicherung der für einen normalen Gasaustausch entscheidenden Beziehung zwischen funktioneller Residualkapazität und Verschlußvolumen ("closing volume").

3. Reduktion des aktuellen Surfactantbedarfes entsprechend dem Laplace'schen Theorem durch Vermeiden einer stärkeren Abnahme der Alveolarradien.

4. Surfactanteinsparung durch verminderte exspiratorische Kompression des alveolären Grenzfilmes.

5. Synthesereiz für das antiatelektatisch wirksame Prinzip durch Erhöhung der Alveolarwandbelastung.

6. Globale Verbesserung des Gasaustausches durch:
   - Abnahme des intrapulmonalen Shunts;
   - Verminderung der alveo-arteriellen Sauerstoffdifferenz;
   - Anstieg der arteriellen Sauerstoffspannung bei gleichbleibendem inspiratorischem Angebot.

Über die Effizienz von *PEEP unter Narkosebedingungen* wird nur vereinzelt und Widersprüchliches im Schrifttum berichtet *(113, 184, 221, 258, 278, 282)*. So fanden Nunn et al. *(184)* bei nur kurzen in die Anaesthesie eingestreuten PEEP-Phasen keine Abnahme des intrapulmonalen Shunts. Ohne sich auf eigene Untersuchungen stützen zu können, warnen Hewlett et al. *(113)* sogar vor einer allzu sorglosen Anwendung des positiv endexspiratorischen Druckes. Demgegenüber stellten Visick et al. *(258)* sowie Wyche et al. *(278)* eine konstante, mit einer entsprechenden Verbesserung des PaO_2 verbundene Abnahme der Aa DO_2 fest. Da diese Veränderungen nach den Untersuchungen von Yakaitis et al. *(282)* lediglich auf die unmittelbare PEEP-Phase beschränkt sind, erscheint es nur sinnvoll, dieses Regime bei entsprechend gefährdeten Patienten durch den Anschluß einer postoperativen CPAP-Behandlung fortzuführen *(221)*. Der *dem surfactantprotektiven Effekt des PEEP zugrunde liegende Mechanismus* kann wohl, neben den in Tab. 12 dargestellten Wirkungen, am besten folgendermaßen erklärt werden *(21, 78, 222, 279, 281)*: Durch die Normalisierung der funktionellen Residualkapazität *(52, 53)* wird eine kritische Kompression des alveolären Grenzfilmes mit irreversiblem Verlust von Surfactantmolekülen ins Alveolarlumen (s. Abb. 13, stage 3) verhindert, so daß ein entsprechender Spareffekt resultiert.
In Anbetracht dieser Fakten ist die von Lenfant *(143)* apostrophierte "revival of an old battle: intermittent vs. continuous positive-pressure breathing" — der Kampf also zwischen IPPB und PEEP — für die hier aufgezeigte Problematik zweifellos zugunsten des letzteren entschieden.

4.2.3 Beatmung mit reinem Sauerstoff

In Hinblick auf die zahlreichen, eine schädigende Wirkung von reinem Sauerstoff betreffenden Mitteilungen in der Literatur *(30, 57, 93, 139, 170, 174, 196, 202a, 204, 248, 273)* entschlossen wir uns, ergänzend zu dem Anaesthetica-Programm den Effekt einer 5-stündigen O_2-IPPB-Beatmung auf die gewählten Parameter zu prüfen.
Insgesamt konnten wir bei derartigem Vorgehen keinerlei Anhalt für eine Beeinträchtigung der pulmonalen Situation durch Sauerstoff feststellen. Dieses Resultat steht in Übereinstimmung mit den Ergebnissen von Griffo und Roos *(101)*, die nach 2-stündiger O_2-IPPB-Beatmung beim Hund ebenfalls keine Veränderungen der Compliance sowie des mikromorphologischen Bildes fanden.

In krassem Gegensatz hierzu teilen Böhmer und Träxler *(30)* mit, bereits nach nur 30-minüti-
ger Beatmung mit reinem Sauerstoff beim Kaninchen massivste strukturelle Alterationen beobachtet zu haben. Lee et al. *(139)* wiesen bei Hunden, deren eine Lunge über einen Carlenstubus
Sauerstoff und die andere lediglich Raumluft erhielt, nach, daß nur erstere nach 6-stündiger
Versuchsdauer mit einem deutlichen Anstieg der minimalen Oberflächenspannung sowie einem
pathologischen Clementsindex reagierte.
Thomas und Hall *(248)* zeigten, daß bei hyperbarer Oxygenierung ein direkter Bezug zwischen
dem pathologisch veränderten Extraktverhalten in der Wilhelmywaage und dem pulmonalve-
nösen Sauerstoffpartialdruck besteht.
Trotz des Nachweises einer direkten Hemmung der Surfactantsynthese durch Sauerstoff *(93)*
sind wir der Ansicht, daß es sich bei den beschriebenen Phänomenen weniger um eine örtlich
begrenzte Reaktion handelt. Vielmehr schließen wir uns der Ansicht von Moss *(174)* an, der
auf Grund der fehlenden „toxischen" Beeinflussung in autotransplantierten Lungen einen
„zentrineurogenen" Schädigungsmechanismus annimmt. In diesem Sinne sprechen auch Beobachtungen, wonach anämische Tiere 100% Sauerstoff auch über längere Zeit schadlos tole-
rieren *(174)*.
Als *Fazit für die Narkosepraxis* gilt, daß die Sauerstoffkonzentrationen, die zur Sicherung eines ausreichenden PaO_2 erforderlich sind, in jedem Falle bedenkenlos verabfolgt werden können. Darüber hinaus geht aus unseren Resultaten klar hervor, daß höhere Dosierungen dieses
lebenswichtigen Gases für kurze Zeit ebenfalls ohne das Risiko einer pulmonalen Schädigung
zugeführt werden können. Auch hier ist, wie aus Untersuchungen von Reineke *(202a, 204)* hervorgeht, ein PEEP von Vorteil.

4.2.4 „In vitro" Untersuchungen

Unsere diesbezüglichen Ergebnisse belegen zweifelsfrei, daß Inhalationsanaesthetica im Gegensatz zu den Mitteilungen von Evans *(70)*, Watzek *(261)* sowie Zelkowitz et al. *(285)* sehr
wohl in der Lage sind, eine Beeinträchtigung der Grenzfilmcharakteristik normaler Lungenhomogenate in der Wilhelmywaage hervorzurufen. Vergleichbare Befunde wurden im
Schrifttum bisher nicht mitgeteilt.
Die *wesentlichsten Kennzeichen dieser Störung* waren eine Abnahme der maximalen Oberflächenspannung, der Kompressibilität sowie der Hysteresefläche, wobei mit Ausnahme von Halothan, die minimale Oberflächenspannung weitestgehend unverändert blieb. Hieraus folgt klar,
daß es bei Exposition der alveolären Grenzschicht gegenüber fettlöslichen Inhalationsanaesthetica zu einer rasch einsetzenden Funktionsbehinderung des Antiatelektasefaktors kommt, so
daß bereits aus diesem Grunde anderweitige und in Kapitel 4.3.2. eingehend diskutierte Pathomechanismen für die von uns beobachteten Einschränkungen der Lungenfunktion kaum verantwortlich gemacht werden können.
Was die *direkte Zugabe „parapulmonaler" Narkotica* anbelangt, so ist hierüber ebenfalls nichts
in der von uns gesichteten Literatur zu finden. Lediglich Scarpelli *(215)*, der wohl profundeste
Kenner der Surfactantszene, bestätigt bezüglich Pentobarbital unsere Ergebnisse, wonach weder die Barbiturate noch Ketamin und Fentanyl in den angegebenen Dosierungen in der Lage
waren, die Extraktcharakteristik zu beeinflussen. Da die zur Prüfung verwendeten Substrate
einen pH-Wert von 6,6 bis maximal 7 aufwiesen, können Änderungen im Dissoziationsgrad
zumindest bei den Barbituraten nicht für dieses „surfactantfreundliche" Verhalten verantwortlich gemacht werden, zumal Thiopental und Pentobarbital mit einem pKa von 7,6 bzw.
8,1 in einem derartigen Milieu weitestgehend in ihrer nichtionisierten und damit narkotisch

aktiven Form vorliegen *(64, 66)*. Nach den Untersuchungen von Miller und Pang *(166)* scheint jedoch für diesbezügliche Interferenzen die jeweilige Membranzusammensetzung eine entscheidende Rolle zu spielen. Dies erklärt möglicherweise, warum die ebenfalls lipoidlöslichen „parapulmonalen" Substanzen das Grenzschichtverhalten normaler Lungenextrakte nicht beeinträchtigen.

Lediglich unsere Ergebnisse, die an einem synthetisch hergestellten *Dipalmitoyllecithin-Monolayer* gewonnen wurden, haben in der Literatur Parallelen *(45, 255, 256)*.

So stellten wir eine von Lachgas über Enfluran und Halothan bis Methoxyfluran sich stärker ausprägende Abnahme der maximalen Oberflächenspannung von 2,17, 4, 6,33 bzw. 22,17 dyn/cm fest. Diese Werte liegen, auch unter Berücksichtigung der von uns „in vitro" verabfolgten höheren Dosen, über denen, die von Ueda et al. *(255, 256)* mitgeteilt wurden. Sie fanden bei klinischen Konzentrationen dieser Substanzen lediglich eine dem Abfall der Oberflächenspannung um 1 dyn/cm entsprechende Zunahme des Oberflächendruckes. Wie auch wir beobachten konnten, waren mit Ausnahme von Gamma min, das etwas längere Erholungszeiten benötigte, alle Veränderungen bei Spülung der Meßkammer mit Druckluft voll reversibel. Entscheidendstes Ergebnis dieser Untersuchungen ist, daß der eigentliche Angriffsort der Inhalationsanaesthetica am Lipidanteil des Surfactantsystems lokalisiert werden kann.

4.3 Pathomechanismus

4.3.1 Pathomechanische Vorstellungen

Ein im Rahmen unserer „in vivo" Untersuchungen erniedrigter Compliancequotient kann lediglich als Hinweis auf eine globale Störung der Surfactantaktivität „in situ" gewertet werden und sagt noch nichts bezüglich des eigentlichen Schädigungsmechanismus aus. Erst eine Aktivitätsanalyse des Antiatelektasefaktors in der Wilhelmywaage kann hier näheren Aufschluß geben. Dies ist auch der Grund, warum wir uns neben den „in vivo" Untersuchungen noch zu den „in vitro" Prüfungen entschlossen.

Wie auch unsere Ergebnisse zeigen, muß ein erniedrigter CQ, auch wenn er zu erheblichen strukturellen Veränderungen der Lunge führt, nicht unbedingt mit einem pathologischen Grenzschichtverhalten des betroffenen Substrates in der Wilhelmywaage einhergehen. So wissen wir zum Beispiel, daß ein alveoläres Ödem zwar zu einer Beeinträchtigung der alveolären Grenzfilmaktivität „in situ" führt, die Extrakteigenschaften jedoch noch unbeeinflußt läßt *(12, 105)*. Erst Schäden, die „in vivo" zu einem Surfactantmangel, sei es durch Verlust, Synthesehemmung oder direkte Zerstörung dieses Biokomplexes, führen, lassen bei gleicher Aufarbeitung *(131)* auch „in vitro" ein pathologisches Verhalten erwarten.

Aus laufenden Untersuchungen mit künstlichen DPL-Monolayern zur *Simulation einer „surfactantähnlichen" Membran* wissen wir, daß die Einstellung des für die Aktivität des Antiatelektasefaktors charakteristischen Gamma min in erster Linie vom Lipidanteil dieses Biokomplexes, also vom Dipalmitoyllecithin abhängig ist. Die Einschränkung der planimetrisch erfaßbaren Hystereseläche läßt heute, entgegen der Ansicht von Benzer et al. *(23)*, keine exakte Zuordnung zu einem bestimmten Schädigungsmechanismus mehr zu, obwohl Veränderungen der Oberflächenspannungskriterien zwangsläufig auch diesen Parameter in Mitleidenschaft ziehen. Nach noch nicht publizierten Untersuchungen scheinen Hinweise dafür zu bestehen, daß die Hystereseläche in Bezug zum Proteinanteil des Surfactant steht.

Die *postnarkotische Überprüfung aller Lungen in der Wilhelmywaage* ließ lediglich bei der
Methoxyfluran-IPPB-Gruppe einen entsprechenden Anstieg der minimalen Oberflächenspannung erkennen. Demgegenüber zeigten alle anderen Tiere, obwohl der Compliancequotient bei
Halothan- und Methoxyflurananaesthesien eindeutige Hinweise für eine „in situ"-Beeinträchti-
gung des Antiatelektasefaktors lieferte, daß bei Narkoseende ausreichend Surfactant zur Verfü-
gung stand, um „in vitro" eine normale Extraktaktivität sicherzustellen. Im Gegensatz hierzu
fand sich nach Methoxyfluran-IPPB ein signifikanter Anstieg der minimalen Oberflächenspannung als Ausdruck einer persistierenden Irritation des Surfactant (s. Abb. 40), wobei im Augenblick nicht zu klären ist, welcher Komponente — Anaestheticum oder Beatmungsmuster —
größere pathogenetische Bedeutung zukommt. Außerdem ist es nicht möglich, nähere Aussagen
über die stattgehabten qualitativen und quantitativen Änderungen des Antiatelektasefaktors
zu machen, da die Voraussetzung hierfür ein biologisch klar definiertes Substrat ist — eine Forderung, die Lungenextrakte, auch wenn sie aus sorgfältig blutleer gespülten Präparaten gewonnen wurden, nicht erfüllen können. Um dem Schädigungsmechanismus durch Inhalationsanaesthetica auf die Spur zu kommen war es daher zweckmäßig, entsprechende „in vitro" Untersuchungen an einem synthetisch hergestellten DPL-Monolayer anzuschließen. Zur Wahl von
Dipalmitoyllecithin veranlaßten uns außer dem Umstand, daß diese Substanz den Hauptbestandteil der Lipidkomponente des Antiatelektasefaktors darstellt *(40, 43, 108, 132, 171, 215,
237, 283)*, noch Untersuchungen von Ueda et al. *(255, 256)*, die allerdings in anderem Zusammenhang ein derartiges Modell verwendeten. Hierbei machten die Autoren die auch für uns
außerordentlich aufschlußreiche Beobachtung, daß das Bedampfen von DPL mit lipoidlöslichen
Inhalationsanaesthetica zu einer Erhöhung des Oberflächendruckes führt. Was ist nun unter diesem bisher nicht gebrauchten Begriff zu verstehen? Es ist bekannt, daß jede Flüssigkeit, entsprechend ihrer molekularen Adhärenz, danach trachtet nach außen eine möglichst kleine Fläche zu bilden *(67)*. Gibt man nun eine derartige Flüssigkeit in einen Trog, so würde an seinen
Begrenzungen theoretisch ein von der jeweiligen Oberflächenspannung abhängiger Oberflächendruck zu messen sein. Dieser ist umso größer, je niedriger die aktuelle Oberflächenspannung
ist. Diese Beziehung erklärt sich durch den Umstand, daß es durch Herabsetzung der OS zu einer Vergrößerung der Oberfläche selbst kommt. Limitieren diese Ausdehnung starre Wände,
so ist eine Erhöhung des Oberflächendruckes die unausweichliche Folge. Seine mathematische
Charakterisierung findet der Oberflächendruck (π) in der Differenz der Oberflächenspannung
des Lösungsmittels ($\gamma \cdot$) und der aktuell gemessenen Oberflächenspannung nach Zugabe einer
entsprechend grenzschichtaktiven Substanz (γ) *(255, 256)*.
Die auf einer Herabsetzung der OS beruhende Wirkung des Antiatelektasefaktors kann dem-
nach auch in der Fähigkeit, den Oberflächendruck zu erhöhen, beschrieben werden.
Mitentscheidend für das Gelingen eines derartigen Modellversuches ist außer der Wahl des geeigneten Substrates noch dessen richtige Konzentration *(131)*. Da sich in der Literatur diesbezüglich keine verwertbaren Angaben fanden, waren zur Ermittlung eigene Versuchsreihen erforderlich, aus denen die 0,3 mM DPL-Lösung als die den biologischen „in vivo" Gegebenheiten am nächsten kommende Präparation hervorging. Die Analyse dieses Substrates in der
Wilhelmywaage erfüllt die an den Surfactant zu stellende Forderung einer Reduktion der Oberflächenspannung bei Kompression von 100 auf 20% der Ausgangsfläche unter 10 dyn/cm.
Bei Bedampfung eines derartigen DPL-Layers mit den zur Diskussion stehenden Anaesthetica
erwarteten wir eine Erhöhung dieses typischen Kennwertes, dies hätte einen Surfactantverlust
oder seine Zerstörung als pathogenetische Interpretation der „in vivo" Beobachtungen nahe-
gelegt.

Bei keinem der geprüften Anaesthetica jedoch konnten wir zu unserer Überraschung einen derartigen Effekt feststellen. Im Gegenteil, während die minimale OS nahezu unverändert blieb, kam es, wiederum in Abhängigkeit von der jeweiligen Lipoidlöslichkeit, zu einer Erniedrigung der maximalen Oberflächenspannung. Wir standen damit vor dem Problem zu klären, ob eine derartige Aktivitätsverbesserung für die Lungenfunktion von Vorteil ist, oder ob es sich hierbei nicht um einen paradoxen Effekt handelt, der zu einer Behinderung des Antiatelektasefaktors bei der Erfüllung seiner alveolar-stabilisierenden Aufgabe führt.

Bei der Beantwortung dieser Frage mag eine *theoretische Berechnung der Stabilitätsverhältnisse* in Abhängigkeit von der Surfactantfunktion Hilfestellung leisten: Von den Verhältnissen in der Wilhelmywaage ausgehend, sei die Oberfläche des Troges als Innenfläche einer Alveole betrachtet. Es ergibt sich dann bei einer durch die Troggröße definierten Oberfläche (OF) von 80 cm^2 ein theoretischer Alveolarradius (r) von 2,523[1] cm. Die Stabilität jedes einzelnen Lungenbläschens ist vom Kräftegleichgewicht zwischen Retraktions- und Innendruck (= Oberflächendruck = Surfactantwirkung) abhängig, wobei für den Retraktionsdruck die Laplace'sche Beziehung gilt. Unter der Voraussetzung, daß die OS in wässrigem Milieu bestimmt wird, errechnet sich für unser Alveolenmodell ein Retraktionsdruck von 28,73 dyn/cm. Wertmäßig müßte, damit ein Gleichgewicht resultiert, nun ein Innen- bzw. Oberflächendruck von derselben Größenordnung herrschen.

Um dies zu erreichen, muß der Surfactant die in der Alveole herrschende Oberflächenspannung auf 43,77 dyn/cm reduzieren. Wie oben beschrieben, wird der Oberflächendruck (π) durch die Differenz zwischen γ° und γ ausgedrückt. Zahlenmäßig ergibt sich dabei 72,5 − 43,77 = 28,73 dyn/cm.

Bei fehlender Surfactantaktivität zielen diese 28,73 dyn/cm auf den Kollaps der Alveole, ein Zustand, den Clements et al. *(42)* als "detergent treated state" bezeichnet haben und für den wir den Begriff der *„negativen Alveolarinstabilität"* vorschlagen. Wie bereits erwähnt, fanden wir bei der Bedampfung mit Inhalationsanaesthetica „in vitro" eine Abnahme der maximalen Oberflächenspannung, die bei Methoxyfluran bis auf Werte von 31,58 dyn/cm sank. Hieraus resultiert ein Oberflächendruck von 40,92 dyn/cm und damit ein Kraftüberschuß von 12,19 dyn/cm gegenüber dem zur Stabilisierung notwendigen Wert von 28,73 dyn/cm.

Daraus läßt sich für die „in situ" Verhältnisse folgern, daß die durch das Laplace'sche Gesetz bereits begünstigten größeren Alveolen auf Grund einer Compliancezunahme mehr Luft aufnehmen können und es dadurch zu einer Umverteilung des Volumens zugunsten dieser Einheiten kommt. Hierbei kollabieren die kleineren Luftbläschen.

Die feingeweblichen Folgen dieses Phänomens, das wir als *„positive Instabilität"* bezeichnen möchten, sind Verteilungsstörungen in Form von Atelektasen und Dystelektasen. Sie entsprechen unseren diesbezüglichen „in vivo" Befunden.

Als *Fazit* kann gelten: Sowohl bei den „in vivo" als auch bei den „in vitro" Phänomenen muß pathogenetisch in erster Linie eine „positive Alveolarinstabilität" angenommen werden. Zu ihr addiert sich jedoch auch eine „negative Instabilität", was in der erhöhten minimalen Oberflächenspannung nach Methoxyfluran-IPPB-Narkosen deutlich zum Ausdruck kommt. Ursache für diesen Aktivitätsverlust mag zum einen die aus der Interposition von Anaesthetica-Molekülen resultierende Verdünnung und Auflockerung des Surfactantverbundes sein. Zum anderen jedoch spielt die durch die IPPB-Beatmung hinzukommende mechanische Belastung des alveolären Grenzfilmes mit kritischer, zur Abstoßung einzelner Surfactantkomplexe ins Alveolarlumen führender Kompression ebenfalls eine entscheidende Rolle.

---

1   OF = 4 r$^2\pi$

4.3.2 Anderweitig mögliche Pathomechanismen

Von den anderweitig denkbaren Pathomechanismen, die ähnliche wie die von uns gefundenen
Störungen der Lungenfunktion zur Folge haben können, seien die wesentlichsten aufgeführt
und diskutiert.
Diesem Abschnitt kommt in unseren Augen deswegen eine besondere Bedeutung zu, weil diese zusätzlich pulmonal schädigenden Faktoren nicht nur im Experiment sondern vor allem
auch beim Kranken entsprechend ihrer Wertigkeit rechtzeitig erkannt und vermieden werden
müssen.

4.3.2.1 Ungenügende Analgesie

Daß bei schmerzhaften Manipulationen bereits eine mangelhafte Anaesthesie genügt, um einen
circulus vitiosus in Gang zu setzen an dessen Ende pulmonale Schäden stehen, die von der sogenannten Schocklunge nicht mehr zu unterscheiden sind, konnten erst kürzlich Metz et al.
(161, 162) eindrucksvoll demonstrieren. Sie zeigten, daß eine nur 30-minütige Reizung des
nervus ischiadicus oberflächlich narkotisierter Katzen zu starken Druck- und Widerstandsan-
stiegen sowohl im großen als auch im kleinen Kreislauf führt, wobei Pulmonalisdrucke bis zu
73 mm Hg registriert wurden. Makroskopisch boten die Lungen derartig behandelter Tiere einen schwammig vergrößerten dunkelroten Aspekt, dessen mikromorphologisches Korrelat intraalveoläres Ödem, Hämorrhagien sowie multiple Gefäßverschlüsse durch Mikrothromben
bildeten. Adäquat narkotisierte Tiere zeigten demgegenüber keinerlei pulmonale Reizäquiva-
lente. In ergänzenden Versuchen an Ratten gelang es den Autoren ebenfalls *(162)* einen Zusammenhang zwischen diesmal stressinduzierter sympathoadrenerger Stimulation und Lungenveränderungen nachzuweisen und auch hier die *Schutzwirkung einer ausreichenden Narkose*
bzw. einer hochdosierten *Analgeticamedikation* zu bestätigen *(280)*.
In Übereinstimmung mit den Erfahrungen anderer Untersucher *(17, 18, 19)* erwies sich hierbei der Zusatz eines Sympathikolyticums als außerordentlich günstig.
Beckman et al. *(19)* sowie Droste und Beckman *(63)* konnten ebenfalls im Versuch die pulmonalen Veränderungen bei Schädelhirntraumen auf sympathoadrenerge, zentrineurogene Mechanismen, wie sie auch von Moss *(174, 175)* postuliert werden, zurückführen. Sie wiesen bei der
isolierten Reizung des Ganglion stellatum einen signifikanten Abfall der Compliance, basierend
auf einem hochsignifikanten Anstieg der minimalen Oberflächenspannung von 4,8 ± 1 auf
21,2 ± 3,8 dyn/cm nach.
In einem *eigenen Experiment* konnten auch wir bei unserer Versuchstiergattung nach nur 30-
minütiger mechanischer Reizung des freigelegten nervus femoralis einen ebenfalls auf eine ungenügende Analgesie zurückzuführenden Abfall des Compliancequotienten von 4,31 auf 1,56
feststellen (Abb. 50), der von einem schocklungenähnlichen feingeweblichen Bild der Lunge
begleitet war. In Erkenntnis dieser Problematik leiteten wir die Narkose bei allen unseren Versuchstieren mit der relativ hohen Ketamin-Xylazin-Dosis von 50 bzw. 2 mg/kg ein und legten
zur Tracheotomie und Gefäßfreilegung noch zusätzlich eine örtliche Betäubung an. Daß Ketamin in dieser Dosierung derartige Veränderungen verhindert, geht aus den Mitteilungen der
Arbeitsgruppe um Beckman hervor *(19)* und ist auch auf Grund der ausgezeichneten analgetischen Qualitäten dieser Substanz *(64, 97, 277)* durchaus verständlich. Die routinemäßige Zugabe eines Alpha-Sympathikolyticums als adrenergen Blocker hielten wir bei unserer Versuchsanordnung für erläßlich, da nach der Sicherung von trachealem und arteriellem Zugang keine
schmerzhaften Manipulationen mehr vorgenommen wurden und darüber hinaus die Narkose

rasch mit dem entsprechenden Inhalationsanaestheticum bzw. den vorgesehenen parapulmonalen Stoffen fortgesetzt und vertieft wurde.
Außerdem schien eine so induzierte Kreislaufinstabilität für unser Vorgehen mehr Nachteile als Vorteile zu besitzen.

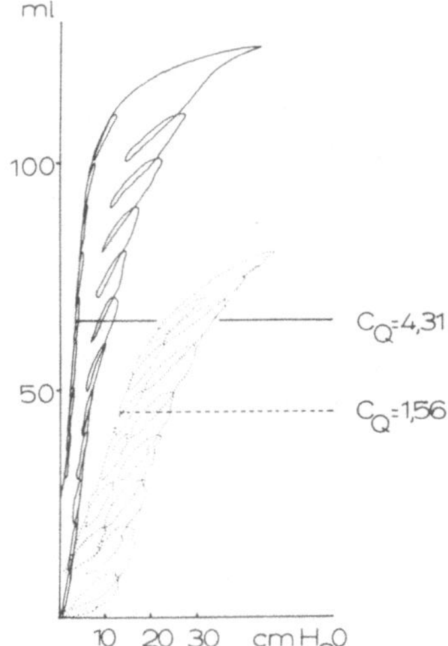

Abb. 50. Complianceabnahme einer Kaninchenlunge nach nur 30-minütiger mechanischer Reizung des n. femoralis in oberflächlicher Narkose und ungenügender Analgesie (durchgezogenes „Pneumoloop": Vorwert, gepunktete Kurve: Endwert)

Möchte man dennoch einen Teil unserer Ergebnisse auf schmerz- und streßinduzierte Mechanismen zurückführen, so steht dieser Annahme neben dem oben beschriebenen Vorgehen noch die Tatsache entgegen, daß wir die stärksten Einschränkungen der Lungenfunktion nicht bei den schwächsten Anaesthetica Lachgas und Enfluran, sondern bei den potentesten Vertretern dieser Stoffgruppe, nämlich bei Halothan und Methoxyfluran, gefunden haben. Dieses Verhalten jedoch schließt eine ungenügende Analgesie als ursächlich möglichen Störfaktor mit Sicherheit aus.

4.3.2.2 Vagusirritation

Goldenberg et al. *(96)* beschrieben nach bilateraler cervikaler Vagotomie bei der Ratte massive alveoläre Läsionen: Bereits eine Stunde nach dem Eingriff fanden die Autoren im feingeweblichen Bild der Lungen Stauung, fokale Ödeme und herdförmige Atelektasen; Veränderungen, zu denen sich im weiteren Verlauf eine Verdickung der Alveolarsepten sowie eine auffällige Zunahme von Makrophagen gesellte. Schließlich beherrschten intraalveoläres Ödem und ausgedehnte Atelektasen das histologische Bild. Elektronenoptisch ließ sich eine progredient abnehmende Osmiophilität der Lamellarkörperchen in den Alveolarzellen vom Typ 2, der mutmaßlichen Produktionsstätte des Surfactant *(9, 215)*, nachweisen. Hierbei zeigten die Oberflächenspannungsparameter entsprechende pathologische Werte *(96, 215, 254)*.
Um bei unseren Versuchen einen derartigen Reaktionsablauf sicher zu vermeiden, verwendeten wir auf die Durchführung der Tracheotomie besondere Sorgfalt. Außerdem wählten wir zur arteriellen Kanülierung die diesbezüglich weniger kritischen Gefäße der Leistenbeuge und nicht, wie sonst beim Kaninchen üblich, die A. carotis communis. Da wir alle Versuchstiere nach dem-

selben Schema behandelten wäre es unerklärlich, wenn solche vagale Einflüsse zum Tragen gekommen wären und warum dies gerade nur bei den Halothan- und Methoxyflurannarkosen der
Fall gewesen sein sollte.

4.3.2.3 Beatmung und Beatmungstechnik

Daß eine sorgfältig durchgeführte Beatmung nicht nur über Stunden, sondern auch über Tage
und sogar über Jahre von Seiten der Lunge komplikationslos toleriert wird, ist aus zahlreichen
Mitteilungen in der Literatur *(13, 54, 57, 100, 106, 119, 130, 139, 192, 250, 251, 269)* bekannt.

So konnten etwa DeLemos et al. *(57)* feststellen, daß eine über mehrere Tage durchgeführte
artefizielle Ventilation von jungen Lämmern ohne nachteilige Folgen auf das Volumen-Druck-
Verhalten, die pulmonalen Oberflächenspannungsparameter sowie das feingewebliche Bild der
Lunge blieb. Zu ähnlichen Resultaten gelangten Thornton et al. *(250, 251)*: Sie beatmeten
Hunde über jeweils 24 Stunden mit Atemzugvolumina von 15 ml/kg, 50 ml/kg sowie 15 ml/kg
plus einem PEEP von 10 cm Wassersäule. Ihr besonderes Augenmerk richteten die Untersucher
dabei auf eine weitgehende Normoventilation, eine ausgeglichene Flüssigkeitsbilanz, stabile
Kreislaufverhältnisse sowie auf eine Konstanterhaltung der Körpertemperatur der Tiere. Außerdem wurde für eine ausreichende Anfeuchtung der als Beatmungsgas dienenden Raumluft gesorgt. Bei diesem Vorgehen zeigten weder die ventilatorische Effizienz und das Volumen-Druck-
Verhalten noch das mikromorphologische Bild, die Oberflächenspannungskriterien oder die
Phospholipidzusammensetzung am Ende der 24-stündigen Versuchsperiode aus dem Rahmen
der physiologischen Norm fallende Werte. Lediglich unter PEEP wurde eine die Signifikanzgrenze überschreitende Zunahme des Lungenwassers beobachtet *(250, 251)*. Auch Greenfield
et al. *(100)* fanden, daß eine bis zu 6-stündige Ventilation mit Raumluft folgenlos toleriert
wird, solange eine Hyperventilation sicher ausgeschlossen ist.

Beim Menschen konnten Knudsen und Ruben *(130)* an 154 Fällen zeigen, daß eine mehr als
8 Stunden dauernde Narkosebeatmung zu transthorakalen Eingriffen keine ernsten postoperativen Veränderungen der Lungenfunktion nach sich zieht.

Einen wesentlichen Teil dieser außerordentlich günstigen Erfahrungen schreiben die Autoren
(130) der schonenden Beatmung durch die bereits von Comroe et al. *(50)* apostrophierten „geübten Hände des Anaesthesisten" zu.

Schließlich fanden Dangel *(54)* sowie Hossli et al. *(119)*, daß eine künstliche Ventilation über
5 453 *(54)* bzw. 2 134 *(119)* Tage von seiten der Lunge — von einem geringen Abfall der Compliance abgesehen — folgenlos toleriert wurde.

Diese überraschend guten Ergebnisse dürfen allerdings nicht darüber hinwegtäuschen, daß jede
Beatmung einen ganz erheblichen Eingriff in die funktionelle Integrität der Lunge, ja des gesamten Organismus darstellt und die Nichtbeachtung gewisser Vorsichtsmaßregeln bereits frühzeitig mit einem „Beatmungsschaden" *(21)* teuer bezahlt werden muß.

Zu den wesentlichsten diesbezüglichen Punkten gehören (Tabelle 11):

a) Kreislaufstabilität. Daß eine ausreichende Kreislaufstabilität eine „conditio sine qua non"
für ein zufriedenstellendes Beatmungsergebnis ist, belegen unter anderem auch die Untersuchungen von Benzer *(21)*, Faridy et al. *(78)* sowie McClenahan und Urtnowsky *(155)*: So fand
Benzer *(21)*, daß die Beatmung toter Kaninchen zu einer rasch nach Versuchsbeginn einsetzenden und mit zunehmender Ventilationsdauer fortschreitenden Irritation des alveolären Grenzfilmes führt. Diese Beeinträchtigung wurde beim lebenden Tier in nur sehr viel geringerem Aus-

maß und bei der Verwendung von **PEEP** überhaupt nicht mehr beobachtet *(21)*. Auch Faridy et al. *(78)* sowie die Arbeitsgruppe um McClenahan *(155)* und Schoedel *(222)* konnten feststellen, daß es bei der Ventilation excidierter Lungen zu einer dem Atemzugvolumen, der Frequenz sowie der Beatmungsdauer proportionalen Schädigung kommt. Sie kann, wie aus dem von v. Neergaard *(180)* bereits 1929 angegebenen Vergleich des Volumen-Druck-Verhaltens bei Flüssigkeits- und Luftfüllung der Lungen eindeutig hervorgeht, ebenfalls auf eine Störung der Oberflächenspannung und damit des Antiatelektasefaktors zurückgeführt werden.

Dieser Beatmungsschaden war bei Anoxie *(78)* oder anoxieäquivalenter Cyanidvergiftung *(155)* sowie bei tiefer Hypothermie irreversibel. Bei Raumtemperatur bildete er sich jedoch unter statischer Blähung der Lunge innerhalb von 30-60, bei 37°C innerhalb von 10 Minuten wieder vollständig zurück.

Diese Beobachtungen zeigen, daß die Beatmung zu einer erhöhten mechanischen Beanspruchung des alveolären Grenzfilmes führt und in deren Folge zu einem gesteigerten Verbrauch des Surfactantprinzipes. Dieser ventilationsbedingte Mehrverbrauch wird in der Regel — Untersuchungen von Faridy und Naimark *(76)* sowie von Wyszogrodski et al. *(279, 281)* zeigen dies klar — durch eine Produktionszunahme des Antiatelektasefaktors hinreichend kompensiert, so daß nur bei Auftreten eines zusätzlichen Störfaktors, wie etwa einer Kreislaufeinschränkung *(21, 78, 155, 276)* oder einer Stoffwechselhemmung durch Kälte *(78, 103, 134, 155)* oder Cyanid *(155)*, ein definitiver Schaden befürchtet werden muß.

Daß ein intakter Lungenkreislauf für eine normale Alveolarstabilität von essentieller Bedeutung ist, zeigen auch die Befunde von Chernick et al. *(37)*, Finley et al. *(80)*, Morgan *(171)*, Tooley et al. *(254)*, v. Wichert et al. *(268)* sowie von Woo et al. *(276)*. Um diesen Störfaktor sicher zu vermeiden, unterschritten wir bei keinem unserer Versuchstiere einen mittleren arteriellen Blutdruck von 40 mm Hg. Bei der am stärksten kreislaufdepressiv wirkenden PEEP-Beatmung kompensierten wir die bei diesem Ventilationsmuster resultierende Minderung des venösen Rückflusses bei Bedarf mit gutem Erfolg durch eine Auffüllung des Niederdrucksystems mit höhermolekularem Dextran (Longasteril 75, 10 ml/kg KG). Aus diesem Grunde erscheint es uns auch nicht gerechtfertigt, die bei Halothan und Methoxyfluran beobachteten Veränderungen einer ungenügenden Kreislauffunktion anzulasten, zumal Faridy *(73)* zeigen konnte, daß eine Reduktion des pulmonalen Kreislaufes bis auf 15% der Norm immer noch ein ausreichendes Substratangebot garantiert, um einen Beatmungsschaden zu verhindern. Außerdem schnitten die Verfahren, welche die Zirkulation am stärksten beeinträchtigen, nämlich die Halothan-PEEP- und Methoxyfluran-PEEP-Narkose, hinsichtlich der untersuchten Parameter am vorteilhaftesten ab.

b) Seufzeratemzüge ("sighs"). Bereits 1963 beobachteten Bendixen *(20)* sowie Egbert et al. *(65)* bei spontan atmenden narkotisierten Patienten einen progredienten Abfall der Compliance *(65)* sowie der arteriellen Sauerstoffspannung *(20)*, den die Autoren auf eine zunehmende Ausbildung von Atelektasen im Zuge der Anaesthesie zurückführten. Sie konnten darüber hinaus feststellen, daß regelmäßige Seufzeratemzüge imstande waren, eine derartige Entwicklung vollständig zu verhindern, und kamen zu der Ansicht, daß das Ventilationsmuster der wesentlichste Faktor bei der Entstehung dieser Atelektasen sei. Collier und Mead *(48, 158)* gelang es, diese Ergebnisse tierexperimentell weitestgehend zu bestätigen. So fanden sie, daß eine gleichmäßige „seufzerlose" Beatmung bei Hunden einen Complianceabfall auf 66% des Ausgangswertes sowie eine herdförmige Atelektatisierung der Lunge zur Folge hatte. Regelmäßige, im 10 Minuten-Abstand eingeschaltete Seufzeratemzüge konnten diese Veränderungen vollständig verhindern *(48, 158)*. Aus diesen Erfahrungen heraus ist heute der „Seufzer" zu einem integralen Bestandteil jeglicher Beatmungstechnik avanciert *(13, 106, 139, 170, 203, 279, 281)*. Auch

wir haben unsere kontrolliert ventilierten Tiere viertelstündlich gebläht und konnten damit
eine Verfälschung der Ergebnisse von dieser Seite sicher ausschließen. Bei den spontan atmenden Tieren sahen wir von einer derartigen Behandlung ab und fanden zu unserer Überraschung
in Übereinstimmung mit den Ergebnissen von Colgan und Whang *(47)* sowie Thornton et al.
(250), die ebenfalls auf Seufzer verzichteten, nach jeweils 5-stündigen Narkosen mit Ketamin
sowie Enfluran keinerlei Anhalt für Veränderungen in obigem Sinne. Dieses widersprüchliche
Ergebnis mag zumindest zu einem Teil daran liegen, daß Ketamin einen nur gering atemdepressorischen Effekt besitzt *(117)* und Enfluran als Ätherderivat spontane Seufzer auslöst *(223)*,
was auch wir bei unseren Tieren beobachten konnten.

c) Ventilationsdaten. Wie bereits angeklungen, führen Beatmungen mit unphysiologisch großen
Zugvolumina sowie hohen Inspirationsdrucken bereits frühzeitig durch die erhöhte mechanische Beanspruchung des alveolären Grenzfilmes zu einer progredienten Schädigung des Antiatelektasefaktors *(21, 78, 84, 85, 100, 222, 276, 279, 281)*. So fand Forrest *(84)* bei Schwei-
nen, die über 15 Minuten mit einer Frequenz von 32 Zyklen in der Minute und einem Atemzugvolumen von 15% ihrer Vitalkapazität (VK) beatmet wurden, keine die Signifikanzgrenzen
überschreitenden Änderungen von Compliance, Bläschenstabilität sowie des mechanischen Stabilitätsindex *(102, 215)*. Wurde jedoch das Atemzugvolumen auf 75% der VK erhöht, so kam
es zu einer zeitabhängigen, progredienten Abnahme der Compliance, des mechanischen Stabilitätsindex, der Bläschenstabilität und des totalen Lungenvolumens. Gleichzeitig stiegen Öff-
nungs- *(215)* und maximaler Entfaltungsdruck deutlich an. Mikromorphometrisches Korrelat
dieser Hyperventilation *(84)* war als Ausdruck der Surfactantstörung eine Verkleinerung der
Alveolen, eine Abnahme ihres Volumens sowie eine Reduktion ihrer Oberfläche. Die Alveolar-
gänge waren davon nicht betroffen, was darauf hinweist, daß das Surfactantprinzip auf das
respiratorische Kompartiment des Lungenparenchyms beschränkt ist. Auch Wyszogrodski et
al. *(279, 281)* konnten feststellen, daß eine Normalbeatmung von 2,5-3,5 kg schweren Katzen
mit Zugvolumina von 15-20% der jeweiligen Totalkapazität (TK) folgenlos toleriert wird. Erhöht man jedoch das Atemvolumen auf 65% der TK, so kommt es rasch zu einer signifikanten
Rechtsverschiebung des Deflationsschenkels im Volumen-Druck-Diagramm, zu einem pathologischen Anstieg der minimalen Oberflächenspannung in den beatmeten Lungenextrakten sowie zu einer deutlichen Reduktion des totalen Lungenvolumens.
Dies bestätigen auch Befunde von Greenfield et al. *(100)*, die zeigen, daß im Gegensatz zur
„folgenlosen" Normoventilation eine Beatmung mit unnatürlich großen Volumina zu Schäden
des Antiatelektasefaktors führt, die erst 24 Stunden nach Versuchsende ihre maximale Aus-
prägung erfahren und die sich, wie durch wiederholte Lungenbiopsien verfolgt werden konnte,
nach 48 Std weitestgehend restituiert haben.
In Hinblick auf diese Mitteilungen beatmeten wir unsere Tiere mit einem *Atemzugvolumen
von 25-30 ml*, entsprechend einem Durchschnittswert von 10 ml/kg Körpergewicht. Gering-
fügige Korrekturen dieser Einstellung wurden nur während der etwa einstündigen „pränarko-
tischen" Stabilisierungsphase an Hand der Blutgasanalyse vorgenommen, wobei wir in Übereinstimmung mit anderen Autoren *(250)* und um eine Verfälschung unserer Ergebnisse zu vermeiden *(51, 73, 187, 215)*, eine Normoventilation, das heißt physiologische, dem ruhigen
Wachzustand der Tiere entsprechende $PaCO_2$-Werte anstrebten.
Daß uns dies auch gelang, zeigt augenfällig der Vergleich der Endwerte der arteriellen Kohlensäurespannung nach 5-stündiger IPPB-Narkose mit Lachgas, Enfluran, Halothan und Methoxyfluran (Abb. 51).

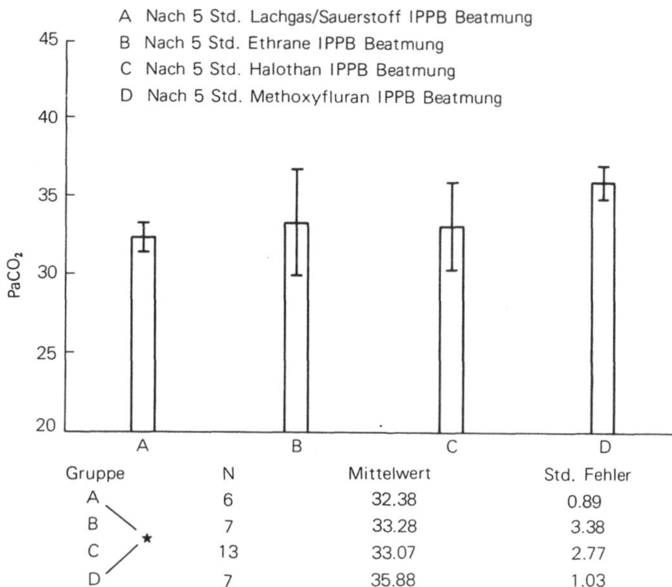

Gruppe	N	Mittelwert	Std. Fehler
A	6	32.38	0.89
B	7	33.28	3.38
C	13	33.07	2.77
D	7	35.88	1.03

Abb. 51. $PaCO_2$-Endwertvergleich nach 5-stündiger IPPB-Narkose mit Lachgas, Enfluran, Halothan und Methoxyfluran

Bezieht man dieses Atemzugvolumen auf die Totalkapazität (TK) — von Kluge *(128)* für das Kaninchen mit 105 ml angegeben — so beläuft sich sein prozentualer Anstieg auf 23,8-28,5%. Wählt man als Bezugspunkt die von uns an Hand von 50 Messungen mit $106,58 \pm 2,21$ ml ermittelte Inspirationskapazität (IK) (49,50), so ändert sich dieses Verhältnis nur unwesentlich. Errechnet man jedoch, um einen Vergleich mit den in der Literatur gemachten Angaben zu ermöglichen, an Hand der IK die Vital (VK)- und Totalkapazität (TK) unserer Tiere, so ergeben sich, legt man für das Residualvolumen sowie das exspiratorische Reservevolumen einen Anteil von jeweils 20% der TK zugrunde *(128)*, für die VK ein Durchschnittswert von 142, für die TK ein solcher von 176 ml.

Setzt man nun das von uns verwendete Atemzugvolumen zu diesen neugewonnenen Größen in Relation, so beträgt es 17,5-21,1% der Vital- und 14,2-17% der Totalkapazität. Diese Werte liegen aber nun mit Abstand unter den von Faridy et al. *(78)*, Forrest *(85)* sowie Wyszogrodski et al. *(279, 281)* verwendeten kritischen Volumina, die sich auf 30-65% der jeweiligen Total- *(78, 279, 281)* bzw. auf 75% der Vitalkapazität *(84, 85)* beliefen.

Als *Beatmungsfrequenz* wählten wir in Übereinstimmung mit den Erfahrungen bei Säuglingen *(191)* sowie den Mitteilungen von Benzer *(21)* 40 Zyklen in der Minute, wobei uns aus den Untersuchungen von McClenahan und Urtnowski *(155)* bekannt war, daß höhere Frequenzen eher zu einem Beatmungsschaden disponieren. Die *erforderlichen Beatmungsdrucke* überschritten bei der IPPB-Gruppe in keinem Falle 8, beim PEEP-Kollektiv niemals 12 cm H_2O. Lediglich die Seufzeratemzüge waren von einem kurzfristigen Druckanstieg bis auf 25 cm Wassersäule begleitet. Diese Werte bewegten sich deutlich innerhalb der von Thornton et al. *(250, 251)*, Lee et al. *(139)* sowie Greenfield et al. *(100)* beim Hund mit 10-23, 12, bzw. 6-10 und von Benzer *(21)* sowie Böhmer und Träxler *(30)* beim Kaninchen mit 30 cm H_2O angegebenen

Grenzen. Das Auftreten eines paradoxen Pulses, wie dies von Greenfield et al. *(100)* beschrieben wurde, sahen wir auch bei der Erstellung des Volumen-Druck-Diagrammes nicht. Hierbei stellten 30 cm H_2O das äußerste von uns akzeptierte Drucklimit dar.

Eine *Wechseldruckbeatmung mit negativ-endexspiratorischen Drucken,* lange Zeit das „non plus ultra" der Beatmungstechnik, führten wir in Hinblick auf die Tatsache, daß sich das Ausmaß des Beatmungsschadens immer umgekehrt zum endexspiratorischen Druck verhält *(78, 106, 203, 222, 279, 281, 284),* nicht durch.

Eine *Anfeuchtung des Beatmungsgases* — sicher ein wesentlicher Faktor bei der Langzeitbeatmung *(13)* — wurde von uns im Gegensatz zu vielen anderen Untersuchern nicht vorgenommen *(21, 101, 203, 250).* Allerdings fanden Fonkalsrud et al. *(82)* bei Hunden, die sie für jeweils 2, 4 und 6 Stunden über einen Doppellumentubus nach Carlens rechts mit einem trockenen und links mit einem adäquat angefeuchteten Gasgemisch ventilierten, daß insgesamt die linke Lunge geringfügig bessere Ergebnisse zeitigte. So ergab die Bronchospirometrie bis zu einer Beatmungsdauer von 4 Stunden keinen Anhalt für eine funktionelle Benachteiligung der „trockenen" rechten Lunge. Oberflächenspannungsuntersuchungen des Trachealsekretes dagegen zeigten nach 2-stündiger Ventilation mit dem nicht angefeuchteten Gas einen signifikanten Anstieg des γ-min von 9 auf 36 dyn/cm. Dieser Wert blieb jedoch dann bis zum Ende der Versuchsdauer konstant. Aber auch die aus der linken Lunge gewonnenen Proben wiesen, möglicherweise als Zeichen eines sich anbahnenden Beatmungsschadens, einen Anstieg auf 18 bzw. 22 dyn/cm auf.

Während der gesamten 5-stündigen Versuchsdauer richteten wir ein besonderes Augenmerk darauf, eine *Auskühlung* der Tiere zu verhindern. So ist es unter anderem seit den Untersuchungen von Gruenwald *(103)* und Krueger *(134)* bekannt, daß die Kälte „per se" bereits zu einer Verschlechterung der Lungenmechanik führt, der im wesentlichen eine Aktivitätseinschränkung und eine Synthesehemmung des Antiatelektasefaktors zugrunde liegen. Es ist daher nur verständlich, wenn Faridy et al. *(78)* sowie McClenahan und Urtnowsky *(155)* feststellen, daß sich ein Beatmungsschaden um so langsamer restituiert, je niedriger die jeweilige Temperatur ist und daß die Toleranz gegenüber einer derartigen Beeinträchtigung umso größer ist, je höher die Temperatur ist.

Aus diesem Grunde wurden die Tiere zur Tracheotomie und Gefäßfreilegung nur so sparsam wie möglich ihres schützenden Haarkleides beraubt. Jegliche Anfeuchtung des Felles vermieden wir sorgfältig. Bei Narkosebeginn deckten wir die Tiere zusätzlich mit Tüchern ab und wärmten sie mittels der tief gestellten Operationsleuchte. Stichprobenartige Temperaturkontrollen ergaben bei diesem Vorgehen eine auffallende Temperaturkonstanz. Lediglich bei den spontan atmenden Tieren konnten wir auf eine zusätzliche Erwärmung verzichten, da es bei ihnen wohl auf Grund der gesteigerten Aktivität der Atemmuskulatur zu keinem Temperaturabfall kam.

Die Diskussion des Problemkreises Beatmungstechnik abschliessend glauben wir, daß unser Vorgehen in keinem Fall einen Anlaß dazu bietet, die Ursache für die von uns beobachteten Veränderungen in einem anderen Grund zu suchen als in der spezifischen, bereits eingehend beschriebenen Wirkung der Inhalationsanaesthetica und ihrer Modifikation durch das jeweilige Beatmungsmuster.

4.3.2.4 Wahl des geeigneten Respirators

Eng verbunden mit der sorgfältigen Beatmungstechnik ist die Wahl eines geeigneten Respirators. Ihr schreiben Hossli et al. *(119)* einen wesentlichen Teil des Verdienstes bei der erfolgreichen Langzeitbeatmung zu. Auch Reineke et al. *(202a, 203)* trafen bezüglich der Effizienz einzelner Beatmungsgeräte deutliche Unterschiede. Die wesentlichsten an ein derartiges Gerät zu stellenden Anforderungen und ihre Charakteristika sind in Übersichten von Baum et al. *(13)* sowie von Hamer und Rügheimer *(106)* zusammengefaßt.

Wir wählten für unsere Versuche bewußt den technisch auf einem modifizierten Ayre'schen-T-Stück aufbauenden *(125)*, volumenkonstanten und vielseitig verwendbaren Loosco-Amsterdam Infant-Ventilator *(125, 145, 256a)*. Dieses Gerät eignet sich hervorragend zur Beatmung von Neugeborenen und Säuglingen *(125, 191)*, so daß ihm auch für unsere Versuchstiergattung eine besondere Qualifikation zugesprochen werden muß *(21)*. Um die Richtigkeit unserer diesbezüglichen Wahl zu prüfen, beatmeten wir einen Teil des Halothan-IPPB-Kollektivs (3.1.1.3 a+b) mit dem Servo-Ventilator 900, einem jungen und sehr fähigen Kind der neuen Respiratorgeneration *(106)*. Die Resultate zeigen — identische Einstelldaten selbstverständlich vorausgesetzt — keine statistisch zu sichernden Unterschiede gegenüber der Beatmungseffizienz des „Loosco".

Wollte man dennoch einen „Respiratorschaden" annehmen, so hätte dieser auch bei den anderen Narkosen und nicht nur bei Halothan und Methoxyfluran zu Tage treten müssen.

Bei unseren Sauerstoffversuchen entschieden wir uns sowohl aus Interesse als auch aus technischen Gründen für den Bird Mark VIII, den klassischen und wohl bekanntesten Vertreter der druckgesteuerten *(13)* Respiratoren *(13, 106)*. Im Gegensatz zu den bereits erwähnten Erfahrungen von Reineke et al. *(202a, 203)* erhielten wir auch mit diesem, in ventilatorischen Grenzsituationen nicht unproblematischen Gerät *(13, 106)*, einwandfreie Ergebnisse.

4.3.2.5 Wahl des Beatmungsgases

Da ein Zuviel an Sauerstoff *(30, 54, 57, 93, 139, 170, 174, 196, 204, 215, 248)* auch bei nur kurzzeitiger Gabe *(30, 139)* für die funktionelle Situation der Lunge ebenso nachteilig sein soll wie ein Zuwenig *(73, 78, 155)*, wählten wir für alle unsere Versuche als Beatmungsgas Druckluft, deren Sauerstoffanteil von 21 Vol% (FIO_2 = 0,21) fortlaufend mit einem Oxygen Analyzer (siehe Abb. 7) überwacht wurde.

Lediglich bei den Lachgas-IPPB-Narkosen erhöhten wir den Sauerstoffanteil auf 30 Vol%. Um uns darüber hinaus selbst noch ein Bild von der Sauerstofftoxizität machen zu können, beatmeten wir eine Tiergruppe für 5 Std. mit 100% O_2. Da wir auch hierbei hinsichtlich der von uns geprüften Parameter keine gröberen Abweichungen fanden (3.1.3.), ist die Annahme einer ursächlichen Mitbeteiligung des Sauerstoffs strikt von der Hand zu weisen.

4.4 Kompatibilität der Ergebnisse mit der Klinik

Vorliegende Ergebnisse fügen sich überraschend gut in das eingangs gezeichnete Bild der im Zusammenhang mit einer Allgemeinnarkose auftretenden pulmonalen Funktionsstörungen.

So führt die durch die stark fettlöslichen Inhalationsanaesthetica Halothan und Methoxyfluran verursachte Alveolarinstabilität rasch zur Ausbildung von Atelektasen und Dystelektasen. Funktionelles Korrelat dieser strukturellen Manifestation ist eine Abnahme der Lungendehnbarkeit sowie der FRK. Gleichzeitig kommt es zu einer Zunahme der pulmonalen Shuntfraktion mit Vergrößerung der alveo-arteriellen Sauerstoffdifferenz. Daraus resultiert letztlich eine für die Gewebsversorgung kritische Verminderung des arteriellen Sauerstoffpartialdruckes im Blut. Durch ein Beatmungsmuster mit positiv-endexspiratorischem Druck lassen sich all diese Veränderungen sicher verhindern, so daß PEEP ein bedeutender prophylaktischer Stellenwert zukommt. Allerdings kann diese günstige Wirkung bei Verwendung von nur langsam abflutenden Inhalationsanaesthetica sowie bei Eingriffen, die mit einer Einschränkung der atemreparativen Mechanismen einhergehen, nur auf den Zeitraum der unmittelbaren Anwendung beschränkt bleiben *(282)*. Dies ist dadurch zu erklären, daß postnarkotisch diese Substanzen noch über Tage ins Alveolarlumen abgegeben werden *(127)* und somit wiederum Gelegenheit haben, mit der Grenzschicht in beschriebenem Sinne zu interferieren. Kommt hierzu noch eine interventionsbedingte Verminderung von Tiefatmung und Husten, so ist es durchaus sinnvoll, bei entsprechend gefährdeten Patienten eine postoperative Beatmung *(104)* oder nach dem Vorschlag von Schmidt et al. *(221)* eine CPAP-Behandlung anzuschließen. Bei der Verwendung parapulmonaler Narkotica sind alle diesbezüglichen Probleme gelöst, da diese Substanzen nicht in der Lage sind, die Lungenfunktion im Sinne der aufgezeigten Pathomechanismen zu beeinträchtigen. Gewisse postoperative Einschränkungen sind dann nur noch auf dem Boden einer Atmungsbehinderung durch den Eingriff selbst denkbar.

4.5 Folgerungen

4.5.1 Voraussetzungen

Welche Schlüsse sind nun bei vorsichtiger Interpretation unserer vorstehend dargelegten und diskutierten Ergebnisse für die klinische Praxis zulässig? Hier ist zunächst vorauszuschicken, daß tierexperimentelle Resultate jedweder Art nur mit der nötigen Kritik sowie unter Beachtung bestimmter Voraussetzungen in die Humanmedizin übernommen werden sollten.
Zu diesen Prämissen gehören unseres Erachtens, daß die Versuche unter klinisch üblichen Bedingungen durchgeführt wurden und daß die dazu gewählte Tierspezies, zumindest was den zu prüfenden Sektor anbelangt, sich weder funktionell-anatomisch noch in ihrer pathophysiologischen Reaktion allzu sehr vom Menschen unterscheidet.
Bei unserem Vorgehen entsprachen Narkoseverfahren, Beatmungstechnik, verwendete Medikamente und zeitlicher Versuchsablauf durchaus klinisch üblichen Gegebenheiten und damit der oben gestellten Forderung. Die verabfolgten *Anaestheticamengen* bewegten sich in allen Fällen in den auch beim Menschen gebräuchlichen Größenordnungen: Für Lachgas betrug die zugeführte Konzentration 70 Vol% und entsprach damit einem MAC von 0,7 *(66, 213)*. Bei Enfluran beliefen sich die Dosen auf das 1,12-, bei Halothan auf das 1,29- und bei Methoxyfluran auf das 3,12-fache der in der Klinik mit 1,6, 0,7 bzw. 0,16 Vol% bestimmten minimalen alveolären Narkosegaskonzentrationen *(66, 213)*.
Spontanatmung und IPPB zählen zu den in der Anaesthesie geläufigen Ventilationsformen. PEEP hatte bisher seinen Platz lediglich in der Intensivbehandlung und leistete dort Beachtliches *(8, 27, 72, 169, 192, 224)*.
Das von uns gewählte *Versuchstier Kaninchen* — von zahlreichen anderen Arbeitsgruppen ebenfalls bevorzugt *(1, 5, 12, 21, 24, 30, 93, 105, 133, 134, 141, 144, 176, 218, 219, 241, 253, 268)* — zeigt mit einem Alveolardurchmesser von 80-90 Mikron etwa dieselben *Größenverhältnisse*, wie sie beim Menschen bis zum Ende der Säuglingsperiode anzutreffen sind *(128)*. Erst mit zunehmendem Alter wird das Zwei- bis maximal Dreifache des diesbezüglichen Kaninchenstandards erreicht *(128, 264)*: Für den ausgewachsenen Menschen gibt Kluge *(128)* einen durchschnittlichen Alveolardurchmesser von 180-230 Mikron an. Weibel *(264)* bestätigt mit 170 Mikron diesen Wert, wobei allerdings eine von ihm zusammengestellte Literaturübersicht eine Schwankungsbreite von 50 bis 600 Mikron aufweist. Ausgehend von dieser Basis, gibt Kluge

(128) die in der Alveole infolge der Oberflächenspannung herrschenden Druckverhältnisse beim Kaninchen mit 10-12, beim Kind mit 9-10 und beim Erwachsenen mit 6-8,5 cm Wassersäule an. Die hieraus wiederum errechneten Oberflächenspannungskoeffizienten belaufen sich auf 22, 32 bzw. 33 dyn/cm *(128)*. Nach den morphometrischen Untersuchungen von Weibel *(264)* zeigt das Kaninchen auch hinsichtlich der *Alveolarstruktur* dem Menschen sehr ähnliche Verhältnisse: So beträgt bei ihm die Dicke der alveokapillären „Membran" 0,17-0,24 gegenüber 0,36-2,5 Mikron (= 10^{-4} cm) des Erwachsenen. Das Luftfassungsvermögen der Kaninchenlunge wird von Kluge *(128)*, bezogen auf das Organgewicht, mit 7,5 ml/g, das heißt nur 1 ml/g unter der entsprechenden Größe des Adulten angegeben.

Was die *funktionelle Qualität* des Antiatelektasefaktors anbelangt, so ergeben Extrakte aus Kaninchenlungen in der Wilhelmywaage von menschlichen Homogenaten *(249)* nicht zu unterscheidende Flächen-Oberflächenspannungsdiagramme *(215)*.

Bezüglich der *stofflichen Zusammensetzung* (40, 43, 215) beschrieben Harwood et al. *(108)* einen relativ hohen Lipidgehalt von 90%, dessen Lecithinanteil sich wiederum auf 83% belief. Diese Werte brachten die Autoren mit dem Alveolarformat des Kaninchens in Verbindung. Clements et al. *(40, 43)* fanden anhand einer Vergleichsübersicht, die neben dem Menschen und unserem Versuchstier noch weitere 9 Spezies umfaßte, daß die jeweils *verfügbare Surfactantmenge* gut mit der von ihr zu bewältigenden Alveolaroberfläche korreliert. Sie betrachten dieses grundlegende Ergebnis als ein einleuchtendes Beispiel für die Einheitlichkeit der biochemischen Struktur in der biologischen Welt *(43)*.

Auf Grund dieser Fakten sowie in Hinblick auf die Tatsache, daß zur tierexperimentellen Forschung über Wesen und Bedeutung des Antiatelektasefaktors vielfach Kaninchen als Versuchstiere herangezogen wurden *(1, 5, 12, 21, 24, 29, 30, 93, 105, 128, 133, 134, 141, 144, 176, 215, 218, 219, 241, 253, 261, 268)*, erscheint uns eine Übertragung unserer Ergebnisse in die Humanmedizin nicht nur gerechtfertigt, sondern sogar dringend erforderlich. Dies ist um so nötiger, als im *anaesthesiologischen Schrifttum (120, 140, 232, 277)* bisher entsprechende praktisch-klinische Konsequenzen nicht aufscheinen. So stellten etwa Lee und Atkins *(140)* in ihrer 1977 überarbeiteten "Synopsis of anaesthesia" noch fest, daß es bezüglich pulmonaler Komplikationen wenig Sinn habe, eine Auswahl unter den einzelnen Anaesthesieverfahren zu treffen, so lange nur die Narkoseführung sachgerecht sei — eine Ansicht, die durch unsere Ergebnisse sicher eindeutig widerlegt wird.

4.5.2 Praktisch-klinische Konsequenzen

Bei welchen operativen Eingriffen und unter wie gearteten Umständen ist es nun geraten, der Verwendung von Halothan und Methoxyfluran als surfactantirritierenden Inhalationsanaesthetica kritisch gegenüberzustehen, ihre Gabe möglicherweise von der gleichzeitigen Anwendung einer „surfactantprotektiven" PEEP-Beatmung abhängig zu machen oder diese Substanzen zugunsten „surfactantfreundlicher" Verfahren gänzlich zu verlassen?

Hier sind an erster Stelle diejenigen Interventionen und patientenseitigen Zustände zu berücksichtigen, die mit einer Störung des Antiatelektasefaktors einhergehen, sowie solche, die zu einer erhöhten postoperativen Komplikationsrate des Respirationstraktes disponieren. Hierzu zählen

— *thorakale, abdomino-thorakale (104, 129, 207, 221)* sowie *Eingriffe im Oberbauch (3, 91, 148, 207, 230, 257)*, vor allem, wenn erstere in *Hypothermie (103, 134, 141, 155)* oder mit Hilfe der *Herz-Lungen-Maschine (135, 215, 237a, 254)* durchgeführt werden;

– Interventionen beim Traumapatienten, insbesondere bei Mehrfach- oder Schädel-Hirn-Verletzungen, da diese bereits frühzeitig erhebliche Störungen der Surfactantfunktion aufweisen und zu ihrer klinischen Erstversorgung meist extrem langer Narkosen bedürfen *(11, 12, 17-19, 24, 26-29, 34, 62, 63, 99, 105, 107, 110, 111, 115, 121, 124, 133, 134, 151, 161, 162, 169, 174, 175, 185, 192, 224, 228, 229, 231, 253, 268, 271)* sowie
– Eingriffe bei Dauerbeatmungspatienten, bei denen ebenfalls häufig mit einer Beeinträchtigung des alveolären Grenzfilmes zu rechnen ist *(21, 78, 84, 85, 155, 198, 203, 279, 281).*
Außerdem müssen vor allem
– Alter (91, 126, 148, 184, 191, 207, 215, 220, 221),
– Konstitution (60, 221, 257),
– habituelle Gewohnheiten, wobei das *Rauchen* an erster Stelle steht *(79, 91, 123, 148, 165, 222, 239, 262)* und
– pulmonale Vorerkrankungen der Patienten *(14, 22, 37, 80, 122, 123, 128, 132, 142, 148, 179, 215, 216, 239, 245, 249, 254, 268)* eine entsprechende Berücksichtigung finden.
Der Vollständigkeit halber seien auch noch folgende seltenere pathologische Zustandsbilder erwähnt, da auch sie sich bekanntermaßen durch eine Störung der Surfactantfunktion ausweisen.
Es sind dies:
– Vergiftungen mit dem Herbizid Paraquat (81),
– Zytostaticabehandlungen mit Colchicin oder Vinblastin (56), sowie möglicherweise die
– Hypothyreose, bei der mit einer entsprechenden Verminderung der Surfactantproduktion gerechnet werden muß *(195, 197).*
Da die aufgeführten Zustände umso mehr Gefahr laufen, zum komplizierenden Faktor zu werden je länger die Anaesthesie mit den inkriminierten Substanzen währt, kommt "last not least" auch der
– Narkosedauer bei der Entwicklung postoperativer pulmonaler Komplikationen ein entscheidender Stellenwert zu *(91, 104, 127, 140, 184, 221).*

4.5.2.1 Thorakale, abdomino-thorakale und Eingriffe im Oberbauch

Vom operativen Vorgehen her müssen Thorax-, Oberbauch- und Zweihöhleninterventionen bezüglich ihrer postoperativen pulmonalen Komplikationshäufigkeit an erster Stelle genannt werden. Wie auch aus der in Abb. 52 zusammengestellten Literaturübersicht ersichtlich ist, sind diese Eingriffe regelmäßig von sehr viel ausgeprägteren Veränderungen der arteriellen Sauerstoffspannung (PaO_2), der alveo-arteriellen Sauerstoffdifferenz (A-a DO_2), der funktionellen Residualkapazität (FRK) sowie des Verschlußvolumens und der Compliance (C) belastet als ihr gemischt-chirurgisches Pendant *(3, 91, 104, 140, 148, 150, 207, 221, 230, 257).*
Zeichen dieser pulmonalen Funktionseinschränkung sind noch lange in der postoperativen Phase nachweisbar: So fanden Gaudy und Guilmet *(91)* 10 Tage später noch keine völlige Normalisierung des PaO_2.
Diese Beobachtung deckt sich auch gut mit den Erfahrungen von Knudsen *(129),* die nach abdominalen Eingriffen die diesbezügliche pulmonale Erholungszeit mit 10-14 Tagen angibt. Nach thorako-abdominalen Interventionen dagegen sind zu diesem Zeitpunkt noch hochsignifikante Veränderungen nachzuweisen *(129).* Aus diesem Grunde konnten auch kürzlich Hack und Rommelsheim *(104)* nach ausgedehnten Zweihöhleneingriffen das deutlich bessere Abschneiden postoperativ prophylaktisch beatmeter Patienten feststellen: So zeigte das respiratorbehandelte Kollektiv mit 31,9% eine um etwa 14% geringere Mortalität als sein nicht beatmetes Pendant, das eine Sterblichkeit von 46% aufwies. Die Autoren *(104)* fordern daher,

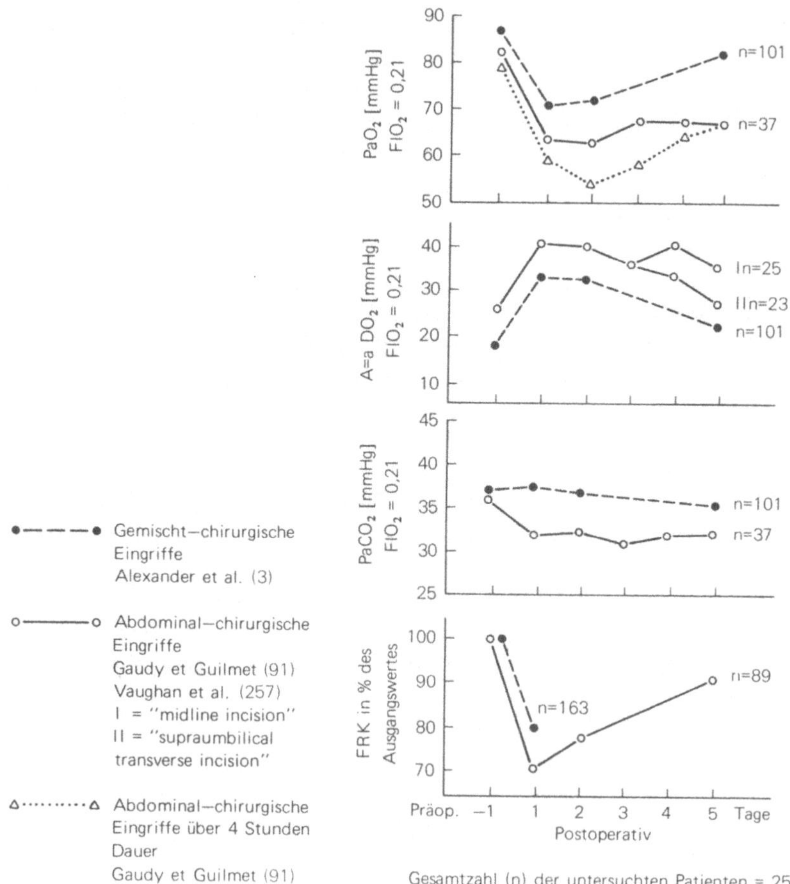

Abb. 52. Ausmaß und Dauer der Veränderungen von PaO$_2$, A-a DO$_2$, PaCO$_2$ und FRK, dargestellt in Abhängigkeit von der Art des Eingriffes, der Schnittführung sowie der Narkosedauer, zusammengestellt an Hand der postoperativen Daten von 258 Patienten aus der Literatur *(3, 91, 257)*

daß auch bei primär Lungengesunden nach über 4-stündigen Abdominaloperationen eine derartige Prophylaxe ins Auge gefaßt werden sollte. Auch Schmidt et al. *(221)* sahen eine nur 15%ige pulmonale Komplikationsrate bei Kranken, die nach ebensolchen Eingriffen für 24 Std mit CPAP (= *c*ontinuous *p*ositive *a*irway *p*ressure), dem PEEP der Spontanatmung, behandelt wurden. Demgegenüber wiesen die Patienten, bei denen keine derartige Nachbehandlung durchgeführt wurde, von seiten des Respirationstraktes eine Komplikationshäufigkeit von 43% auf. Hierbei entwickelten 10 von den insgesamt 58 Kontrollfällen eine manifeste respiratorische Insuffizienz, wohingegen in dem 59 Kranke umfassenden CPAP-Kollektiv nur eine derartige Entwicklung zu verzeichnen war. Als zusätzliche Entscheidungskriterien zur Anwendung von CPAP werten die Autoren *(221)* neben Lokalisation und Dauer des Eingriffes die Gabe von mehr als 4 Blutkonserven, prä- oder postoperative Blutdruckabfälle, ein Alter über 65 Jahre, ausgeprägte Adipositas oder einen schlechten Allgemeinzustand.

Vaughan et al. *(257)* fanden, daß bei den von ihnen beobachteten 48 Patienten lediglich bei der Gruppe, die einen supraumbilicalen Querschnitt erhielt, die alveoarterielle Sauerstoffdifferenz bis zum 5. postoperativen Tag zur Norm zurückgekehrt war. Bei den Kranken mit einem Mittelschnitt bestanden dagegen zu diesem Zeitpunkt noch hochsignifikante Veränderungen.

Auch Alexander et al. *(3)* sahen eine über diese Zeitspanne hinausreichende Erhöhung der $AaDO_2$, die mit einer entsprechenden Verminderung der arteriellen Sauerstoffspannung einherging. Überraschenderweise schließen in fast allen Berichten normale bis mäßig erniedrigte Kohlensäurewerte ($PaCO_2$) eine alveoläre Hypoventilation als Kausalfaktor weitestgehend aus *(3, 91, 148, 207)*.

Auf Grund der vorliegenden experimentellen Ergebnisse scheint eher die Annahme berechtigt, daß zunächst die Verwendung von Inhalationsanaesthetica die beschriebenen pulmonalen Funktionsstörungen initiiert. Postoperativ werden sie dann durch interventionsbedingte Einschränkungen der atemreparativen Mechanismen *(49)* sowie durch die prolongierte Abgabe von Anaesthetica ins alveoläre Gasmilieu *(127)* weiter perpetuiert und im ungünstigen Fall münden sie im „circulus vitiosus" der postoperativen Ateminsuffizienz. In diesem Sinne spricht auch eine Mitteilung von Knudsen und Ruben *(130)*, die nach 154 länger als 8 Std dauernden transthorakalen Eingriffen in nur überraschenden 4,2% Atelektasen der abhängigen und daher besonders gefährdeten Lungen fanden. Außerdem sahen sie nur bei 38 der durchschnittlich 62,3 Jahre alten Kranken passagere pulmonale Komplikationen, die jedoch in keinem Fall den Einsatz eines Respirators erforderlich machten. Diese auffallend günstigen Resultate führen die Autoren im wesentlichen auf zwei Faktoren zurück, nämlich auf das Narkoseverfahren sowie das verwendete Beatmungsregime. Es kam in fast allen Fällen eine Pethidin-komplettierte Lachgas-Sauerstoff-Anaesthesie zur Anwendung, wobei die Relaxation durch Curare aufrecht erhalten wurde. Neben diesem — nach unseren Erkenntnissen ausgesprochen „surfactantfreundlichen" — Vorgehen zogen die Autoren die schonende Handbeatmung einer maschinellen IPPB-Ventilation vor.

Darüber hinaus besitzen auch *Hypothermie* (siehe auch 4.3.2) und *kardio-pulmonaler-Bypass,* heute gängige Hilfsmittel der Narkosetechnik, deutlich surfactantirritierende Potenzen *(44, 78, 103, 134, 141, 155, 215, 237a, 254)*.

So fand Gruenwald *(103)* eine merkliche Beeinträchtigung des Surfactantprinzipes durch Hypothermie, vor allem dann, wenn bereits zusätzliche Schädigungsmomente einer alveolären Instabilität Vorschub leisteten. In dieselbe Richtung weisen Erfahrungen von McClenahan und Urtnowski *(155)* sowie Faridy et al. *(78)*, die feststellten, daß ein durch unsachgemäße Ventilation von Ratten- und Hundelungen hervorgerufener Complianceverlust — etwa im Sinne des von Benzer postulierten „Beatmungsschadens" *(21)* — sich wohl unter Normothermie, nicht aber unter hypothermen Bedingungen restituiere. Schließlich konnte noch Krueger *(134)* zeigen, daß bereits die Kälte „per se" beim Kaninchen zu einem signifikanten Abfall des Compliancequotienten führt. Es ist daher nur folgerichtig, jede zusätzliche iatrogene Alteration des Antiatelektasefaktors zu vermeiden und bei der Wahl von Anaesthetica und Beatmungsmuster auf ein surfactantfreundliches Verfahren auszuweichen.

4.5.2.2 Interventionen bei Traumapatienten

Eine weitere nicht zu unterschätzende Problematik wirft die immer häufiger notwendig werdende anaesthesiologische Versorgung von Traumapatienten auf. Hügin *(120)* stellt bei der Auswahl des geeigneten Narkoticums vornehmlich kardiozirkulatorische Gesichtspunkte in den Vordergrund seiner Überlegungen. Im Gegensatz zu den heute hinreichend bekannten Schock-

und Verletzungsäquivalenten hat sich auf der respiratorischen Seite des traumatischen Geschehens eine Fülle sowohl für das pathophysiologische Verständnis als auch für eine erfolgversprechende Prophylaxe und Therapie richtungsweisender Aspekte eröffnet *(11-13, 17-19, 24, 26-29, 34, 62, 63, 105, 110, 111, 115, 121, 124, 133, 134, 151, 161, 162, 163, 169, 174, 175, 185, 186, 192, 205, 214, 224, 225, 228, 229, 231, 233, 253, 268, 269, 271).*
a) Läßt man die direkten Lungenschädigungen *(120)* durch Verletzung oder Aspiration von Mageninhalt außer Betracht, so führen auch *„extrapulmonale" Traumen* überraschenderweise noch *innerhalb der 30-Minutengrenze* zu einer deutlichen, in einem pathologischen Volumen-Druck-Verhalten nachweisbaren Funktionsbehinderung des Surfactant *(12, 17, 18, 105, 110, 111, 133).* Als mikromorphologisches Korrelat dieser Primärschädigung imponieren infolge einer ausgeprägten pulmonalen Vasokonstriktion Stauung (congestive pulmonary failure) und interstitielles Ödem (traumatic wet lung) *(12, 17, 28, 105, 110, 111, 115, 161, 205, 224, 225, 229, 271).* Deshalb scheint die Annahme berechtigt, daß möglicherweise die alveoläre Flüssigkeitsextravasation zu einem Abheben der Surfactantfilmes von der zu schützenden Unterlage und damit zu seiner Inaktivierung führt, zumal ein rein quantitativer Mangel zu diesem Zeitpunkt sowohl durch die längere Halbwertszeit dieses Biokomplexes *(1, 110, 111, 179, 215, 237, 252, 279, 283)* als auch durch physiologisches Extraktverhalten in der Wilhelmywaage *(12, 105)* ausgeschlossen werden kann.
Der *weitere Reaktionsablauf* ist nahezu als uniform zu bezeichnen. Die auf dem Boden eines generalisierten Verbrauchs des Gerinnungspotentials entstandenen Mikroemboli führen zu einer zusätzlichen Verschlechterung der bereits initial durch Vasokonstriktion und Hypovolämie beeinträchtigten pulmonalen Perfusion mit Verlust der alveo-kapillären Integrität ["leaky capillary phenomenon" *(271)*] *(28, 115, 205, 271).* Dieses Geschehen wird durch die Freisetzung von vasoaktiven Substanzen aus den eingeschwemmten Partikeln weiter verstärkt. So kommt neben der primären Beeinträchtigung des Antiatelektasefaktors durch Flüssigkeitsextravasation auch der *sekundären Einschränkung des zur Surfactantsynthese wesentlichen Substrat- und Sauerstoffangebotes* ein entscheidender Stellenwert für die weitere Perpetuierung des Geschehens zu.
Dies konnte erst kürzlich von der Arbeitsgruppe um Blümel *(12, 29, 253)* nachgewiesen werden: So ist bereits 24 Std nach einer traumaäquivalenten Oberschenkelfraktur beim Kaninchen in der gaschromatographisch aufgearbeiteten Phospholipidfraktion der entbluteten Lunge eine signifikante Abnahme der Palmitinsäure ($C_{16}O$), eines Hauptbestandteiles des Dipalmitoyllecithins, von 43,18 auf 34,58% nachzuweisen *(29, 253);* dieser Befund wird durch eine 40-60%ige Reduktion des Palmitateinbaues nach experimenteller Glasstaubembolisation bestätigt *(268).* In Übereinstimmung mit diesen Resultaten fand Henry *(110, 111)* eine 52-66%ige Minderung der pulmonalen Phosphataufnahme 18 bis 24 Stunden nach einem hämorrhagischen Schock. Lungenmechanisches Korrelat dieses sich so entwickelnden Surfactantmangels stellt eine weitere Verschlechterung des Complianceverhaltens dar *(12, 29, 105, 110, 111, 253).*
Als Bestätigung dieser experimentellen Untersuchungen fanden Moore und Mitarbeiter *(169)* bei Patienten, die einer posttraumatischen pulmonalen Insuffizienz erlagen, eine Erhöhung des γ-min auf beachtliche 17-22 dyn/cm. Demgegenüber kann die Annahme eines *direkt-toxischen Störeffektes von freien Fettsäuren* analog der Provokation von schocklungenähnlichen Bildern durch Ölsäureinjektion *(24, 29, 33, 105, 107)* heute nicht mehr aufrecht erhalten werden *(29, 133).*
b) Nicht nur ausgedehntere „extrapulmonale" Verletzungen, sondern auch isolierte und ohne Schocksymptomatik auftretende *Schädel-Hirn-Traumen (SHT)* bewirken innerhalb kürzester Zeit signifikante Störungen der Lungenfunktion *(17, 18, 26, 62, 121, 124, 151, 174, 185,*

186, 228, 231), die wiederum im Wesentlichen auf eine Beeinträchtigung der Surfactantaktivität zurückgeführt werden können *(17, 18, 26, 185)*. Bei verschiedenen Versuchstiergattun-
gen kommt es innerhalb von Minuten nach einem SHT zu Complianceabfällen von mehr als
50% *(17, 18)*.

Als Ursache dafür konnten Beckman et al. *(17, 18)* durch Vergleiche des Volumen-Druck-Verhaltens von luft- und flüssigkeitsgefüllten Lungen ausschließlich Störungen der Surfactantfunktion verantwortlich machen. Dies bestätigen auch die Untersuchungen von Park und Sutnick
(185), die nach Hypothalamusläsionen bei Ratten neben der Entwicklung eines Lungenödems
einen hochsignifikanten Anstieg der minimalen Oberflächenspannung (γ-min) in der Wilhelmywaage fanden. Daß diese Veränderungen für die ventilatorische Funktion der Lunge nicht ohne
Folgen sind, konnten Maxwell und Goodwin *(151)* zeigen: So wurde eine isolierte intracranielle Druckerhöhung auf 75 bzw. 100 mm Hg beim Hund mit einer prompten Zunahme der
pulmonalen Shuntfraktion um 50 bzw. 90% beantwortet. Als zusätzliches Schädigungsmoment
beim SHT ist eine von Drayer und Poser *(62)* in 2 Fällen mitgeteilte disseminierte intravasale
Gerinnung zu diskutieren. Die Histologie bietet — eine eigene Begriffsbildung etwa im Sinne
einer "poumon cranien" wird von Huguenard und Pinaudeau *(121)* abgelehnt — ein von der
sogenannten Schocklunge kaum zu unterscheidendes Bild *(121)*.

c) Wie lassen sich nun die beschriebenen pulmonalen Veränderungen auf einen *gemeinsamen
pathomechanischen Nenner* bringen? Eine brauchbare Information geben diesbezüglich folgende Beobachtungen: Zum einen führen sowohl die isolierte Reizung des Ganglion stellatum *(19)*
als auch beidseitige Druchtrennungen des nervus vagus im Halsbereich *(96, 254)* oder länger
während Schmerz- und Stressituationen *(63, 161, 162)* rasch zu Alterationen im oben beschriebenen Sinne. Zum anderen sind die nervale oder vaskuläre Isolation der hier als Zielor-
gan fungierenden Lunge, eine ausreichende Sympathicolyse *(17, 18)* und Analgesie *(18, 161,
162)* sowie die Gabe des membranstabilisierenden und dadurch den cerebralen Sauerstoffbedarf vermindernden Diphenylhydantoins *(97, 174)* in der Lage, diese Entwicklung wirkungsvoll zu verhindern.

Diese Resultate fügen sich zwanglos in das von Moss sowie Moss und Steiner *(174, 175)* ent-
worfene Bild einer „zentroneurogenen" Ätiologie dieser Vorgänge, wobei sympathoadrenergen Reaktionsabläufen ein besonderer Stellenwert zuzukommen scheint *(18, 63, 231)*.

Die hier nur teilweise dargelegte Problematik verdient heute eine umso größere Aufmerksam-
keit, als die auf diesem Boden entstehende „posttraumatische pulmonale Insuffizienz" *(169)*
eine alarmierende Häufung zeigt *(269)* und trotz weitestgehender Optimierung des therapeutischen Vorgehens *(8, 27, 72, 169, 192, 224, 243)* immer noch mit einer erschreckenden Mortalität belastet ist.

d) Zu welchen *anaesthesiologischen Konsequenzen* führen unsere experimentellen Ergebnisse
nun beim Vorliegen derartiger Pathomechanismen? Am besten sollte von der Anwendung der
inkriminierten Inhalationsnarkotica Halothan und Methoxyfluran gänzlich Abstand genommen werden, zumal ein „surfactantprotektiver" PEEP in der Regel von der traumabedingt ein-
geschränkten Kreislaufsituation nur ungenügend toleriert wird. Darüber hinaus führt er beim
SHT zu einer weiteren Verschlechterung der vielfach bereits durch eine intracranielle Druck-
steigerung bedrohten cerebralen Perfusion *(2a, 228)*. Außerdem tragen sowohl Methoxyfluran
als auch Halothan sowie in geringem Ausmaß Enfluran zu einer Erhöhung des Hirndruckes bei
(228), so daß diese Substanzen schon deshalb bei derartig gefährdeten Kranken vermieden
werden sollten. In Hinblick auf die Beeinflussung der Oberflächenspannungsparameter durch
Schock und Narkose gelangte die Arbeitsgruppe um Steinbereithner *(133)* zu eindrucksvollen
Ergebnissen: Die Untersucher stellten in Übereinstimmung mit unseren Resultaten fest, daß

Enfluran die geprüften Kriterien überhaupt nicht, Halothan und Methoxyfluran dagegen in zunehmendem Maße verschlechtern.

Von den „surfactantfreundlichen" parapulmonalen Narkoseverfahren empfiehlt sich zur Einleitung beim Schockierten vor allem Ketamin *(64, 97, 277)*, das neben kreislaufstabilisierenden auch ausgezeichnete analgetische Eigenschaften besitzt. Im Gegensatz hierzu ist beim SHT eine hirndrucksenkende Barbiturateinleitung vorteilhafter *(228)*. In beiden Fällen kann die Narkose, ohne eine weitere Beeinträchtigung der Lungenfunktion durch diese Substanzen befürchten zu müssen, mit Fentanyl und einem Lachgas-Sauerstoff-Gemisch fortgeführt werden. Fentanyl *(69, 197, 277)* besitzt ähnlich wie Ketamin hervorragende analgetische Qualitäten und ist daher besonders geeignet, zu einer Unterbrechung des schmerzverstärkten sympathoadrenergen circulus vitiosus beizutragen. Darüber hinaus senkt Fentanyl sowohl den intracraniellen Druck als auch den Sauerstoffverbrauch des Gehirns *(69, 228)*, so daß ihm im Verein mit seinen ödembremsenden Eigenschaften *(233)* cerebral protektive Potenzen zuzuerkennen sind. Außerdem läßt diese Substanz die bei diesen Kranken meist erheblich strapazierte Kreislaufsituation weitestgehend unbeeinflußt und trägt durch Kombination mit dem Butyrophenonderivat Dehydrobenzperidol *(69, 97)* in Form der klassischen Neuroleptanalgesie *(69)* zu einer erwünschten Sympathicolyse bei. Eine gute Steuerbarkeit sowie die jederzeitige Antagonisierungsmöglichkeit mit Naloxone *(69, 97, 277)* runden das insgesamt vorteilhafte Bild ab. Allerdings darf die nach neueren Untersuchungen biphasisch verlaufende Atemdepression *(16)*, die durch Fentanyl hervorgerufen wird, nicht außer Acht gelassen werden. Sie macht, sollen Komplikationen im Sinne des von Cascorbi und Gravenstein *(35)* zitierten "silent death" vermieden werden, postnarkotisch eine sorgfältige Kontrolle der Ventilation unerläßlich.

4.5.2.3 Eingriffe bei Beatmungspatienten

Entsprechende klinische Erfahrungen zeigen, daß eine aus extrapulmonaler Indikation durchgeführte Respiratortherapie von seiten der Lunge sowohl funktionell als auch morphologisch fast folgenlos toleriert wird: So berichten Dangel *(54)* sowie Hossli et al. *(119)* über 2 Patienten, die wegen einer Poliomyelitis bzw. einer hohen Halsmarkläsion über 5.453 bzw. 2.134 Tage komplikationslos beatmet wurden. Dieses günstige Ergebnis schreiben die Autoren vor allem der Wahl des geeigneten Respirators sowie einer sorgfältigen, jegliche Sauerstoffüberdosierung vermeidenden Beatmungstechnik zu; zumal ja heute bekannt ist, daß eine ohne entsprechende Vorsichtsmaßnahme durchgeführte IPPB-Beatmung bereits rasch durch die erhöhte mechanische Beanspruchung des alveolären Grenzfilmes zu einem „Beatmungsschaden" *(21)*, basierend auf der Beeinträchtigung der Surfactantfunktion, führt *(21, 78, 85, 100, 155, 203, 222, 279, 281)*.

Diesen „Beatmungsschaden" konnten auch wir nachweisen, wobei sich vor allem die Kombination von IPPB und Methoxyfluran als besonders nachteilig erwies (s. 3.1.1.4.a). So sollte bereits aus diesem Grunde sowie in Hinblick auf die Tatsache, daß der größte Teil aus pulmonaler Indikation respiratorbehandelter Patienten als primär „Surfactantgeschädigte" anzusehen sind, auf die Verwendung von Halothan und Methoxyfluran verzichtet werden. Als Alternativen bieten sich Lachgas, Enfluran oder die Narkose mit parapulmonalen Substanzen — wie etwa Fentanyl — an, wobei von der Verwendung eines Ventilationsmusters mit positiv-endexspiratorischem Druck (PEEP) ein zusätzlich günstiger Effekt zu erwarten ist *(8, 21, 27, 52, 53, 72, 118, 192, 202a, 203, 204, 221, 224, 243, 266, 267, 279, 281, 282)*.

4.5.2.4 Alter, Konstitution und habituelle Gewohnheiten

a) *Zunehmendes Alter* geht mit einer deutlichen Einschränkung der pulmonalen Kompensationsfähigkeit einher *(49, 50, 126, 128)*: So sinkt zum Beispiel bei gleichbleibendem $PaCO_2$ der arterielle Sauerstoffpartialdruck (PaO_2) im Laufe des Lebens von durchschnittlich 104 mm Hg um jeweils 0,25-0,5 mm Hg pro Jahr ab *(148)*. Verständlicherweise wird dadurch auch die Entstehung postoperativer Lungenfunktionsstörungen begünstigt. Gaudy und Guilmet *(91)* konnten auf Grund der großen Streuung in ihrem 37 Patienten umfassenden Beobachtungsgut keine direkte Beziehung zwischen Alter sowie Ausmaß und Dauer der pulmonalen Funktionsbehinderung sichern. Marshall und Millar *(148)* dagegen stellten bereits nach peripheren Eingriffen eine deutliche Abhängigkeit der alveoarteriellen Sauerstoffdifferenzen sowie des PaO_2 vom Alter und vom jeweiligen Ventilationsregime fest: So schnitten Patienten, die älter als 40 Jahre waren und hyperventiliert wurden, hochsignifikant schlechter ab als ihr jüngeres Gegenstück. Nunn et al. *(184)* fanden bei Kranken über 45 Jahren während der Narkose eine fortschreitende Zunahme der intrapulmonalen Shuntfraktion um 0,11%/Minute. Bei jüngeren Probanden dagegen war eine derartige Progredienz nicht nachweisbar. Hewlett et al. *(112)* konnten das Ausmaß der Abnahme der funktionellen Residualkapazität während der Narkose mit dem Lebensalter der Patienten korrelieren. Im Zusammenhang mit der altersbedingten Vergrößerung des Verschlußvolumens *(71)* kommt diesem Befund wohl die größte pathogenetische Bedeutung zu. Schließlich nimmt mit zunehmenden Jahren als Ausdruck einer Aktivitätsverminderung des Antiatelektasefaktors die mechanische Lungenstabilität, ausgedrückt in dem von Gruenwald *(102)* inaugurierten Index, von über 1,1 auf unter 0,7 ab *(215)*.
Die größere Alveolarstabilität der jüngeren Individuen wird auch durch die Befunde von Podlesch und Schettler *(191, 220)* bestätigt. Sie zeigen, daß Säuglinge auch nach über 5-stündigen Halothannarkosen — ungeachtet des jeweiligen Ventilationsregimes — von postoperativen Funktionsstörungen der Lunge nahezu gänzlich verschont werden. Intraoperativ entwickeln jedoch auch sie eine Zunahme der alveoarteriellen Sauerstoffdifferenz, die von der Höhe der inspiratorischen Sauerstoffkonzentration abhängt.
Zusammenfassend kann zu diesem Punkt festgestellt werden, daß das Alter „per se" sicher keinen so gravierenden Faktor darstellt. Erst im Verein mit anderen pulmonal gefährdenden und unter 4.5.2 aufgelisteten Umständen wird es zum eigentlichen Risiko und zwingt zu entsprechenden anaesthesiologischen Konsequenzen. Diese Tatsache erleuchtet auch aus den grossen Diskrepanzen in der Beurteilung des Alters als Indikation zur Respirator- *(104)* oder CPAP-Behandlung *(221)* nach ausgedehnteren abdominal-chirurgischen Eingriffen. Hack und Rommelsheim *(104)* ziehen, basierend auf ihren Erfahrungen von 158 derartigen Interventionen, diese Grenze bereits bei 50 Jahren; das Durchschnittsalter ihrer nicht beatmeten aber überlebenden Patienten lag bei 48,3, das der Verstorbenen jedoch bei 58,7 Jahren. Schmidt et al. sehen diese kritische Altersgrenze dagegen erst bei 65 Jahren *(221)*. In diesem Zusammenhang sei auch an die außerordentlich günstigen und mit einem „surfactantfreundlichen" Narkoseverfahren erzielten Ergebnisse von Knudsen und Ruben *(130)* erinnert, die bei 154 über 8-stündigen abdomino-thorakalen Eingriffen keine ernsten postoperativen pulmonalen Komplikationen erlebten, obwohl das Durchschnittsalter ihrer Patienten 62,3 Jahre betrug.
b) Daß *Fettleibigkeit* in vermehrtem Maße zu pulmonalen Funktionseinbußen führt, ist allgemein bekannt *(50, 150)*. Daß sie auch postoperativ ihren entsprechenden Tribut verlangt, wobei sogar der jeweiligen Schnittführung eine besondere Bedeutung zukommt, konnten Vaughan et al. *(257)* zeigen. Wiederum liegt eine wesentliche Ursache in der Abnahme der funktionellen Residualkapazität, die sowohl nach den Untersuchungen von Don et al. *(60)* als auch nach den Feststellungen von Hewlett et al. *(112)* mit dem Gewichts/Größen-Verhältnis korre-

liert, ein Zusammenhang, der von Hickey et al. *(114)* ebenfalls bestätigt werden konnte. Eine weitere, pathogenetisch in unseren Augen nicht zu unterschätzende Rolle scheint die gesteigerte Inkorporation der Inhalationsanaesthetica auf Grund der bei diesen Patienten größeren Fettdepots zu spielen *(66)*. Denn jene Stoffe werden dann entsprechend ihrer individuellen Pharmakokinetik über einen noch längeren Zeitraum ins Alveolarmilieu abgeatmet und können so zu einer weiteren Perpetuierung des Geschehens beitragen. Daß diese Ausscheidungsdauer volatiler Anaesthetica gut mit dem Gewichts-Größen-Quotienten korreliert, konnten Klan et al. *(127)* eindrucksvoll zeigen: So ließ sich Halothan bei einer Größen/Gewichts-Relation von 0,56 über 17,4, bei einer solchen von 0,35 dagegen nur 4,2 Tage in der Exspirationsluft nachweisen.

Aus diesen Gründen und in Hinblick auf die auch anderweitigen postoperativen Gefährdungen adipöser Patienten sollten in diesem Falle nur Anaesthetica zum Einsatz kommen, die entsprechend unseren Untersuchungen die Lungenfunktion nach Möglichkeit unbeeinflußt lassen.

c) Klar sind die *Beziehungen zwischen Tabakkonsum und Funktionseinschränkungen der Lunge (49, 79, 131, 165, 215, 222, 239, 262)*. Als Hinweis für eine ursächliche Mitbeteiligung des Surfactantsystems fanden Stanley und Zikria *(239)* bei starken Rauchern eine hochsignifikante Zunahme der minimalen Oberflächenspannung im Trachealsekret. Finley und Ladman *(79)* ergänzten diese Ergebnisse durch die Beobachtung, daß Tabakkonsum zu einer quantitativen Verminderung des Antiatelektasefaktors bei gleichbleibender Qualität dieses Komplexes führt. Dieses Defizit bildet sich bei entsprechender Abstinenz innerhalb eines Monats zurück *(79)*. Schoedel *(222)* stellte gleichfalls fest, daß Zigarettenrauch im Volumen-Druck-Diagramm der Ratte typische, für eine Schädigung des alveolären Grenzfilmes sprechende Bilder hervorruft. Miller und Bondurant *(165)* zeigten bereits 1962, daß Zigarettenrauch, sowohl „in vivo" als auch unter „in vitro" Bedingungen verabfolgt, in der Wilhelmywaage zu einer hochsignifikanten Abnahme des γ-max führt, die allerdings von einem in der Literatur nicht allgemein akzeptierten *(131, 215)* Abfall des γ-min begleitet war. Kötter und Rüfer *(131)* fanden dagegen, daß Extrakte rauchexponierter Lungen ebenfalls pathologische Flächen-Oberflächenspannungs-Diagramme (FOD) aufwiesen, die jedoch auf eine Abnahme von γ-max und einen Anstieg von γ-min zurückzuführen waren. Webb et al. *(262)* bestätigen diese Beobachtung und schrieben ihr eine besondere Bedeutung bei der Emphysempathogenese zu: Es kommt nämlich wie in unseren „in vitro"-Versuchen durch die Herabsetzung der maximalen Oberflächenspannung zu einer beachtlichen Compliancezunahme der größeren Alveolen, wobei eine nicht adäquate oder nach IPPB-Beatmung gar gegenläufige Veränderung von γ-min eine Umverteilung des intrapulmonalen Gasvolumens mit Kollaps der kleineren Einheiten zur Folge hat. So nimmt es nicht Wunder, wenn nach den bereits häufiger zitierten Untersuchungen von Gaudy und Guilmet *(91)* sowie Marshall und Miller *(148)* Nichtraucher hinsichtlich ihrer Lungenfunktion den postoperativ günstigsten Verlauf aufweisen. Auf Grund dieser Gegebenheiten halten wir bei Rauchern die Verwendung eines surfactantschonenden Narkoseverfahrens für angebracht.

4.5.2.5 Eingriffe bei pulmonalen Vorerkrankungen

Pulmonale Vorschäden gehen ebenfalls häufig mit einer Störung des Antiatelektasefaktors einher *(14, 22, 37, 80, 122, 123, 128, 132, 142, 179, 215, 216, 239, 245, 249, 254)*. So fanden Stanley und Zikria *(239)* nicht nur bei starken Rauchern sondern auch bei Kranken mit *chronisch-obstruktiven Lungenleiden* eine pathologische Erhöhung der Oberflächenspannung im Trachealsekret. Ähnliche Beobachtungen machte Thomas *(249)* auf Grund der biomechanischen Überprüfung lungenbioptischen Materials von 106 Patienten in der Wilhelmywaage, wo-

bei auch einzelne Pneumonie- und Sarkoidosefälle sich genauso verhielten. Vielfach ist aber
nicht geklärt, ob diese Störungen des Surfactant an erster oder zweiter Stelle der pathogenetischen Ursachenkette stehen.

Der Verschluß der pulmonalen Strombahn, wie dies zum Beispiel bei der *Lungenembolie* der
Fall ist, führt durch Unterbrechung der Substratzufuhr relativ rasch zu Störungen des Surfactantprinzipes. Dementsprechend fand Naimark *(179)* eine Minderung des Palmitateinbaues in
die Neutralfette und Phospholipide um 89 bzw. 93,2%. Diese Befunde konnten von Wichert
et al. an Hand von glasstaubembolisierten Lungen *(268)* sowie von Morgan *(171)* bestätigt werden. Es ist daher nicht verwunderlich, wenn Finley et al. *(80)* bereits 3 Std nach Pulmonalis-
okklusion einen deutlichen Anstieg der minimalen Oberflächenspannung zu verzeichnen hat-
ten, der, entsprechend der Ausbildung eines suffizienten Kollateralkreislaufes, erst nach 6 Mo-
naten zur Norm zurückkehrte.

Derselbe Effekt trat auch 2 Tage nach Ligatur eines Bronchus auf. Allerdings wurde hier, dank
der intakten Gefäßversorgung, der Ausgangswert bereits nach 8 Wochen wieder erreicht *(80)*.
Als funktionelles Äquivalent dieser Beobachtungen registrierten Chernick et al. *(37)* deutlich
pathologische Veränderungen des Volumen-Druck-Verhaltens.

Sutnick und Soloff *(245)* prüften *atelektatische Lungen* in der Wilhelmywaage und fanden
auch hier eine verminderte Oberflächenaktivität, die in einem Anstieg des γ-min zum Ausdruck
kam. Ähnliche Befunde ließen sich auch bei der „*Pneumonie*" nachweisen. Im Gegensatz zu den
unspezifischen Atelektasen waren hier auch die dem Prozess benachbarten und noch nicht kol-
labierten Partien von einem entsprechenden Aktivitätsverlust betroffen. Eine diesbezügliche Erklärung liegt in den Beobachtungen von Jalowayski und Giammona *(122)*. Sie fanden, daß das
in den Kulturmedien von Proteus mirabilis, Escherichia coli sowie Staphylococcus aureus in
vermehrtem Maße entstehende Phosphatidyläthanolamin ebenfalls oberflächenaktive Eigenschaften besitzt und mit dem genuinen Grenzfilm in Konkurrenz tritt.

Letztlich sei im Rahmen der pulmonalen Vorerkrankungen — Lungenschäden infolge von Trauma und Beatmung wurden bereits angesprochen — noch das ebenfalls auf einem Surfactantmangel beruhende und häufig mit einem Beatmungsschaden einhergehende *Atemnotsyndrom des
Neugeborenen (14, 22, 132, 142, 215, 216)* genannt.

Die bei all den erwähnten Zustandsbildern mit im Spiel befindliche Beeinträchtigung der alveolären Grenzschichtdynamik zwingt zu entsprechenden anaesthesiologischen Konsequenzen. Bei
der im operativen Krankengut relativ häufigen Lungenembolie geben die experimentell ermittelten Restitutionszeiten *(37, 80)* einen ungefähren Anhalt, ab welchem Zeitpunkt Halothan
oder Methoxyfluran ohne größeres pulmonales Risiko wieder eingesetzt werden können.

4.5.2.6 Seltenere, anaesthesiologisch zu berücksichtigende Zustände

a) Die *Paraquatvergiftung* geht bereits frühzeitig mit einer massiven und häufig vital limitieren-
den Schädigung des Respirationsorganes einher. Sind auch die Ursachen dieser Veränderungen
nicht ganz klar, so zeigen doch Untersuchungen von Fisher et al. *(81)*, daß das Surfactantsystem dabei nicht unerheblich involviert ist. Hierauf weisen außer dem makroskopischen Lungenbefund und der Mikromorphologie vor allem das Volumen-Druck-Verhalten sowie die Tatsache,
daß durch Lungenspülung kein oberflächenaktiver Stoff mehr zu gewinnen ist, nachdrücklich
hin. Da paraquatvergiftete Patienten aus obigen Gründen häufig einer Respiratorbehandlung
unterzogen werden müssen, ist auch ein entsprechender Beatmungsschaden mit in Rechnung
zu stellen.

b) Auch die *Behandlung mit den Zytostatica Colchicin oder Vinblastin* führt nach Delahunty
und Johnston *(56)* zu einer deutlichen Verminderung des Surfactantprinzipes. Hierbei ist in

erster Linie der Lipidanteil dieses Biokomplexes betroffen und gerade er ist es auch, der nach unseren Untersuchungen durch die Inhalationsanaesthetica in seiner Funktion gestört wird.
c) Redding et al. fanden im *Schilddrüsenhormon* ein wesentliches Regulans der Surfactantsynthese *(195, 197)*. So stellten die Autoren fest, daß die Gabe von L-Thyroxin zu einer deutlichen Aktivitätszunahme der Pneumocyten vom Typ 2 führt und als deren direkte Folge erhöhte Surfactantspiegel nachweisbar sind. Funktionelles Korrelat dieser Veränderung stellt eine Verbesserung der Lungendehnbarkeit dar. Umgekehrt bedingt ein Mangel an Schilddrüsenhormon eine signifikante Verminderung der oberflächenaktiven Substanzen, die mit einer entsprechenden Verschlechterung der Compliance einhergeht. Die Pneumocyten vom Typ 2 bieten dabei das Bild einer deutlichen Inaktivität.

4.5.2.7 Die Bedeutung der Narkosedauer

Wie aus Abb. 53 klar hervorgeht, sind Narkosen, wenn sie eine Dauer von 3 Stunden überschreiten von ausgeprägteren und anhaltenderen Störungen der Lungenfunktion belastet. Auch Marshall und Millar *(148)* wiesen bereits in ihrer 1965 erschienenen Arbeit "Some factors influencing postoperative hypoxia" nachdrücklich auf diese Beziehung hin. Lee und Atkins *(140)* stellen in diesem Zusammenhang fest, daß sich die Gefahr postoperativer Lungenkomplikationen vergrößert, je länger und je tiefer die zum Eingriff erforderliche Narkose ist.
Besteht über die Anaesthesietiefe heute im Zeichen der modernen Kombinationsnarkose kaum mehr eine Diskussion, so erhebt sich aber doch die Frage, ab welchem Zeitpunkt die Narkosedauer zu einem zusätzlichen Risikofaktor wird. An Hand unserer sich über 5 Stunden erstreckenden Experimente läßt sich nur sagen, daß hier diese kritische Grenze bereits sicher überschritten wurde. Aus der klinischen Erfahrung heraus sehen Hack und Rommelsheim *(104)* sowie Schmidt et al. *(221)* dieses Limit bei etwa 4 Stunden. Auch wir würden beim Fehlen pulmonal gefährdender Begleitumstände oben beschriebener Art für diese 4-Stunden-Grenze plädieren. Das hieße „in praxi" bei Narkosen, die über diesen Zeitpunkt hinausgehen, auf die Verwendung der diskutierten Inhalationsanaesthetica weitestgehend zu verzichten bzw. ihren Einsatz von der flankierenden Anwendung einer surfactantprotektiven PEEP-Beatmung abhängig zu machen.

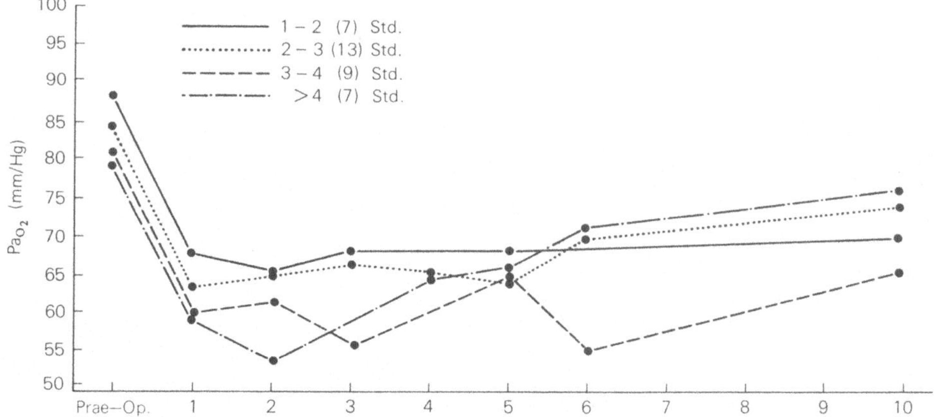

Abb. 53. Ausmaß und Dauer des postoperativen PaO_2-Abfalles in Abhängigkeit von der Narkosedauer [aus *(91)*]

5 Zusammenfassung

Die im Rahmen einer Allgemeinnarkose auftretenden Einschränkungen des pulmonalen Funktionsspektrums — Abfall von arterieller Sauerstoffspannung, funktioneller Residualkapazität und Lungendehnbarkeit sowie Zunahme von alveoarterieller Sauerstoffdifferenz und Verschlußvolumen — veranlassten uns, im Experiment der Frage nachzugehen, inwieweit hierfür der spezifische Einfluß fettlöslicher Inhalationsanaesthetica auf die die Alveolen tapetenartig auskleidenden und für ihre funktionelle sowie strukturelle Stabilität entscheidenden Lipoproteinkomplexe des Antiatelektasefaktors ursächlich verantwortlich gemacht werden kann.
Darüber hinaus war von Interesse, welcher Stellenwert dabei der jeweiligen Beatmungsform — Spontanatmung, intermittierend positive Druckbeatmung (IPPB) sowie Ventilation mit positiv endexspiratorischem Druck (PEEP) — zukommt und ob die Verwendung „parapulmonaler" Narkotica vor derartigen Veränderungen schützt. Zur Klärung dieses Fragenkomplexes wurden die heute gebräuchlichen Anaesthetica und Beatmungsformen in jeweils 5-stündiger Narkose am Kaninchen geprüft.
Als Beurteilungsmaßstab für die Surfactantfunktion „in situ" diente die an Hand eines modifizierten Volumen-Druck-Diagrammes ermittelte Compliance, für die ventilatorische Effizienz dienten die arteriellen Blutgase. Die postnarkotische Grenzschichtaktivität wurde mit Hilfe der Wilhelmywaage bestimmt. Über resultierende strukturelle Veränderungen orientierte ergänzend das mikromorphologische Bild.
In einem zusätzlichen Versuchsansatz wurde der direkte Einfluß von Anaesthetica auf normale Lungenextrakte sowie einen Dipalmitoyllecithin-Monolayer in der Wilhelmywaage geprüft.
Wir kamen dabei zu folgenden, für Experiment und Klinik bedeutsamen Resultaten:
1. Lachgas und Enfluran, Inhalationsanaesthetica mit einer nur geringen Lipoidlöslichkeit, führten, ungeachtet des Ventilationsregimes, zu keinerlei mit den angegebenen Maßstäben erfaßbaren Veränderungen der Lungenfunktion.
2. Demgegenüber waren Narkosen mit Halothan und Methoxyfluran, bedeutend fettlöslicheren Substanzen, von einer erheblichen Verschlechterung der geprüften Parameter gefolgt.
3. Die Spontanatmung schnitt hierbei überraschenderweise günstiger ab als die kontrollierte Überdruckbeatmung (IPPB), so daß eine Irritierung des alveolären Grenzfilmes im Sinne eines „Beatmungsschadens" angenommen werden muß.
4. Alle pathologischen Veränderungen jedoch ließen sich durch ein Ventilationsmuster mit positiv-endexspiratorischem Druck (PEEP) sicher und vollständig verhindern.
5. „Parapulmonale" Narkotica wie Ketamin und Fentanyl störten die Lungenfunktion ebenso wenig wie eine orientierende 5-stündige IPPB-Beatmung mit reinem Sauerstoff.
6. Die ergänzenden „in vitro" Versuche erbrachten den Nachweis, daß der Beeinträchtigung des Antiatelektasefaktors und damit des alveolären Grenzschichtverhaltens durch die Inhalationsanaesthetica in Form einer „positiven" und „negativen Alveolarinstabilität" die entscheidende pathogenetische Schlüsselfunktion zukommt.
7. Darüberhinaus konnte in diesem Versuchsansatz die Lipidfraktion des Surfactantprinzipes als eigentlicher Angriffsort der Inhalationsanaesthetica ermittelt werden.
Die hieraus sich für die Klinik ergebenden weittragenden Konsequenzen werden an Hand der bisher lückenhaften Literatur eingehend diskutiert.

6 Summary

Impairment of lung function is a constant feature of general anesthesia and the postanesthetic
period. As the most conspicuous alterations a decrease of PaO_2, functional residual capacity,
and pulmonary compliance as well as an increase of A-a DO_2, and closing volume deserve
attention. These typical changes prompted us to investigate to what extent this is caused by
the specific influence of fatsoluble inhalation anesthetics on the surfactant system of the lung.
In addition, we were interested in ascertaining the significance of different ventilatory pat-
terns — spontaneous breathing, intermittent positive pressure breathing (IPPB), and positive
end-expiratory pressure ventilation (PEEP) — and whether the use of "parapulmonary" narcotics safeguards against possible changes. To clarifiy these questions, the different anesthetics
and types of respiration currently in use were each tested in rabbits during 5-h anesthesias.
The pulmonary compliance as determinded by a modified volume-pressure-diagram served as
a suitable mean for evaluating surfactant activity "in situ". Arterial blood gases provided
additional information about resulting impairment of pulmonary gas exchange. After anesthesia the "in vitro" activity of the lining layer was measured with the Wilhelmy balance. Last but
not least the histological picture of the lungs provided further information about resulting
structural changes.
In addition, the direct influence of anesthetics on normal lung homogenates and on a monolayer of synthetic dipalmitoyllecithin was tested with the Wilhelmy balance.
The following experimentally and clinically important results were observed:
1) Nitrous oxide and enflurane, which are inhalation anesthetics with only minimal liposolu-
   bility, did not lead to any alterations in the pulmonary function as measurable by the
   above-mentioned criteria, regardless of the type of ventilation.
2) In contrast, anesthesias performed with halothane and methoxyflurane, which are consider-
   ably more liposoluble, resulted in significant deterioration of the parameters tested.
3) Spontaneous breathing showed surprisingly better results than controlled IPPB so that we
   had to assume there had been an irritation of the alveolar lining layer in the sense of "respiratory damage."
4) All pathologic changes, however, could be safely and completely prevented by ventilation
   with PEEP.
5) „Parapulmonary" narcotics such as ketamine and fentanyl did not disturb lung function
   nor did a 5-h IPPB with pure oxygen.
6) Supplementary "in vitro" experiments proved that a pathogenetic key role is played by
   the impairment of the surfactant as caused by inhalation anesthetics, which results in an
   "positive" or "negative" alveolar instability.
7) When inhalation anesthetics are used, the lipid fraction of the surfactant must be considered
   the most vulnerable part of this essential system guaranteeing alveolar stability.
The resultant consequences, which are far-reaching in their effect on clinical practice, are
discussed in detail taking into account the rather incomplete literature currently available.

7 Literatur

1. Abrams, M.E., Wigglesworth, A.: The biological half-life of pulmonary surface-active agent. Biochem. J. *111*, 21 (1969).
2. Ackermann, U., Foitzik, H., Höltje, W., Lawin, P.: Die Beeinflussung des Säure-Basen-Haushaltes und der Sauerstoffsättigung durch Methoxyfluran-Narkosen unter Spontanatmung. Z. Prakt. Anästh. *5*, 49-54 (1970).
2a. Aidinis, S.J., Lafferty, J., Shapiro, H.M.: Intracranial responses to PEEP. Anesthesiology *45*, 275-286 (1976).
3. Alexander, J.I., Spence, A.A., Parikh, R.K., Stuart, B.: The role of airway closure in postoperative hypoxaemia. Brit. J. Anaesth. *45*, 34-40 (1973).
4. Allison, A.C.: The effects of inhalational anaesthetics on proteins. In: Halsey M.J., Millar, R.A., Sutton, J.A.: Molecular mechanisms in general anaesthesia. S. 164-181. Edinburgh-London-New York: Churchill Livingstone 1974.
5. Anthonisen, N.: Changes in compliance in rabbits subjected to acute bronchoconstriction. J. Appl. Physiol. *18*, 539-543 (1963).
6. Arthur, D.S., Mathur, A.K., Nisbet, H.I.A., Volgyesi, G.A.: The effect of artificial ventilation on functional residual capacity and arterial oxygenation. II. Comparison of spontaneous respiration and artificial ventilation at similar arterial carbon dioxide tensions, tidal volumes, and inspiratory gas flow rates. Canad. Anaesth. Soc. J. *22*, 432-435 (1975).
7. Artusio, J.F., van Poznak, A., Hunt, R.E., Tiers, F.M., Alexander, M.: A clinical evaluation of methoxyflurane in man. Anesthesiology *21*, 512-517 (1960).
8. Ashbaugh, D.G., Petty, T.L., Bigelow, D.B., Harris, T.M.: Continuous positive-pressure breathing (CPPB) in adult respiratory distress syndrome. J. Thorac. Cardiovasc. Surg. *57*, 31-41 (1969).
9. Askin, F.B., Kuhn, Ch.: The cellular origin of pulmonary surfactant. Lab. Invest. *25*, 260-268 (1971).
10. Bachofen, H., Hildebrandt, J., Bachofen, M.: Pressure-volume curves of air- and liquidfilled excised lungs-surface tension in situ. J. Appl. Physiol. *29*, 422-431 (1970).
11. Bachofen-Porchet, M., Bachofen, H.: Lungenveränderungen nach Trauma und Schock: Das "respiratory distress syndrome" des Erwachsenen. Schweiz. med. Wschr. *103*, 1-8 (1973).
12. Baum, M., Benzer, H., Blümel, G., Bolčić, J., Irsigler, K., Tölle, W.: Die Bedeutung der Oberflächenspannung in der Lunge beim experimentellen posttraumatischen Syndrom. Z. Exp. Chirurg. *4*, 359-376 (1971).
13. Baum, M., Benzer, H., Kucher, R., Steinbereithner, K.: Künstliche Beatmung. In: Kucher, R., Steinbereithner, K.: Intensivstation, -pflege, -therapie. S. 245-301 Stuttgart: Thieme 1972.
14. Baum, M., Benzer, H., Lempert, J., Regele, H., Stühlinger, W., Tölle, W.: Oberflächenspannungseigenschaften der Lungen Neugeborener. Respiration *28*, 409-428 (1971).
15. Baum, M., Benzer, H., Lepier, W., Tölle, W.: Die Bedeutung der Hysterese für die künstliche Beatmung von Neugeborenen. Pneumonologie *144*, 206-214 (1971).
16. Becker, L.D., Bradford, A.P., Miller, R.D., Severinghaus, J.W., Eger, E.I.: Biphasic respiratory depression after fentanyl-droperidol or fentanyl alone used to supplement nitrous oxide anesthesia. Anesthesiology *44*, 291-296 (1976).
17. Beckman, D.L., Bean, J.W.: Pulmonary pressure-volume changes attending head injury. J. Appl. Physiol. *29*, 631-636 (1970).
18. Beckman, D.L., Bean, J.W., Baslock, D.R.: Sympathetic influence on lung compliance and surface forces in head injury. J. Appl. Physiol. *30*, 394-399 (1971).
19. Beckman, D.L., Bean, J.W., Baslock, D.R.: Neurogenic influence on pulmonary compliance. J. Trauma *14*, 111-115 (1974).
20. Bendixen, H.H., Bullwinkel, B., Hedley-Whyte, J., Laver, M.B.: Atelectasis and shunting during spontaneous ventilation in anesthetized patients. Anesthesiology *25*, 297-301 (1964).
21. Benzer, H.: Respiratorbeatmung und Oberflächenspannung in der Lunge. Anaesthesiologie und Wiederbelebung Band 38. Berlin-Heidelberg-New York: Springer-Verlag 1969.

22.   Benzer, H.: Die Oberflächenspannung in der Lunge und ihre Bedeutung für die Reanimation des
      Neugeborenen. Anaesthesist *20*, 257-259 (1971).
23.   Benzer, H., Lempert, J., Müller, E., Thoma, G., Tölle, W.: Experimentelle Atelektasen und Ober-
      flächenspannung in der Lunge. Respiration *26*, 122-140 (1969).
24.   Benzer, H., Müller, E., Tölle, W.: Fettembolie und Oberflächenspannung in der Lunge. Anaesthe-
      sist *18*, 133-139 (1969).
25.   Bergman, N.A.: Components of the alveolar-arterial oxygen tension difference in anesthetized man.
      Anesthesiology *28*, 517-527 (1967).
26.   Bergren, D.R., Beckman, D.L.: Pulmonary surface tension and head injury. J. Trauma *15*, 336-338
      (1975).
27.   Blaisdell, F.W., Schlobohm, R.M.: The respiratory distress syndrome: A review. Surgery *74*, 251-
      262 (1973).
28.   Bleyl, U., Büsing, C.M.: Perpetuation des Schocks durch die Schocklunge. Z. Prakt. Anästh. *6*,
      249-262 (1971).
29.   Blümel, G., Tölle, W., Lohninger, A.: Studies on the free fatty acid compositon of the lung tissue
      in the rabbit following experimental fractures. In Haberland, G.L., Levis, D.H.: New Aspects of
      Trasylol therapy — Die Schocklunge. S. 141-148 Stuttgart: Schattauer 1973.
30.   Böhmer, D., Träxler, C.: Lungenveränderungen nach kurzdauernder intermittierender Überdruck-
      beatmung mit Sauerstoff. Z. Prakt. Anästh. *4*, 140-150 (1969).
31.   Brooks, R.E.: Lung surfactant: An alternate hypothesis. Am. Rev. Resp. Dis. *104*, 585-586 (1971).
32.   Budniewski, A.: Changes in the dynamic compliance coefficient of the lungs and breathing mechanics
      during administration of diethyl ether and halothane for general anaesthesia with spontaneous
      respiration. Anaesth. Resuscit. Intens. Ther. *3*, 35-41 (1975).
33.   Burnham, S.C., Martin, W.E., Cheney, F.W.: The effects of various tidal volumes on gas exchange
      in pulmonary edema. Anesthesiology *37*, 27-31 (1972).
34.   Campan, L., Gay, R., Feiss, P.: A propos des phénomènes mécaniques de la ventilation chez les
      choqués et les opérés. Ann. Anaesth. Franç., Spécial III, 73-92 (1973).
35.   Cascorbi, H.F., Gravenstein, J.S.: Silent death. Anesthesiology *40*, 319-320 (1974).
36.   Chenoweth, M.B.: Modern inhalation anesthetics. Handb. exp. Pharm. XXX, Berlin, Heidelberg,
      New York: Springer 1972.
37.   Chernick, V., Hodson, W.A., Greenfield, L.J.: Effect of chronic pulmonary artery ligation on
      pulmonary mechanics and surfactant. J. Appl. Physiol. *21*, 1315-1320 (1966).
38.   Clements, J.A.: Surface tension of lung extracts. Proc. Soc. Exp. Biol. (N.Y.) *95*, 170-172 (1957).
39.   Clements, J.A.: Pulmonary surfactant. Am. Rev. Resp. Dis. *101*, 984-990 (1970).
40.   Clements, J.A.: Comparative lipid chemistry of lungs. Arch. Int. Med. *127*, 387-389 (1971).
41.   Clements, J.A.: Lung surfactant: Present status and future prospects. Proc. Roy. Soc. Med. *66*,
      389 (1973).
42.   Clements, J.A., Hustead, R.F., Johnson, R.P., Gribetz, I.: Pulmonary surface tension and alveolar
      stability. J. Appl. Physiol. *16*, 444-450 (1961).
43.   Clements, J.A., Nellenbogen, J., Trahan, H.J.: Pulmonary surfactant and evolution of the lungs.
      Science *169*, 603-604 (1970).
44.   Clements, J.A., Tierney, D.F.: Alveolar instability associated with altered surface tension.
      In: Fenn, W.O., Rahn, H.: Handbook of physiology, Section 3, Respiration, Volume II.
      S. 1565-1583 Baltimore: Williams & Wilkings 1973.
45.   Clements, J.A., Wilson, K.M.: The affinity of narcotic agents for interfacial films. Proc. Nat. Acad.
      Sci. (Wash.) *48*, 1008-1014 (1962).
46.   Colgan, F.J.: Performance of lungs and bronchi during inhalation anesthesia. Anesthesiology *26*,
      778-785 (1965).
47.   Colgan, F.J., Whang, T.B.: Anesthesia and atelectasis. Anesthesiology *30*, 917-922 (1968).
48.   Collier, C.R., Mead, J.: Pulmonary exchange as related to altered pulmonary mechanics in
      anesthetized dogs. J. Appl. Physiol. *19*, 659-664 (1964).
49.   Comroe, J.H.: Physiologie der Atmung. Stuttgart-New York: Schattauer 1968.
50.   Comroe, J.H., Forster, R.E., Dubois, A.B., Briscoe, W.A., Carlsen, E.: Die Lunge. Stuttgart-New
      York: Schattauer 1968
51.   Coon, R.L., Kampine, J.P.: Hypocapnic bronchoconstriction and inhalation anesthetics.
      Anesthesiology *43*, 635-641 (1975).

52. Craig, D.B., McCarthy, D.S.: Airway closure and lung volumes during breathing with maintained airway positive pressures. Anesthesiology *36*, 540-543 (1972).

53. Daly, B.D.T., Hughes, D.A., Norman, J.C.: Alveolar morphometrics: Effects of positive end expiratory pressure. Surgery *76*, 624-629 (1974).

54. Dangel, P.: Diskussionsbeitrag. In: Wiemers, K., Scholler, K.L.: Lungenveränderungen bei Langzeitbeatmung. S. 41 Stuttgart: Thieme 1973.

55. Davis, N.L., Nunnally, R.L., Malinin, T.I.: Halothane MAC in the rabbit. Anesthesiology *41*, 310-311 (1974).

56. Delahunty, Th.J., Johnston, J.M.: The effect of colchicine and vinblastine on the release of pulmonary surface active material. J. Lipid Res. *17*, 112-116 (1976).

57. DeLemos, R., Wolfsdorf, J., Nachman, R., Block, A.J., Leiby, G., Wilkinson, H.A., Allen, T., Haller, J.A., Morgan, W., Avery, M.E.: Lung injury from oxygen in lambs. Anesthesiology *30*, 609-618 (1969).

58. Demling, R.H., Staub, N.C., Edmunds, L.H.: Effect of end-expiratory airway pressure on accumulation of extravascular lung water. J. Appl. Physiol. *38*, 907-912 (1975).

59. Dobkin, A.B., Heinrich, R.G., Israel, J.S., Levy, A.A., Neville, J.F., Ounkasem, K.: Clinical and laboratory evaluation of a new inhalation agent: Compound 347 (CHF_2-O-CF_2-CHF Cl). Anesthesiology *29*, 275-287 (1968).

60. Don, H.F., Wahba, W.M., Craig, D.B.: Airway closure, gas trapping, and the functional residual capacity during anesthesia. Anesthesiology *36*, 533-539 (1972).

61. Don, H.F., Wahba, M., Cuadrado, L., Kelkar, K.: The effects of anesthesia and 100 per cent oxygen on the functional residual capacity of the lungs. Anesthesiology *32*, 521-529 (1970).

62. Drayer, B.P., Poser, Ch.M.: Disseminated intravascular coagulation and head trauma, J.A.M.A. *231*, 174-175 (1975).

63. Droste, P.L., Beckman, D.L.: Pulmonary effects of prolonged sympathetic stimulation. Proc. Soc. Exp. Biol. Med. *146*, 352-353 (1974).

64. Dundee, J.W., Wyant, G.M.: Intravenous anaesthesia. Edinburgh-London: Churchill Livingstone 1974.

65. Egbert, L.D., Laver, M.B., Bendixen, H.H.: Intermittent deep breaths and compliance during anesthesia in man. Anesthesiology *24*, 57-60 (1963).

66. Eger, II, E.I.: Anesthetic uptake and action. Baltimore-Maryland: Williams & Wilkins 1974.

67. Epstein, L.I., Kuzava, B.A.: Basic physics in anesthesiology. Chicago: Year Book Medical Publishers INC. 1976.

68. Erhorn, H., Foitzik, H., Lawin, P.: Wirkung von Ethrane auf die Blutgase bei Spontanatmung. Z. Prakt. Anästh. *9*, 93-97 (1974).

69. Etschenberg, E.: Anaesthesie mit Droperidol und Fentanyl. Aulendorf: Cantor 1973.

70. Evans, J.A., Hamilton, R.W., Kuenzig, M.C., Peltier, L.F.: Effects of anesthetic agents on surface properties of dipalmitoyl lecithin. Anesth. Analg. *45*, 285-289 (1966).

71. Fairley, H.B.: Airway closure. Anesthesiology *36*, 529-532 (1972).

72. Falke, K.J., Pontoppidan, H., Kumar, A., Leith, D.E., Geffin, B., Laver, M.B.: Ventilation with end-expiratory pressure in acute lung disease. J. Clin. Invest. *51*, 2315-2323 (1972).

73. Faridy, E.E.: Effect of alterations in PO_2, PCO_2, pH, and blood flow on elastic behaviour of dogs lungs. J. Appl. Physiol. *27*, 342-349 (1969).

74. Faridy, E.E.: Effect of food and water deprivation on surface activity of lungs of rats. J. Appl. Physiol. *29*, 493-498 (1970).

75. Faridy, E.E.: Effect of distension on release of surfactant in excised dogs lungs. Fed. Proc. *32*, 401 (1973).

76. Faridy, E.E., Naimark, A.: Effect of ventilation on lung metabolism. Fed. Proc. *29*, 661 (1970).

77. Faridy, E.E., Permutt, S.: Surface forces and airway obstruction. J. Appl. Physiol. *30*, 319-321 (1971).

78. Faridy, E.E., Permutt, S., Riley, R.L.: Effect of ventilation on surface forces in excised dogs lungs. J. Appl. Physiol. *21*, 1453-1462 (1966).

79. Finley, T.N., Ladman, A.J.: Low yield of pulmonary surfactant in cigarette smokers. N. Engl. J. Med. *286*, 223-227 (1972).

80. Finley, T.N., Tooley, W.H., Swenson, E.W., Gardner, R.E., Clements, J.A.: Pulmonary surface tension in experimental atelectasis. Am. Rev. Resp. Dis. *89*, 372-378 (1964).

81. Fischer, H.K., Clements, J.A., Wright, R.R.: Pulmonary effects of the herbecide Paraquat studied
     3 days after injection in rats. J. Appl. Physiol. *35*, 268-273 (1973).
82. Fonkalsrud, E.W., Higashijima, J., Sanchez, M., Arima, E.: A comparative study of the effects of
     dry vs. humidified ventilation on canine lungs. Surgery *78*, 373-380 (1975).
83. Forbes, A.R.: Halothane depresses mucociliary flow in the trachea. Anesthesiology *45*, 59-63 (1976).
83a. Forbes, A.R., Horrigan, R.W.: Mucociliary flow in the trachea during anesthesia with enflurane,
     ether, nitrous oxide, and morphine. Anesthesiology *46*, 319-321 (1977).
84. Forrest, J.B.: The effect of hyperventilation on the size and shape of alveoli. Brit. J. Anaesth. *42*,
     810-817 (1970).
85. Forrest, J.B.: The effect of hyperventilation on pulmonary surface activity. Brit. J. Anaesth. *44*,
     313-320 (1972).
86. Foster, C.A., Heaf, P.J.D., Semple, S.J.G.: Compliance of lung in anesthetized paralyzed subjects.
     J. Appl. Physiol. *11*, 383-384 (1957).
87. Fourcade, H.E., Larson, C.Ph., Hickey, R.F., Bahlman, S.H., Eger II, E.I.: Effects of time on
     ventilation during halothane and cyclopropane anesthesia. Anesthesiology *36*, 83-88 (1972).
88. Fujiwara, T., Adams, F.H., Seto, K.: Lipids and surface tension of extracts of normal and oxygen-
     treated guinea pig lungs. J. Pediat. *65*, 45-52 (1964).
89. Gasparetto, A., Barusco, G.: Effects of Ethrane, Halothane and Penthrane on alveolar surfactants.
     Anaesthesiologie und Wiederbelebung, Band 84. S. 212-213. Berlin-Heidelberg-New York:
     Springer 1974.
90. Gasparetto, A., Barusco, G., Vilardi, V.: Effetti dell'alotano, del Metossifluorano e dell'Ethrane
     sul sistema surfactant alveolare. Acta. Aneasth. Ital. *25*, 118-140 (1974).
91. Gaudy, J.H., Guilmet, C.: L'hyoxémie post-opératoire en chirurgie digestive. Ann. Anesth. Franç.
     14, 59-73 (1973).
92. Gil, J.: Morphologische Aspekte des Druck-Volumen-Diagramms. Anaesthesiologie und Wiederbe-
     lebung, Band 80, S. 4-13, Berlin-Heidelberg-New York: Springer 1974.
93. Gilder, H., McSherry, Ch.K.: Mechanisms of oxygen inhibition of pulmonary surfactant synthesis.
     Surgery *76*, 72-79 (1974).
94. Goerke, J.: Lung surfactant. Biochimica et Biophysica Acta *344*, 241-261 (1974).
95. Gold, M., Helrich, M.: Pulmonary compliance during anesthesia. Anesthesiology *26*, 281-288 (1963).
96. Goldenberg, V.E., Buckingham, S., Sommers, S.C.: Pulmonary alveolar lesions in vagotomized rats.
     Lab. Invest. *16*, 693-705 (1967).
97. Goodman, L.S., Gilman, A.: The pharmacological basis of therapeutics. New York-Toronto-London:
     Mac Millan 1975.
98. Greenfield, L.J.: Surfactant in surgery. Surg. Clin. N. America *54*, 979-992 (1974).
99. Greenfield, L.J., Barkett, M., Coalson, J.J.: The role of surfactant in the pulmonary response to
     trauma. J. Trauma *8*, 735-741 (1968).
100. Greenfield, L.J., Ebert, P.A., Benson, D.W.: Effect of positive pressure ventilation on surface
     tension properties of lung extracts. Anesthesiology *25*, 312-316 (1964).
101. Griffo, Z.J., Roos, A.: Effect of O_2 breathing on pulmonary compliance. J. Appl. Physiol. *17*,
     233-238 (1962).
102. Gruenwald, P.: A numerical index of the stability of lung expansion. J. Appl. Physiol. *18*, 665-667
     (1963).
103. Gruenwald, P.: Pulmonary surface forces as affected by temperature. Arch. Pathol. *77*, 568-574
     (1964).
104. Hack, G., Rommelsheim, K.: Respiratorbehandlung als Beginn der postoperativen Rehabilitation
     nach großen chirurgischen Eingriffen. Z. Prakt. Anästh. *11*, 17-23 (1976).
105, Haider, W., Baum, M., Benzer, H., Lackner, F.: Ablauf der Lungenveränderungen im posttrauma-
     tischen Schock (Schocklunge). Anaesthesist *23*, 129-136 (1974).
106. Hamer, Ph., Rügheimer, E.: Die gebräuchlichsten Atemgeräte. Intensivbehandlung *1*, 169-179
     (1976).
107. Hamilton, R.W., Hustead, R.F., Peltier, L.F.: Fat embolism: The effect of particulate embolism on
     lung surfactant. Surgery *56*, 53-56 (1964).
108. Harwood, J.L., Desai, R., Hext, P., Tetley, T., Richards, R.: Characterization of pulmonary
     surfactant from ox, rabbit, rat and sheep. Biochem. J. *151*, 707-714 (1975).
109. Heard, B., White, R., King, E.: Effects of serum proteins on pulmonary surfactants in vitro:
     Evidence of a protective mechanism in pulmonary edema. Chest *66*, 13-16 (1974).

110. Henry, J.N.: The effect of shock on pulmonary alveolar surfactant. J. Trauma *8*, 756-773 (1968).

111. Henry, J.N., McArdle, A.H., Scott, H.J., Gurd, F.N.: A study of the acute and chronic respiratory pathophysiology of hemorrhagic shock. J. Thor. Cardiovasc. Surg. *54*, 666-681 (1967).

112. Hewlett, A.M., Hulands, G.H., Nunn, J.F., Heath, J.R.: Functional residual capacity during anaesthesia, II: Spontaneous respiration. Brit. J. Anaesth. *46*, 486-494 (1974).

113. Hewlett, A.M., Hulands, G.H., Nunn, J.F., Milledge, J.S.: Functional residual capacity during anaesthesia, III: Artificial ventilation. Brit. J. Anaesth. *46*, 495-503 (1974).

114. Hickey, R.F., Visick, W.D., Fairley, H.B., Fourcade, H.E.: Effects of halothane anesthesia on functional residual capacity and alveolar-arterial oxygen tension difference. Anesthesiology *38*, 20-24 (1973).

115. Hill, K.: Zur Pathomorphologie der posttraumatischen pulmonalen Insuffizienz. Anaesthesist *19*, 332-340 (1970).

116. Hills, B.A.: Gas-induced osmosis in the lung. J. Appl. Physiol. *33*, 126-129 (1972).

117. Hirshman, C.A., McCullough, R.E., Cohen, P.J., Weil, J.V.: Hypoxic ventilatory drive in dogs during thiopental, ketamine, or pentobarbital anesthesia. Anesthesiology *43*, 628-634 (1975).

118. Hopewell, Ph., Murray, J.F.: Effects of continous postive-pressure ventilation in experimental pulmonary edema. J. Appl. Physiol. *40*, 568-574 (1976).

119. Hossli, G., Bühlmann, A., Hardmeier, Th.: Dauerbeatmung während 2134 Tagen wegen hoher Halsmarkdurchtrennung. In: Wiemers, K., Scholler, K.L.: Lungenveränderungen bei Langzeitbeatmung. S. 37-40. Stuttgart: Thieme 1973.

120. Hügin, W.: Anästhesie bei schweren Verletzungen. In: Frey, R., Hügin, W., Mayrhofer, O.: Lehrbuch der Anaesthesiologie und Wiederbelebung. S. 722-729. Berlin-Heidelberg-New York: Springer 1972.

121. Huguenard, P., Pinaudeau, X.: Le poumon chez le traumatisé cranien. Ann. Anesth. Franç., Special I, 89-96 (1973).

122. Jalowayski, A.A., Giammona, S.T.: The interaction of bacteria with pulmonary surfactant. Am. Rev. Resp. Dis. *105*, 236-241 (1972).

123. Kahana, L.M., Thurlbeck, W.M.: Surface tension and static volume-pressure hysteresis in pulmonary emphysema and other conditions. Am. Rev. Resp. Dis. *105*, 217-228 (1972).

124. Katsurada, K., Yamada, R., Sugimoto, T.: Respiratory insufficiency in patients with severe head injury. Surgery *73*, 191-199 (1973).

125. Keuskamp, D.H.G.: Wechseldruckbeatmung beim Kleinkind und Säugling mittels eines modifizierten Ayreschen T-Verbindungsstückes. Anaesthesist *12*, 7-12 (1963).

126. Kitamura, H., Sawa, T., Ikezono, E.: Postoperative hypoxemia: The contribution of age to the maldistribution of ventilation. Anesthesiology *36*, 244-252 (1972).

127. Klan, P.H., Herden, H.-N., Lawin, P.: Vergleichende gaschromatographische Untersuchungen der Exspirationsluft von Patienten nach Narkosen mit Enflurane, Halothane und Methoxyfluran. Z. Prakt. Anästh. *10*, 356-360 (1975).

128. Kluge, A.: Oberflächenspannung in der Lunge. Erg. d. ges. Lungen- und Tuberkuloseforschung *16*, 10-69 (1967).

129. Knudsen, J.: Duration of hypoxaemia after uncomplicated upper abdominal and thoraco-abdominal operations. Anaesthesia *25*, 372-377 (1970).

130. Knudsen, J., Ruben, H.: Pulmonary complications after 154 trans-thoracic operations requiring more than 8 hours anaesthesia. Brit. J. Anaesth. *46*, 752-755 (1974).

131. Kötter, D., Rüfer, R.: Die Oberflächenaktivität im Langmuirtrog bei Quantitäts- und Qualitätsänderung von aktivem Material aus Rattenlungen. Respiration *25*, 35-50 (1968).

132. Kriegelsteiner, H.P., Köpcke, H., Lohninger, A., Schneider, R., Landauer, B., Johannigmann, J., Blümel, G.: Oberflächenaktive Substanzen im Fruchtwasser: Vergleich biomechanischer und biochemischer Untersuchungen. Z. Geburtsh. Perinat. *180*, 194-203 (1976).

133. Krisch, K., Watzek, C., Steinbereithner, K.: Der Einfluß einiger Inhalationsnarkotika auf den Verlauf des hämorrhagischen Schocks im Tierexperiment. Proceedings of the 7th international anaesthesia postgraduate course, Vienna, 1975. S. 127-139.

134. Krueger, P.: Trauma und Hypothermie. Habilitationsschrift, München 1975.

135. Lachmann, B., Winsel, K., Reutgen, H.: Der Antiatelektasefaktor der Lunge. Z. Erkr. Atm. *137*, 267-287 (1972).

135a. Landauer, B., Tölle, W., Kolb, E.: Beeinflussung der Oberflächenspannung der Lunge durch das Inhalationsanaestheticum Enfluran (Ethrane). Anaesthesist *24*, 432-436 (1975).

135b. Landauer, B., Tölle, W., Kolb, E.: Zur Beeinflussung des Antiatelektasefaktors der Lunge durch Halothan. Z. Prakt. Anästh. *12*, 359-370 (1977).

135c. Landauer, B., Tölle, W., Zänker, K., Blümel, G.: Beeinflussung der Oberflächenspannung der Lunge durch das Inhalationsanaestheticum Methoxyfluran (Penthrane). Anaesthesist *25*, 431-439 (1976).

135d. Landauer, B., Tölle, W., Rust, M., Kolb, E.: Zur Bedeutung des Ventilationsmusters für die funktionelle Situation der Lunge bei Inhalationsnarkosen. Teil I: Spontanatmung versus IPPB. Anaesthesist *26*, 418-427 (1977)

135e. Landauer, B., Tölle, W., Blümel, G.: Zur Bedeutung des Ventilationsmusters für die funktionelle Situation der Lunge bei Inhalationsnarkosen. Teil II: PEEP. Anaesthesist *26*, 525-533 (1977).

136. Langmuir, I.: The constitution and fundamental properties of solids and liquids. J. Amer. Chem. Soc. *38*, 2221-2295 (1916) und *39*, 1848-1905 (1917).

137. Larson, C.P., Eger II, E.I., Muallem, M., Buechel, D.R., Munson, E.S., Eisele, J.H.: The effects of diethyl ether and methoxyflurane on ventilation. Anesthesiology *30*, 174-184 (1969).

138. Laver, M.B.: Acute respiratory failure: More questions, fewer answers. Anesthesiology *43*, 611-613 (1975).

139. Lee, Ch.J., Lyons, J.H., Konisberg, S., Morgan, F., Moore, F.D.: Effects of spontaneous and postive-pressure breathing of ambient air and pure oxygen at one atmosphere pressure on pulmonary surface characteristics. J. Torac. Cardiovasc. Surg. *53*, 759-769 (1967).

140. Lee, J.A., Atkins, R.S.: A synopsis of anaesthesia. Bristol: J. Wright 1977.

141. Lempert, J., Macklem, P.T.: Effect of temperature on rabbit lung surfactant and pressure-volume hysteresis. J. Appl. Physiol. *31*, 380-385 (1971).

142. Lempert, J., Müller-Tyl, E., Benzer, H., Baum, M., Kraus, U.: Nachweis von oberflächenaktiven Substanzen der fetalen Lunge im Fruchtwasser während des Schwangerschaftsverlaufes. Wien. klin. Wschr. *85*, 678-681 (1973).

143. Lenfant, C.: Revival of an old battle: Intermittent vs. continuous positive-pressure breathing. N. Engl. J. Med. *283*, 1463-1464 (1970).

144. Levine, B.E., Johnson, R.P.: Effects of atelectasis on pulmonary surfactant and quasi-static lung mechanics. J. Appl. Physiol. *20*, 859-864 (1965).

145. Loosco, G.L.: Amsterdam infant ventilator: Instructions for use, service manual and replacement parts list. Amsterdam, 1974.

146. Lutz, H.: Halothan-Index; Ein Vorschlag zur Definition der mittleren Halothankonzentration. Z. Prakt. Anästh. *5*, 347-349 (1970).

147. Marshall, B.E., Cohen, P.J., Klingenmaier, H., Aukenberg, St.: Pulmonary venous admixture before, during, and after halothane: Oxygen anesthesia in man. J. Appl. Physiol. *27*, 653-657 (1969).

148. Marshall, B.E., Millar, R.A.: Some factors influencing post-operative hypoxaemia. Anaesthesia *20*, 408-428 (1965).

149. Marshall, B.E., Wyche, M.Q.: Pulmonary extravascular water volume during halothane-oxygen anesthesia in dogs. Anesthesiology *32*, 530-536 (1970).

150. Marshall, B.E., Wyche, M.Q.: Hypoxemia during and after anesthesia. Anesthesiology *37*, 178-209 (1972).

151. Maxwell, J.A., Goodwin, J.W.: Neurogenic pulmonary shunting. J. Trauma *13*, 368-373 (1973).

152. McCarthy, G.S.: The effect of thoracic extradural analgesia on pulmonary gas distribution, functional residual capacity and airway closure. Brit. J. Anaesth. *48*, 243-248 (1976).

153. McClenahan, J.B., Mussenden, R., Ohlsen, J.D.: Effect of ethanol on surfactant of ventilated lungs. J. Appl. Physiol. *27*, 90-95 (1969).

154. McClenahan, J.B., Ohlsen, J.D.: Protein component of human surfactant. Clin. Res. *16*, 134 (1968).

155. McClenahan, J.B., Urtnowski, A.: Effect of ventilation on surfactant and its turnover rate. J. Appl. Physiol. *23*, 215-220 (1967).

156. Mead, J.: Elementary considerations concerning influence of surface tension on the mechanical behaviour of the lungs and, in particular, the stability of the air spaces. Am. Rev. Resp. Dis. *81*, 739-746 (1960).

157. Mead, J.: Mechanical properties of lungs. Physiol. Rev. *41*, 281-330 (1961).

158. Mead, J., Collier, C.: Relation of volume history of lungs to respiratory mechanics in anesthetized dogs. J. Appl. Physiol. *14*, 669-678 (1959).

159. Mead, J., Takishima, T., Leith, D.: Stress distribution in lungs: a model of pulmonary elasticity. J. Appl. Physiol. *28*, 596-608 (1970).

160. Mead, J., Whittenberger, J.L., Radford jr., E.P.: Surface tension as a factor in pulmonary volume-pressure hysteresis. J. Appl. Physiol. *10*, 191-196 (1957).

161. Metz, G., Classen, H.G., Vogel, W., Mittermayer, Ch.: Sympathicoadrenerge Stimulation und Lungenveränderungen. In: Rügheimer, E.: Deutsche Gesellschaft für Anästhesie und Wiederbelebung. Kongreßbericht 1974. S. 936-941. Erlangen: Perimed 1975.

162. Metz, G., Spieß, B., Classen, H.G., Mittermayer, Ch., Vogel, W.: Akuter Streß und Lungenödem. Arzneimittel Forsch. *24*, 1625-1627 (1974).

163. Meyers, J.R., Meyer, J.S., Baue, A.E.: Does hemorrhagic shock damage the lung? J. Trauma *13*, 509-519 (1973).

164. Miller, D.A., Bondurant, S.: Surface characteristics of vertebrate lung extracts. J. Appl. Physiol. *16*, 1075-1077 (1961).

165. Miller, D.A., Bondurant, S.: Effects of cigarette smoke on the surface characteristics of lung extracts. Am. Rev. Resp. Dis. *85*, 692-696 (1962).

166. Miller, K.W., Pang, K.Y.: General anaesthetics can selectively perturb lipid bilayer membranes. Nature *263*, 253-255 (1976).

167. Miller, R.N., Thomas, P.A.: Pulmonary surfactant: Determinations from lung extracts of patients receiving diethylether or halothane. Anesthesiology *28*, 1089-1093 (1967).

168. Modell, J.H., Heinitsh, H., Giammona, S.T.: The effects of wetting and antifoaming agents on pulmonary surfactant. Anesthesiology *30*, 164-173 (1969).

169. Moore, F.D., Lyons, J.H., Pierce, E.C., Morgan, A.P., Drinker, P.A., MacArthur, J.D., Dammin, G.J.: Post-traumatic pulmonary insufficiency. Philadelphia-London-Toronto: Saunders 1969.

170. Morgan, A.P.: The pulmonary toxicity of oxygen. Anesthesiology *29*, 570-579 (1968).

171. Morgan, T.E.: Biosynthesis of pulmonary surface-active lipid. Arch. Intern. Med. *127*, 401-407 (1971).

172. Morgan, T.E.: Pulmonary surfactant. N. Engl. J. Med. *284*, 1185-1193 (1971).

173. Morr-Strathmann, U., Schier, R., Lawin, P.: Die Änderung physiologischer Atemgrößen unter Ethrane- und Halothannarkosen. Vortrag Zentraleurop. Anaesth. Kongreß, Bremen 1975.

174. Moss, G.: The role of the central nervous system in shock: The centro-neurogenic etiology of the respiratory distress syndrome. In Shoemaker, W.C.: The lung in the critically ill patient. S. 44-48. Baltimore: Williams & Wilkins 1976.

175. Moss, G., Stein, A.A.: The centrineurogenic etiology of the respiratory distress syndrome: Protection by unilateral chronic pulmonary denervation in hemorrhagic shock. J. Trauma, *16*, 361-364 (1976).

176. Motoyama, E.K., Gluck, L., Kikkawa, Y., Kulovich, V., Suzuki, Y.O.: The effects of inhalation anesthetics on pulmonary surfactant. Anesthesiology *30*, 347 (1969).

177. Münchow, R., Gross, V., Wilfert, K., Drischel, K., Schädlich, M.: Untersuchungen über das Kontraktilitätsverhalten am gesunden und koronarveränderten Kaninchenherzen unter Neuroleptanalgesie. Anaesthesiol. u. Reanimat. *1*, 38-47 (1976).

178. Munson, E.S.: Respiratory system. In: Chenoweth, M.B.: Modern inhalation anesthetics. Handb. exp. Pharm. XXX. S. 254-270. Berlin-Heidelberg-New York: Springer 1972.

179. Naimark, A.: Pulmonary blood flow and the incorporation of palmitate-I-C^{14} by dog lung in vivo. J. Appl. Physiol. *21*, 1292-1298 (1966).

180. v. Neergaard, K.: Neue Auffassungen über einen Grundbegriff der Atemmechanik. Die Retraktionskraft der Lunge, abhängig von der Oberflächenspannung in den Alveolen. Z. Ges. Exp. Med. *66*, 373-394 (1929).

181. Ngai, S.H.: Halothane. In: Chenoweth, M.B.: Modern inhalation anesthetics. Handb. Exp. Pharm. XXX. S. 33-76. Berlin-Heidelberg-New York: Springer 1972.

182. Nunn, J.F.: Factors influencing the arterial oxygen tension during halothane anaesthesia with spontaneous respiration. Brit. J. Anaesth. *36*. 327-341 (1964).

183. Nunn, J.F.: Applied respiratory physiology. London: Butterworth 1977.

184. Nunn, J.F., Bergman, N.A., Coleman, A.J.: Factors influencing the arterial oxygen tension during anaesthesia with artificial ventilation. Brit. J. Anaesth. *37*, 898-914 (1965).

185. Park, C.D., Sutnick, A.I.: Pulmonary surface activity alterations associated with pulmonary edema following preoptic hypothalamic lesions in rats. Proc. Soc. Exp. Biol. Med. *142*, 1025-1030 (1973).

186. Parks, L.K., Bergman, N.A.: Hypoxia as manifestation of neurogenic pulmonary dysfunction. Anesthesiology *45*, 93-95 (1976).

187. Patterson, R.W., Sullivan, S.F., Malm, J.R., Bowman, O., Papper, E.M.: The effect of halothane on human airway mechanics. Anesthesiology *29*, 900-907 (1968).

188. Pattle, R.E.: Surface lining of lung alveoli. Physiol. Rev. *45*, 48-79 (1965).
189. Pattle, R.E., Schock, C., Battensby, J.: Some effects of anaesthetics on lung surfactant. Brit. J. Anaesth. *44*, 1119-1127 (1972).
190. Pawlowski, B., Frosolono, M.F., Charms, B.L., Przybylski, R.: Intra- and extracellular compartmentalization of the surface-active fraction in dog lung. J. Lip. Res. *12*, 538-544 (1971).
191. Podlesch, I., Schettler, D.: Der Einfluß der Narkose auf die Lungenfunktion und den Säure-Basen-Haushalt des Säuglings. Anaesthesist *22*, 86-93 (1973).
192. Pontoppidan, H., Geffin, B., Lowenstein, E.: Acute respiratory failure in the adult. Boston: Little & Brown 1973.
192a. Qvist, J., Pontoppidan, H., Wilson, R.S., Lowenstein, E., Laver, M.B.: Hemodynamic responses to mechanical ventilation with PEEP. Anesthesiology *42*, 45-51 (1975).
193. Radford, E.P. jr.: Static mechanical properties of mammalian lungs. In: Fenn, W.O., Rahn, H.: Handbook of physiology. S. 429-449 Section 3, Volume 1.
194. Raventós, J.: The action of fluothane – a new volatile anesthetic. Brit. J. Pharmacol. *11*, 394-410 (1956).
195. Redding, R.A.: Thyroid hormone influence upon lung surfactant metabolism. Science *175*, 994-996 (1972).
196. Redding, R.A., Arai, T., Douglas, H.J.W., Tsurutani, H., Overs, J.: Early changes in lungs of rats exposed to 70% O_2. J. Appl. Physiol. *38*, 136-142 (1975).
197. Redding, R.A., Douglas, W.H.J., Wunschell, K.R., Stein, M.: Influence of thyroid hormone upon lung ultrastructure and surfactant production. Fed. Proc. *30*, 619 (1971).
198. Regele, H.: Zur Morphologie der Beatmungslunge. In: Rügheimer, E.: Deutsche Gesellschaft für Anästhesie und Wiederbelebung, Kongreßbericht 1974. S. 444-449. Erlangen: Perimed 1975.
199. Rehder, K., Sittipong, R., Sessler, A.D.: The effects of thiopental-meperidine anesthesia with succinylcholine paralysis on functional residual capacity and dynamic lung compliance in normal sitting man. Anesthesiology *37*, 395-398 (1972).
200. Reifenrath, R.: The significance of alveolar geometry and surface tension in the respiratory mechanics of the lung. Resp. Physiol. (Amst.) *24*, 115-137 (1975).
201. Reifenrath, R.: Biochemistry and surface tension properties of the lung alveolar surfactant obtained by micropuncture. Chest *67*, 14-15 (1975).
202. Reifenrath, R., Zimmermann, I.: Dynamic surface tension properties of mixed lecithin-cholesterol films related ro respiratory mechanics. Respiration *33*, 303-314 (1976).
202a. Reineke, H.: Lungenveränderungen während Dauerbeatmung. Anaesthesiologie und Wiederbelebung Band 105, Berlin-Heidelberg-New York: Springer-Verlag 1977.
203. Reineke, H., Dick, W., Ahnefeld, F.W.: Pulmonary compliance and gas exchange in newborn pigs during artificial ventilation. Resuscitation *3*, 69-79 (1974).
204. Reineke, H., Dick, W., Ahnefeld, F.W.: Tierexperimentelle Untersuchungen zum Verhalten der Hämodynamik und Lungenfunktion bei zweitägiger Sauerstoffbeatmung mit positiv endexspiratorischem Druck. Anaesthesiologie und Wiederbelebung, Bd. 93, S. 27-33. Berlin-Heidelberg-New York: Springer 1975.
205. Remmele, W., Goebel, U.: Zur pathologischen Anatomie des Kreislaufschocks beim Menschen: V. Pathomorphologie der Schocklunge. Klin. Wschr. *51*, 25-36 (1973).
206. Reynolds, E.O.R.: Physiological effects of reduction in lung surfactant. Proc. Roy. Soc. Med. *66*, 388 (1973).
207. Rodewald, G., Harms, H., Pokar, H., Rödiger, W.: Postoperative Störungen der Lungenfunktion. In: Pichlmayr, R.: Postoperative Komplikationen – Prophylaxe und Therapie. S. 176-186. Berlin-Heidelberg-New York: Springer 1976.
208. Rügheimer, E., Himmler, J., Greiner, K.: Einfluß von Ethrane auf die Atmung. Z. Prakt. Anästh. *9*, 87-92 (1974).
209. Sachs, L.: Angewandte Statistik. Berlin-Heidelberg-New York: Springer 1974.
210. Said, S.I., Avery, M.E., Davis, R.K., Banerjee, Ch.M., El-Gohary, M.: Pulmonary surface activity in induced pulmonary edema. J. Clin. Invest. *44*, 458-464 (1965).
211. Saidman, L.J.: Mechanisms of barbiturate action. In: Eger II, E.I.: Anesthetic uptake and action. S. 258-263. Baltimore: Williams & Wilkins 1974.
212. Saidman, L.J.: Uptake distribution and elimination of barbiturates. In: Eger II, E.I.: Anesthetic uptake and action. S. 264-284. Baltimore: Williams & Wilkins 1974.

213. Saidman, L.J., Eger II, E.I., Munson, E.S., Babad, A.A., Muallem, M.: Minimum alveolar concentrations of methoxyflurane, halothane, ether and cyclopropane in man: Correlation with theories of anesthesia. Anesthesiology 28, 994-1002 (1967).

214. Sayeed, M.M., Chaudry, I.H., Baue, A.E.: $Na^+ K^+$ transport and adenosine nucleotides in the lung in hemorrhagic shock. Surgery 77, 395-402 (1975).

215. Scarpelli, E.M.: The surfactant system of the lung. Philadelphia: Lea & Febiger 1968.

216. Scarpelli, E.M.: Pulmonary physiology of the fetus, newborn an child. Philadelphia: Lea & Febiger 1975.

217. Scarpelli, E.M., Chang, S.J., Colacicco, G.: A search for the surface-active lipoprotein. Am. Rev. Resp. Dis. 102, 285-289 (1970).

218. Scarpelli, E.M., Gabbay, K.H., Kochen, J.A.: Lung surfactants, counterions and hysteresis. Science 148, 1607-1609 (1965).

219. Scarpelli, E.M., Wolfson, D.R., Colacicco, G.: Protein and lipid-protein fractions of lung washings: Immunological characterization. J. Appl. Physiol. 34, 750-753 (1973).

220. Schettler, D., Podlesch, I.: Der Einfluß der Narkose auf die Lungenfunktion und den Säure-Basen-Haushalt des Säuglings. Anaesthesist 22, 94-99 (1973).

221. Schmidt, G.B., Bombeck, C.Th., Bennett, E.J., Kotb, K.M.: Continuous positive airway pressure in the prophylaxis of the adult respiratory distress syndrome (ARDS). Langenbecks Arch. Chir. Suppl. Chir. Forum 439-442 (1975).

222. Schoedel, W.: Einflüsse von Beatmung und Zigarettenrauch auf das statische Druck-Volumen-Diagramm isolierter Rattenlungen. Pflügers Arch. ges. Physiol. 284, 176-183 (1965).

223. Schuh, F.T.: Enfluran (Ethrane) — Pharmakologie und klinische Aspekte eines neuen Inhalations-narkotikums. Anaesthesist 23, 273-280 (1974).

224. Schulz, V., Schnabel, K.H.: Die Schocklunge — Pathogenetische Vorstellungen und therapeutische Möglichkeiten. Internist 16, 82-90 (1975).

225. Sealy, W.C.: The lung in hemorrhagic shock. J. Trauma 8, 774-781 (1968).

226. Seeman, Ph.: The membrane expansion theory of anesthesia. In: Fink, B.R.: Molecular mechanisms of anesthesia. S. 243-251. New York: Raven Press 1975.

227. Severinghaus, J.W., Larson, C.P.: Respiration in anesthesia. In: Fenn, W.O., Rahn, H.: Handbook of physiology, section 3, Respiration, volume II. S. 1219-1264. Baltimore: Williams & Wilkins 1973.

228. Shapiro, H.M.: Intracranial hypertension: Therapeutic and anesthetic considerations. Anesthesiology 43, 445-471 (1975).

229. Shoemaker, W.C.: Pattern of pulmonary hemodynamic and functional changes in shock. In: Shoemaker, W.C.: The lung in the critically ill patient. S. 33-43. Baltimore: Williams & Wilkins 1976.

230. Siler, J.N., Rosenberg, H., Mull, Th.D., Kaplan, J.A.: Hypoxemia after upper abdominal surgery. Ann. Surg. 179, 149-155 (1974).

231. Simmons, R.L., Ducker, T.B., Anderson, R.W.: Pathogenesis of pulmonary edema following head trauma. J. Trauma 8, 800-811 (1968).

232. Skivington, M.A.: Respiratory diseases. In Katz, J., Kadis, L.B.: Anesthesia in uncommon diseases. S. 176-202. Philadelphia-London-Toronto: Saunders 1973.

233. Smith, A.L., Marque, J.J.: Anesthetics and cerebral edema. Anesthesiology 45, 64-72 (1976).

234. Smith, E.B.: Physical chemical investigations of the mechanisms of general anaesthesia. In Halsey, M.J., Millar, R.A., Sutton, J.A.: Molecular mechanisms in general anaesthesia. S. 112-131. Edinburgh-London-New York: Churchill Livingstone 1974.

235. Smith, G., Cheney, F.W., Winter, P.M.: The effect of change in cardiac output on intrapulmonary shunting. Brit. J. Anaesth. 46, 337-342 (1974).

236. Smith, N.Ty., Smith, P.: Circulatory effects of modern inhalation anesthetic agents. In: Chenoweth, M.B.: Modern inhalation anesthetics. Handb. exp. Pharm. XXX, S. 149-241. Berlin-Heidelberg-New York: Springer 1972.

237. Spitzer, H.L., Norman, J.R., Birmingham, A.: The biosynthesis and turnover of surfactant lecithin and protein. Arch. Intern. Med. 127, 429-435 (1971).

237a. Stanley, T.H., Liu, W.S., Gentry, S.: Effects of ventilatory techniques during cardiopulmonary bypass on post-bypass and postoperative pulmonary compliance and shunt. Anesthesiology 46, 391-395 (1977).

238. Stanley, T.H., Zikria, B.A.: The effects of fat-soluble anesthetic agents on tracheal-bronchial secretion surface tension. Surgery 73, 386-389 (1973).

239. Stanley, T.H., Zikria, B.A.: The surface tension of upper airway secretions in patients with and without respiratory disease. Anaesth. Analg. *54*, 602-606 (1975).

240. Stanley, T.H., Zikria, B.A., Sullivan, S.F.: The surface tension of tracheobronchial secretions during general anesthesia. Anesthesiology *37*, 445-449 (1972).

241. Stemmler, E.J., DuBois, A.B.: Pulmonary tissue and surface elastic forces at low lung volumes in rabbits. J. Appl. Physiol. *25*, 473-478 (1968).

242. Stone, G.J., Sullivan, S.F.: Halothane anesthesia and pulmonary shunting. Anesthesiology *37*, 582-587 (1972).

243. Suter, P.M., Fairly, H.B., Isenberg, M.D.: Optimum end-expiratory airway pressure in patients with acute pulmonary failure. New England J. Med. *292*, 284-289 (1975).

244. Suter, P.M., Fairley, H.B., Schlobohm, R.M.: Shunt, lung volume and perfusion during short periods of ventilation with oxygen. Anesthesiology *43*, 617-627 (1975).

245. Sutnick, A.I., Soloff, L.A.: Pulmonary surfactant and atelectasis. Anesthesiology *25*, 676-681 (1964).

246. Szreter, T., Kuliszewska, M., Helczynski, L.: Wziewnych srodkow znieczulenia ogolnego na substancje powierzchniowo czynna pluc. Anest. Reanim. (Warszawa) *4*, 539-543 (1972).

247. Takayasu, Y.: An experimental study on the action of enflurane, a new inhalation anesthetic, on ventilatory dynamics. J. Tokyo Med. Coll. *31*, 1133-1158 (1973).

248. Thomas, A.N., Hall, A.D.: Mechanism of pulmonary injury after oxygen therapy. Am. J. Surg. *120*, 255-263 (1970).

249. Thomas, P.A.: Pulmonary surfactant and histopathological observations from a study of 106 patients. J. Surg. Res. *13*, 1-6 (1972).

250. Thornton, D., Ponhold, H., Butler, J., Morgan, T., Cheney, F.W.: Effects of pattern of ventilation on pulmonary metabolism and mechanics. Anesthesiology *42*, 4-10 (1975).

251. Thornton, D.B., Ponhold, H., Cheney, F., Morgan, T.: Absence of effect of controlled ventilation on compliance, surface activity, and phospholipid in the dog lung. Fed. Proc. *32*, 1021 (1973).

252. Tierney, D.F., Clements, J.A., Trahan, H.J.: Rates of replacement of lecithins and alveolar instability in rat lungs. Am. J. Physiol. *213*, 671-676 (1967).

253. Tölle, W., Lohninger, A., Blümel, G.: Lungenphospholipide und Lungenfunktion im experimentellen posttraumatischen Geschehen. S. 279-281. Langenbecks Arch. Chir. Suppl. Chir. Forum 1974.

254. Tooley, W., Gardner, R., Thung, N., Finley, T.: Factors affecting the surface tension of lung extracts. Fed. Proc. *20*, 428 (1961).

255. Ueda, I., Shieh, D.D., Eyring, H.: Anesthetic interaction with a model cell membrane: Expansion, phase transition, and melding of the lecithin monolayer. Anesthesiology *41*, 217-225 (1974).

256. Ueda, I., Shieh, D.D., Eyring, H.: Disordering effects of anesthetics in firefly luciferase and in lecithin surface monolayer. In: Fink, B.R.: Molecular mechanisms of anesthesia. S. 291-305. New York: Raven Press 1975.

256a. Urban, B.J., Weitzner, St. W.: The amsterdam infant ventilator and the ayre T-piece in mechanical ventilation. Anesthesiology *40*, 423-432 (1974)

257. Vaughan, R.W., Engelhardt, R.C., Wise, L.: Postoperative alveolar-arterial oxygen tension difference: Its relation to the operative incision in obese patients. Anesth. Analg. *54*, 433-437 (1975).

258. Visick, W.D., Fairley, H.B., Hickey, R.F.: The effects of tidal volume and end-expiratory pressure on pulmonary gas exchange during anesthesia. Anesthesiology *39*, 285-290 (1973).

259. Voigt, E., Weitzsäcker, W.: Gasaustausch und Lungenmechanik unter Narkosebeatmung. Anaesthesist *24*, 166-170 (1975).

260. Waldron, B.A.: Stabilization of the erythrocyte cell membrane by general anaesthetics demonstrated by the autohaemolysis test. Brit. J. Anaesth. *45*, 579-584 (1973).

261. Watzek, C., Steinbereithner, K., Lempert, J., Traczyk, K.: Zum Verhalten der Oberflächenspannung der Lunge unter Halothan. Anaesthesiologie und Intensivmedizin Band 109, S. 246-251, Berlin-Heidelberg-New York: Springer-Verlag 1978.

262. Webb, W.R., Cook, W.A., Lanius, J.W., Shaw, R.R.: Cigarette smoke and surfactant. Am. Rev. Resp. Dis. *95*, 244-247 (1967).

263. Webb, H.H., Tierney, D.F.: Experimental pulmonary edema due to intermittent positive pressure ventilation with high inflation pressures. Protection by postiv end-expiratory pressure. Am. Rev. Resp. Dis. *110*, 556-565 (1974).

264. Weibel, E.R.: Morphometrics of the lung. In: Fenn, W.O., Rahn, H.: Handbook of physiology, section 3, Respiration, volume I, 285-307. Baltimore: Williams & Wilkins 1973.

265. Weibel, E.R., Gil, J.: Morphologie der Alveolaroberfläche. Pneumonologie *144*, 159-166 (1971).
266. West, J.B.: New advances in pulmonary gas exchange. Anesth. Analg. *54*, 409-418 (1975).
267. West, J.B.: Pulmonary gas exchange in the critically ill patient. In Shoemaker, W.C.: The lung in the critically ill patient. S. 7-12. Baltimore: Williams & Wilkins 1976.
267a. West, J.B.: Bioengeneering aspects of the lung. New York: Dekker, 1977.
268. v. Wichert, P., Wilke, A., Gärtner, U.: Einbau von Palmitat 1-^{14}C in Lecithin und Phospholipidgehalt in normalen und mikroembolisierten Kaninchenlungen — Modellstudie zur sogenannten Schocklunge. Anaesthesist *24*, 78-83 (1975).
269. Wiemers, K.: Eröffnungsvortrag. In: Wiemers, K., Scholler, K.L.: Lungenveränderungen bei Langzeitbeatmung. S. 1-4. Stuttgart: Thieme 1973.
270. Wilhelmy, L.: Über die Abhängigkeit der Capillaritäts-Constanten des Alkohols von Substanz und Gestalt des benetzten festen Körpers. Ann. Physik, Lpz. *119*, 177-217 (1863).
271. Wilson, J.W.: Pulmonary microcirculation — cellular pathophysiology in acute respiratory failure. In: Shoemaker, W.C.: The lung in the critically ill patient. S. 19-32. Baltimore: Williams & Wilkins 1976.
272. Winsel, K., Lachmann, B., Reutgen, H.: Der Anti-Atelektase-Faktor der Lunge II. Mitteilung. Z. Erkr. Atm. *139*, 167-197 (1974).
273. Winter, P.M., Smith, G.: The toxicity of oxygen. Anesthesiology *37*, 210-241 (1972).
274. Wolff, A. von: Änderungen der Lungenfunktion unter Narkose und ihre Kompensationsmöglichkeiten. Anaesth. Inform. *16*, 128-131 (1975).
275. Woo, S.W., Berlin, D., Hedley-Whyte, J.: Surfactant function and anesthetic agents. J. Appl. Physiol. *26*, 571-577 (1969).
276. Woo, S.W., Berlin, D., Büch, U., Hedley-Whyte, J.: Altered perfusion, ventilation, anesthesia and lung-surface forces in dogs. Anesthesiology *33*, 411-418 (1970).
277. Wood-Smith, F.G., Vickers, M.D., Stewart, H.C.: Drugs in anaesthetic practice. London: Butterworth 1973.
278. Wyche, M.Q., Teichner, R.L., Kallos, T., Marshall, B.E., Smith, Th.C.: Effects of continuous postive-pressure breathing on functional residual capacity and arterial oxygenation during intra-abdominal operations: Studies in man during nitrous oxide and d-tubocurarine anesthesia. Anesthesiology *38*, 68-74 (1973).
279. Wyszogrodski, I., Kyei-Aboagye, K., Taeusch, H.W., Avery, M.E.: Surfactant inactivation by hyperventilation: Conservation by end-expiratory pressure. J. Appl. Physiol. *38*, 461-466 (1975).
280. Wyszogrodski, I., Taeusch, H.W.: Prolonged sympathetic activation and pulmonary surfactant: Absence of effect in anesthetized cats. Am. Rev. Resp. Dis. *111*, 619-622 (1975).
281. Wyszogrodski, I., Taeusch, H.W., Kyei-Aboagye, K., Avery, M.E.: Mechanical regulation of alveolar surfactant in adult cats: The effects of hyperventilation and end-expiratory pressure in vivo. Chest *67*, 15-16 (1975), Suppl.
282. Yakaitis, R.W., Thomas, J.D., Mahaffey, J.E.: Effects of intraoperative PEEP on postoperative arterial oxygenation. Anesth. Analg. *54*, 427-432 (1975).
283. Young, S.L., Tierney, D.F.: Dipalmitoyl lecithin secretion and metabolism by the rat lung. Am. J. Physiol. *222*, 1539-1544 (1972).
284. Young, S.L., Tierney, D.F., Clements, J.A.: Mechanism of compliance change in excised rat lungs at low transpulmonary pressure. J. Appl. Physiol. *29*, 780-785 (1970).
285. Zelkowitz, P.S., Modell, J.H., Giammona, S.T.: Effects of ether and halothane inhalation on pulmonary surfactant. Am. Rev. Resp. Dis. *97*, 795-800 (1968).

8 Tabellenanhang

Tabelle 8.1. Lachgas: CQ Vor- und Endwert

Lfd. Nr.	CQ	
	VW	EW
N_2O IPPB 1	3,78	3,40
N_2O IPPB 2	3,88	3,46
N_2O IPPB 3	3,42	3,70
N_2O IPPB 4	3,90	3,83
N_2O IPPB 5	–	4,00
N_2O IPPB 6	4,39	4,30
$\bar{X}$	3,87	3,78
STD.FEHLER	0,15	0,13

Tabelle 8.2. Lachgas IPPB: Blutgasanalyse Vor- und Endwert

Lfd. Nr.	pH		$p\bar{O}_2$		pCO_2		HCO_3		BE	
	VW	EW	VW	EW	VW	EW	VW	EW	VW	EW
N_2O IPPB 1	7,56	7,42	119,0	133,0	29,4	33,1	25,5	20,9	+4,3	-2,5
N_2O IPPB 2	7,54	7,34	130,0	127,0	29,5	31,0	25,0	17,0	+3,8	-8,2
N_2O IPPB 3	7,55	7,44	105,0	107,0	29,0	30,0	25,0	20,9	+4,0	-2,8
N_2O IPPB 4	7,54	7,44	115,0	139,0	32,0	31,6	26,0	20,8	+4,5	-3,0
N_2O IPPB 5	7,47	7,39	116,0	126,0	31,0	32,3	22,5	18,3	±0	-5,0
N_2O IPPB 6	7,54	7,38	111,0	142,0	35,0	36,3	29,5	21,0	+7,0	-2,0
$\bar{X}$	7,53	7,40	116,0	129,0	30,98	32,28	25,58	19,82	+3,93	-3,92
STD.FEHLER	0,01	0,01	3,42	5,10	0,92	0,89	0,92	0,70	0,91	0,95

Tabelle 8.3. Lachgas IPPB: Extraktverhalten in der Wilhelmywaage

	max. OS (dyn/cm)	min. OS (dyn/cm)	$\bar{S}$	Fläche (cm^2)
N_2O IPPB 1	37,0	0,50	1,94	42,0
N_2O IPPB 2	39,0	2,50	1,74	41,0
N_2O IPPB 3	42,0	3,00	1,73	45,0
N_2O IPPB 4	44,0	2,50	1,78	36,5
N_2O IPPB 5	38,0	1,50	1,84	40,0
N_2O IPPB 6	39,0	4,50	1,58	43,0
$\bar{X}$	39,83	2,41	1,75	41,25
SE	1,07	0,55	0,06	1,18

Tabelle 8.4. Enfluran spontan: CQ Vor- und Endwert

Lfd. Nr.	CQ	
	VW	EW
E sp 1	3,69	4,56
E sp 2	3,41	3,07
E sp 3	3,41	3,19
E sp 4	3,54	3,33
E sp 5	4,39	3,01
E sp 6	3,88	4,58
E sp 7	3,47	3,61
$\bar{X}$	3,68	3,62
STD.FEHLER	0,13	0,25

Tabelle 8.5. Enfluran IPPB: CQ Vor- und Endwert

Lfd. Nr.	CQ	
	VW	EW
E IPPB 1	3,50	3,39
E IPPB 2	3,34	3,18
E IPPB 3	3,78	3,43
E IPPB 4	3,64	3,38
E IPPB 5	3,50	3,41
E IPPB 6	3,64	3,72
E IPPB 7	3,11	3,41
$\bar{X}$	3,50	3,41
STD.FEHLER	0,08	0,05

Tabelle 8.6. Enfluran spontan: Blutgasanalyse Vor- und Endwert

Lfd. Nr.	pH		pO$_2$		pCO$_2$		HCO$_3$		BE	
	VW	EW	VW	EW	VW	EW	VW	EW	VW	EW
E sp 1	7,460	7,429	62,5	62,1	30,2	38,4	22,7	24,6	+0,6	+ 1,0
E sp 2	7,369	7,350	50,0	74,4	43,6	38,5	26,5	20,9	+2,0	- 3,7
E sp 3	7,360	7,391	56,0	73,0	41,0	37,4	22,8	22,1	- 1,7	- 1,6
E sp 4	7,376	7,470	55,0	76,4	41,2	30,9	24,1	23,0	±0	+ 0,9
E sp 5	7,420	7,443	52,7	62,0	49,8	54,6	32,4	37,0	+8,0	+11,8
E sp 6	7,351	7,410	46,4	73,8	48,0	37,5	26,2	23,8	+1,0	+ 0,1
E sp 7	7,441	7,481	43,6	79,7	49,6	34,7	33,2	25,4	+8,8	+ 3,0
$\bar{X}$	7,39	7,42	52,31	71,62	43,34	38,85	26,84	25,25	+2,67	+ 1,64
STD.FEHLER	0,01	0,01	2,39	2,60	2,60	2,81	1,63	2,03	1,54	1,87

Tabelle 8.7. Enfluran IPPB: Blutgasanalyse Vor- und Endwert

Lfd. Nr.	pH		pO$_2$		pCO$_2$		HCO$_3$		BE	
	VW	EW	VW	EW	VW	EW	VW	EW	VW	EW
E IPPB 1	7,427	7,267	66,0	53,0	35,0	44,6	22,2	19,9	- 0,7	-6,1
E IPPB 2	7,422	7,282	74,1	56,7	29,7	38,8	18,8	17,6	- 3,7	-8,1
E IPPB 3	7,300	7,311	55,8	80,0	43,0	33,2	20,0	16,1	- 5,2	-8,5
E IPPB 4	7,504	7,367	79,3	68,5	34,2	42,8	26,2	23,1	+4,2	-0,7
E IPPB 5	7,428	7,453	92,2	98,2	30,2	24,0	19,6	16,5	- 1,0	-4,6
E IPPB 6	7,474	7,503	67,0	65,7	29,9	25,7	21,3	19,6	+0,2	-0,3
E IPPB 7	7,408	7,453	70,0	85,0	26,9	23,9	16,6	16,4	- 5,8	-5,1
$\bar{X}$	7,423	7,377	72,06	72,44	32,70	33,29	20,67	18,46	- 1,71	-4,77
STD.FEHLER	0,02	0,03	4,34	6,10	2,01	3,38	1,14	0,96	1,31	1,22

Tabelle 8.8. Enfluran spontan: Extraktverhalten in der Wilhelmywaage

	max. OS (dyn/cm)	min. OS (dyn/cm)	$\bar{S}$	Fläche (cm^2)
ENFL. 1	35,0	1,0	1,88	46,8
ENFL. 2	47,0	20,0	0,80	20,5
ENFL. 3	44,0	4,5	1,62	54,8
ENFL. 4	44,0	3,0	1,74	33,6
$\bar{X}$	42,50	7,12	1,51	38,95
SE	2,59	4,35	0,24	7,53

Tabelle 8.9. Enfluran IPPB: Extraktverhalten in der Wilhelmywaage

	max. OS (dyn/cm)	min. OS (dyn/cm)	$\bar{S}$	Fläche (cm^2)
ENFL. IPPB 1	32,5	2,5	1,71	25,0
ENFL. IPPB 2	35,0	2,5	1,73	31,0
ENFL. IPPB 3	38,5	0,5	1,94	37,0
ENFL. IPPB 4	36,0	5,5	1,46	25,0
ENFL. IPPB 5	37,5	2,0	1,79	35,0
ENFL. IPPB 6	43,5	6,5	1,48	36,0
$\bar{X}$	37,16	3,25	1,69	31,50
SE	1,52	0,92	0,70	2,21

Tabelle 8.10. Halothan spontan: CQ Vor- und Endwert

Lfd. Nr.	CQ	
	VW	EW
HL sp 1	3,65	3,49
HL sp 2	3,79	3,27
HL sp 3	4,33	2,69
HL sp 4	3,66	2,89
HL sp 5	3,89	2,58
HL sp 6	3,45	3,25
$\bar{X}$	3,79	3,02
STD.FEHLER	0,12	0,14

Tabelle 8.11. Halothan IPPB: CQ Vor- und Endwert

Lfd. Nr.	CQ	
	VW	EW
HL IPPB 1	3,90	2,93
HL IPPB 2	3,17	2,61
HL IPPB 3	3,28	2,70
HL IPPB 4	3,09	2,86
HL IPPB 5	3,09	2,48
HL IPPB 6	3,27	2,56
HL IPPB 7	3,12	2,40
HL IPPB 8	3,10	3,50
HL IPPB 9	2,90	2,10
HL IPPB 10	3,51	3,64
HL IPPB 11	4,40	2,60
$\bar{X}$	3,34	2,76
STD.FEHLER	0,13	0,13

Tabelle 8.12. Halothan PEEP: CQ Vor- und Endwert

Lfd. Nr.	CQ	
	VW	EW
HL PEEP 1	3,23	3,86
HL PEEP 2	3,30	4,10
HL PEEP 3	3,60	3,75
HL PEEP 4	2,48	3,54
HL PEEP 5	3,65	3,40
HL PEEP 6	3,39	3,40
$\bar{X}$	3,27	3,67
STD.FEHLER	0,17	0,11

Tabelle 8.13. Halothan spontan: Blutgasanalyse Vor- und Endwert

Lfd. Nr.	pH		pO_2		pCO_2		HCO_3		BE	
	VW	EW	VW	EW	VW	EW	VW	EW	VW	EW
HL sp 1	7,361	7,480	55,2	78,2	40,0	27,4	22,2	19,9	- 2,3	- 2,4
HL sp 2	7,336	7,293	63,0	69,8	39,7	39,3	20,8	18,7	- 3,9	- 6,6
HL sp 3	7,354	7,424	47,0	68,7	48,0	39,0	26,5	25,0	+1,5	+1,3
HL sp 4	7,344	7,490	48,4	70,0	51,0	36,0	27,2	26,6	+1,5	+4,1
HL sp 5	7,412	7,380	50,0	97,5	45,7	36,3	28,9	21,0	+4,6	- 2,7
HL sp 6	7,405	7,414	45,0	81,3	43,2	33,0	26,7	20,6	+2,5	- 2,2
$\bar{X}$	7,36	7,41	51,43	77,58	44,60	35,16	25,38	21,96	+0,65	- 1,42
STD.FEHLER	0,01	0,02	2,70	4,50	1,83	1,81	1,28	1,27	1,28	1,50

Tabelle 8.14. Halothan IPPB: Blutgasanalyse Vor- und Endwert

Lfd.Nr.	pH		pO_2		pCO_2		HCO_3		BE	
	VW	EW	VW	EW	VW	EW	VW	EW	VW	EW
HL IPPB 1	7,58	7,38	87,8	64,5	28,1	32,6	25,7	19,0	+ 5,9	- 4,3
HL IPPB 2	7,35	7,32	86,2	108,0	32,3	22,3	17,5	11,3	- 6,4	- 12,2
HL IPPB 3	7,31	7,35	92,2	124,0	31,7	25,3	15,6	13,7	- 8,9	- 9,4
HL IPPB 4	7,51	7,38	76,0	61,0	30,0	34,0	23,1	19,6	+ 1,7	- 4,0
HL IPPB 5	7,45	7,31	94,0	79,0	23,0	29,6	15,3	13,9	- 6,0	- 10,3
HL IPPB 6	7,54	7,33	84,5	72,1	21,5	30,0	18,0	15,4	- 1,7	- 8,4
HL IPPB 7	7,38	7,30	71,5	56,8	36,4	46,4	20,8	21,9	- 3,0	- 3,9
HL IPPB 8	7,28	7,06	72,0	47,0	32,5	57,7	14,7	15,8	- 10,2	- 12,5
HL IPPB 9	7,46	7,45	97,4	110,0	23,1	23,8	16,0	16,0	- 4,9	- 5,1
HL IPPB 10	7,33	7,12	83,3	77,4	30,0	32,5	15,0	10,2	- 9,7	- 17,4
HL IPPB 11	7,49	7,39	93,2	84,4	23,0	27,7	17,4	16,7	- 3,6	- 5,8
HL IPPB 12	7,46	7,29	75,5	84,4	27,6	27,0	19,0	12,4	- 2,5	- 12,2
HL IPPB 13	7,34	7,10	76,0	70,0	28,4	41,1	15,0	12,4	- 8,5	- 16,4
$\overline{X}$	7,42	7,29	83,8	79,9	28,3	33,1	17,9	15,3	- 4,4	- 9,4
STD.FEHLER	0,02	0,03	2,46	6,23	1,25	2,77	0,94	0,95	1,29	1,28

Tabelle 8.15. Halothan IPPB (Loosco): Blutgasanalyse Vor- und Endwert

Lfd. Nr.	pH		pO_2		pCO_2		HCO_3		BE	
	VW	EW	VW	EW	VW	EW	VW	EW	VW	EW
HL IPPB 1	7,28	7,06	72,0	47,0	32,5	57,7	15,7	15,8	-10,2	-12,5
HL IPPB 2	7,46	7,45	97,4	110,0	23,1	23,8	16,0	16,0	- 4,9	- 5,1
HL IPPB 3	7,33	7,12	83,3	77,4	30,0	32,5	15,0	10,2	- 9,7	-17,4
HL IPPB 4	7,49	7,39	93,2	84,4	23,0	27,7	17,4	16,7	- 3,6	- 5,8
HL IPPB 5	7,46	7,29	75,5	84,4	27,6	27,0	19,0	12,4	- 2,5	-12,2
HL IPPB 6	7,34	7,10	76,0	70,0	28,4	41,1	15,0	12,4	- 8,5	-16,4
$\overline{X}$	7,39	7,24	82,90	78,87	27,43	34,97	16,35	13,92	- 6,57	-11,57
STD.FEHLER	0,03	0,06	4,23	8,42	1,54	5,16	0,64	1,06	1,35	2,11

Tabelle 8.16. Halothan PEEP: Blutgasanalyse Vor- und Endwert

Lfd. Nr.	pH		pO_2		pCO_2		HCO_3		BE	
	VW	EW	VW	EW	VW	EW	VW	EW	VW	EW
HL PEEP 1	7,520	7,215	80,3	78,0	29,7	29,5	23,9	11,7	+2,6	-14,3
HL PEEP 2	7,583	7,233	96,3	99,5	27,0	29,1	24,7	12,1	+4,7	-13,9
HL PEEP 3	7,556	7,477	96,3	94,0	27,6	25,0	24,4	18,2	+3,3	- 3,1
HL PEEP 4	7,552	7,459	85,1	73,0	26,0	26,7	23,7	18,8	+2,2	- 3,3
HL PEEP 5	7,467	7,494	80,0	76,0	33,0	31,5	23,6	23,7	+0,9	+ 1,4
HL PEEP 6	7,455	7,420	70,0	74,0	34,7	27,7	24,1	17,6	+1,3	- 5,0
$\overline{X}$	7,52	7,38	84,66	82,41	29,66	28,25	22,98	17,01	+2,59	- 6,37
STD.FEHLER	0,02	0,05	4,19	4,64	1,42	0,93	1,09	1,84	0,56	2,59

Tabelle 8.17. Halothan spontan: Extraktverhalten in der Wilhelmywaage

	max. OS (dyn/cm)	min. OS (dyn/cm)	$\overline{S}$	Fläche (cm^2)
HL 1	39,5	4,5	1,59	46,0
HL 2	44,5	2,0	1,82	48,5
HL 3	40,0	1,5	1,85	49,16
HL 4	43,5	1,5	1,86	49,30
$\overline{X}$	41,8	2,37	1,78	48,24
SE	1,24	0,71	0,06	0,76

Tabelle 8.18. Halothan IPPB: Extraktverhalten in der Wilhelmywaage

	max. OS (dyn/cm)	min. OS (dyn/cm)	$\overline{S}$	Fläche (cm^2)
HL IPPB 1	32,0	1,0	1,76	40,0
HL IPPB 2	46,0	5,0	1,60	35,0
HL IPPB 3	32,5	1,5	1,76	39,0
HL IPPB 4	34,5	0,5	1,88	45,0
HL IPPB 5	48,5	2,5	1,80	47,0
HL IPPB 6	40,0	4,5	1,63	50,0
HL IPPB 7	33,0	11,0	1,00	25,0
$\overline{X}$	38,07	3,78		40,14
SE	2,59	1,43		3,18

Tabelle 8.19. Halothan PEEP: Extraktverhalten in der Wilhelmywaage

	max. OS (dyn/cm)	min. OS (dyn/cm)	$\bar{S}$	Fläche (cm^2)
HL 1	42,0	0,5	2,00	30,0
HL 2	40,0	2,5	1,76	48,8
HL 3	41,0	0,5	1,95	54,2
HL 4	37,5	0,5	1,94	45,0
$\bar{X}$	40,12	0,87	1,91	44,52
SE	0,96	0,55	0,05	5,20

Tabelle 8.20 Methoxyfluran spontan: CQ Vor- und Endwert

Lfd. Nr.	CQ	
	VW	EW
MOFL sp 1	3,31	2,78
MOFL sp 2	3,06	–
MOFL sp 3	4,39	3,72
MOFL sp 4	3,88	3,29
MOFL sp 5	3,47	3,05
MOFL sp 6	3,60	3,54
MOFL sp 7	3,30	2,82
MOFL sp 8	3,23	3,14
$\bar{X}$	3,52	3,19
STD.FEHLER	0,15	0,13

Tabelle 8.21. Methoxyfluran IPPB: CQ Vor- und Endwert

Lfd. Nr.	CQ	
	VW	EW
MOFL IPPB 1	3,09	3,03
MOFL IPPB 2	3,24	2,35
MOFL IPPB 3	2,90	2,73
MOFL IPPB 4	2,75	2,39
MOFL IPPB 5	2,85	2,54
MOFL IPPB 6	3,36	2,25
MOFL IPPB 7	2,75	2,56
$\bar{X}$	2,99	2,55
STD.FEHLER	0,09	0,09

Tabelle 8.22. Methoxyfluran PEEP: CQ Vor- und Endwert

Lfd. Nr.	CQ	
	VW	EW
MOFL PEEP 1	3,05	2,36
MOFL PEEP 2	2,96	3,47
MOFL PEEP 3	4,33	4,37
MOFL PEEP 4	3,66	3,86
MOFL PEEP 5	3,89	3,92
MOFL PEEP 6	3,45	4,07
$\overline{X}$	3,55	3,67
STD.FEHLER	0,21	0,28

Tabelle 8.23. Methoxyfluran spontan: Blutgasanalyse Vor- und Endwert

Lfd. Nr.	pH		pO_2		pCO_2		HCO_3		BE	
	VW	EW	VW	EW	VW	EW	VW	EW	VW	EW
MOFL sp 1	7,378	7,430	50,0	66,3	46,0	45,0	27,3	29,1	+2,5	+4,9
MOFL sp 2	7,382	7,352	50,0	73,1	43,5	47,5	25,3	25,9	+0,7	+0,4
MOFL sp 3	7,416	7,364	47,1	49,6	45,0	70,5	28,7	32,5	+4,6	+4,2
MOFL sp 4	7,375	7,183	42,6	61,2	47,6	52,0	27,3	19,1	+2,2	- 8,6
MOFL sp 5	7,400	7,300	47,0	52,6	38,0	47,0	−	22,3	−	- 3,4
MOFL sp 6	7,350	7,282	53,2	64,3	49,1	37,0	27,1	16,8	+1,9	- 8,5
MOFL sp 7	7,346	7,350	50,0	54,3	48,1	47,6	25,6	25,6	+0,1	+0,5
MOFL sp 8	7,340	7,415	44,0	56,5	43,5	38,0	23,4	23,7	- 1,3	±0
$\overline{X}$	7,373	7,334	47,98	59,73	45,1	48,07	26,3	24,3	+1,59	- 1,31
STD.FEHLER	0,00	0,02	1,23	2,79	1,25	3,66	0,65	1,80	0,71	1,82

Tabelle 8.24. Methoxyfluran IPPB: Blutgasanalyse Vor- und Endwert

Lfd. Nr.	pH		pO_2		pCO_2		HCO_3		BE	
	VW	EW	VW	EW	VW	EW	VW	EW	VW	EW
MOFL IPPB 1	7,53	7,29	85,0	76,0	28,7	33,2	23,6	15,5	+2,7	- 9,5
MOFL IPPB 2	7,56	7,35	84,0	62,0	22,9	38,5	19,7	20,7	+0,1	- 3,6
MOFL IPPB 3	7,38	7,28	84,0	59,0	24,4	39,0	14,0	18,0	- 8,3	- 7,4
MOFL IPPB 4	7,55	7,22	91,0	67,0	22,9	32,3	19,6	13,0	- 0,1	- 13,0
MOFL IPPB 5	7,58	7,29	89,0	69,0	27,0	37,5	19,3	17,4	- 1,7	- 8,0
MOFL IPPB 6	7,40	7,41	83,0	78,0	30,8	37,0	19,0	22,5	- 3,8	- 1,0
MOFL IPPB 7	7,37	7,25	78,0	89,0	34,0	33,7	19,2	14,7	- 4,3	- 10,7
$\overline{X}$	7,48	7,30	84,86	71,43	27,24	35,89	19,2	17,4	- 2,2	- 7,6
STD.FEHLER	0,03	0,02	1,59	3,90	1,59	1,03	1,05	1,26	1,36	1,55

Tabelle 8.25. Methoxyfluran PEEP: Blutgasanalyse Vor- und Endwert

Lfd. Nr.	pH		pO_2		pCO_2		HCO_3		BE	
	VW	EW	VW	EW	VW	EW	VW	EW	VW	EW
MOFL PEEP 1	7,551	7,253	87,4	80,0	29,0	34,4	25,4	14,8	+ 4,6	-11,0
MOFL PEEP 2	7,435	7,457	87,6	91,5	28,6	28,5	19,1	19,8	- 3,5	- 2,7
MOFL PEEP 3	7,570	7,370	82,4	85,4	30,0	30,8	27,0	17,4	+ 6,4	- 6,3
MOFL PEEP 4	7,520	7,384	80,6	90,6	31,6	28,3	19,2	16,5	- 3,9	- 6,6
MOFL PEEP 5	7,631	7,406	88,9	101,2	33,7	30,1	34,7	18,4	+14,1	- 4,2
MOFL PEEP 6	7,469	7,453	82,3	101,4	38,2	29,4	27,6	20,1	+ 4,9	- 1,7
$\bar{X}$	7,529	7,387	84,86	91,68	31,85	30,25	25,5	17,83	+ 3,76	- 5,4
STD.FEHLER	0,02	0,03	1,42	3,47	1,48	0,91	2,39	0,82	2,75	1,36

Tabelle 8.26. Methoxyfluran spontan: Extraktverhalten in der Wilhelmywaage

	max. OS (dyn/cm)	min. OS (dyn/cm)	$\bar{S}$	Fläche (cm^2)
MOFL 1	43,5	2,5	1,78	48,8
MOFL 2	40,0	0,5	1,95	50,5
MOFL 3	39,0	1,5	1,85	53,1
MOFL 4	37,5	1,0	1,89	51,5
$\bar{X}$	40,00	1,37	1,86	50,99
SE	1,27	0,43	0,03	0,90

Tabelle 8.27. Methoxyfluran IPPB: Extraktverhalten in der Wilhelmywaage

	max. OS (dyn/cm)	min. OS (dyn/cm)	$\bar{S}$	Fläche (cm^2)
MOFL IPPB 1	44,0	14,0	1,03	32,0
MOFL IPPB 2	42,0	10,5	1,16	31,0
MOFL IPPB 3	39,5	6,0	1,47	37,0
MOFL IPPB 4	38,0	5,0	1,53	41,0
MOFL IPPB 5	33,5	3,0	1,67	—
MOFL IPPB 6	33,0	2,5	1,77	37,0
MOFL IPPB 7	32,5	16,5	0,32	22,0
$\bar{X}$	37,50	8,21	1,27	33,33
SE	1,74	2,08	0,18	2,71

Tabelle 8.28. Methoxyfluran PEEP: Extraktverhalten in der Wilhelmywaage

	max. OS (dyn/cm)	min. OS (dyn/cm)	$\bar{S}$	Fläche (cm^2)
MOFL 1	36,5	1,5	1,80	48,3
MOFL 2	41,5	2,5	1,77	48,5
MOFL 3	45,0	10,5	1,24	30,5
MOFL 4	36,0	2,5	1,74	45,0
$\bar{X}$	39,75	4,25	1,66	43,07
SE	2,14	2,09	0,10	4,26

Tabelle 8.29. Ketamin-Xylazin (Rompun) spontan: CQ Vor- und Endwert

Lfd. Nr.	CQ	
	VW	EW
KETAMIN-ROMPUN sp 1	3,23	4,03
KETAMIN-ROMPUN sp 2	3,30	4,25
KETAMIN-ROMPUN sp 3	3,60	3,51
KETAMIN-ROMPUN sp 4	3,31	3,65
KETAMIN-ROMPUN sp 5	3,39	3,30
KETAMIN-ROMPUN sp 6	3,65	4,15
$\bar{X}$	3,41	3,81
STD.FEHLER	0,07	0,15

Tabelle 8.30. Ketamin-Xylazin (Rompun) IPPB: CQ Vor- und Endwert

Lfd. Nr.	CQ	
	VW	EW
KETAMIN-ROMPUN IPPB 1	3,79	3,70
KETAMIN-ROMPUN IPPB 2	3,36	3,28
KETAMIN-ROMPUN IPPB 3	3,47	3,40
KETAMIN-ROMPUN IPPB 4	3,05	2,77
KETAMIN-ROMPUN IPPB 5	3,13	3,25
$\bar{X}$	3,36	3,28
STD.FEHLER	0,13	0,15

Tabelle 8.31. Ketamin-Xylazin spontan: Blutgasanalyse Vor- und Endwert

Lfd. Nr.	pH		pO_2		pCO_2		HCO_3		BE	
	VW	EW	VW	EW	VW	EW	VW	EW	VW	EW
KR sp 1	7,423	7,380	44,0	70,0	43,3	39,0	28,2	22,7	+4,5	- 1,4
KR sp 2	7,434	7,270	45,0	104,4	44,8	21,0	30,0	9,5	+6,0	- 14,9
KR sp 3	7,387	7,450	50,5	62,3	39,0	43,7	22,9	30,0	- 0,9	+ 6,2
KR sp 4	7,363	7,420	50,0	70,2	52,3	46,3	29,3	29,4	+4,2	+ 5,0
KR sp 5	7,435	7,470	60,0	70,0	43,0	41,8	28,2	29,8	+4,3	+ 6,5
KR sp 6	7,350	7,374	44,7	60,0	49,8	44,3	27,0	25,6	+1,8	+ 0,8
$\overline{X}$	7,398	7,394	49,03	72,81	45,36	39,35	27,60	24,50	+3,31	+ 0,36
STD.FEHLER	0,01	0,02	2,47	6,57	1,98	3,80	1,02	3,22	1,00	3,31

Tabelle 8.32. Ketamin-Xylazin IPPB: Blutgasanalyse Vor- und Endwert

Lfd. Nr.	pH		pO_2		pCO_2		HCO_3		BE	
	VW	EW	VW	EW	VW	EW	VW	EW	VW	EW
KR IPPB 1	7,389	7,405	84,9	89,1	30,5	29,7	18,10	17,92	-4,9	- 4,8
KR IPPB 2	7,357	7,315	68,5	63,0	32,4	31,7	17,56	15,70	-6,0	- 8,4
KR IPPB 3	7,500	7,435	72,0	41,4	23,6	22,1	17,70	14,13	-3,2	- 6,2
KR IPPB 4	7,349	7,261	56,3	71,9	42,9	31,6	22,93	13,74	-1,8	-11,6
KR IPPB 5	7,497	7,393	78,3	62,2	25,1	33,3	19,08	17,85	-1,3	- 3,2
$\overline{X}$	7,418	7,361	72,0	75,5	30,9	29,6	19,07	15,86	-3,42	- 6,84
STD.FEHLER	0,03	0,03	4,8	6,2	3,4	2,0	0,99	0,88	0,89	1,46

Tabelle 8.33. Fentanyl IPPB: CQ Vor- und Endwert

Lfd. Nr.	CQ	
	VW	EW
Fe IPPB 1	3,31	3,49
Fe IPPB 2	3,06	3,16
Fe IPPB 3	4,31	4,21
Fe IPPB 4	3,16	—
Fe IPPB 5	4,73	3,72
Fe IPPB 6	4,39	4,56
Fe IPPB 7	3,88	3,00
Fe IPPB 8	3,47	4,19
$\overline{X}$	3,78	3,76
STD.FEHLER	0,22	0,22

Tabelle 8.34. Fentanyl IPPB: Blutgasanalyse Vor- und Endwert

Lfd. Nr.	pH		pO_2		pCO_2		HCO_3		BE	
	VW	EW	VW	EW	VW	EW	VW	EW	VW	EW
Fe IPPB 1	7,545	7,517	88,1	89,7	28,0	23,2	23,5	18,8	+ 2,7	- 1,4
Fe IPPB 2	7,660	7,432	75,3	75,0	30,1	32,1	33,3	20,9	+13,9	- 1,7
Fe IPPB 3	7,476	7,550	75,5	75,0	28,5	23,0	20,7	19,4	- 0,5	- 0,1
Fe IPPB 4	7,574	7,480	86,8	80,0	27,2	30,2	25,0	23,3	+ 4,9	+1,8
Fe IPPB 5	7,530	7,493	74,6	74,0	29,6	31,0	24,5	24,9	+ 3,7	+3,5
Fe IPPB 6	7,540	7,415	92,5	75,3	29,0	30,0	24,6	19,1	+ 3,7	+3,5
Fe IPPB 7	7,570	7,540	95,8	98,2	26,3	22,4	–	19,0	–	- 0,9
$\overline{X}$	7,556	7,489	84,08	81,02	28,38	27,41	25,26	20,77	+4,73	- 0,32
STD.FEHLER	0,02	0,01	3,35	3,53	0,50	1,63	1,72	0,91	1,98	0,84

Tabelle 8.35. Fentanyl IPPB: Extraktverhalten in der Wilhelmywaage

	max. OS (dyn/cm)	min. OS (dyn/cm)	$\overline{S}$	Fläche (cm^2)
FE 1	42,0	2,5	1,77	46,6
FE 2	43,0	1,5	1,86	37,3
FE 3	44,0	0,5	1,95	47,5
FE 4	36,0	1,5	1,84	47,1
$\overline{X}$	41,25	1,50	1,85	44,64
SE	1,79	0,40	0,37	2,44

Tabelle 8.36. Sauerstoff-IPPB: CQ Vor- und Endwert

Lfd. Nr.	CQ	
	VW	EW
O_2 IPPB 1	3,79	3,13
O_2 IPPB 2	3,36	3,47
O_2 IPPB 3	3,47	3,05
O_2 IPPB 4	3,05	4,39
O_2 IPPB 5	3,13	3,34
O_2 IPPB 6	–	3,60
$\overline{X}$	3,36	3,49
STD.FEHLER	0,13	0,19

Tabelle 8.37. Sauerstoff-IPPB: Blutgasanalyse Vor- und Endwert

Lfd. Nr.	pH		pO_2		pCO_2		HCO_3		BE	
	VW	EW	VW	EW	VW	EW	VW	EW	VW	EW
100% O_2 IPPB 1	7,516	7,322	478,0	486,0	31,3	44,0	24,7	22,3	+3,1	- 2,7
100% O_2 IPPB 2	7,463	7,396	422,0	491,0	30,9	41,6	21,7	24,6	- 0,3	+0,1
100% O_2 IPPB 3	7,435	7,358	496,0	520,0	34,3	43,6	22,5	24,0	- 0,3	- 0,7
100% O_2 IPPB 4	7,444	7,387	468,0	518,0	26,0	33,3	17,3	19,5	- 4,5	- 4,0
100% O_2 IPPB 5	7,392	7,284	461,0	452,0	30,0	40,0	17,7	18,4	- 5,4	- 7,4
100% O_2 IPPB 6	7,500	7,382	474,0	415,0	33,0	50,0	25,4	28,7	+3,4	+3,3
100% O_2 IPPB 7	7,366	7,400	415,0	417,0	34,7	37,5	19,2	23,0	- 4,8	- 0,3
$\overline{X}$	7,445	7,361	459,14	471,29	31,46	41,43	21,21	22,93	- 1,26	- 1,67
STD.FEHLER	0,02	0,01	11,28	16,65	1,12	2,00	1,22	1,29	1,40	1,29

Tabelle 8.38. Sauerstoff-IPPB: Extraktverhalten in der Wilhelmywaage

	max. OS (dyn/cm)	min. OS (dyn/cm)	$\overline{S}$	Fläche (cm^2)
O_2 IPPB 1	34,0	3,0	1,67	37,0
O_2 IPPB 2	35,0	5,0	1,50	37,5
O_2 IPPB 3	33,0	1,0	1,88	44,0
O_2 IPPB 4	33,0	3,0	1,66	38,0
O_2 IPPB 5	43,0	5,0	1,58	50,0
O_2 IPPB 6	36,0	1,0	1,89	43,0
O_2 IPPB 7	37,0	11,0	0,54	28,0
$\overline{X}$	35,85	4,14	1,53	39,64
SE	1,31	1,29	0,17	2,61

Tabelle 8.39. Blutgasanalyse: Wachwerte

Lfd. Nr.	pH	pO_2	pCO_2	HCO_3	BE
Kontrolle wach 1	7,458	75,0	35,6	24,4	+1,7
Kontrolle wach 2	7,515	76,0	33,7	26,3	+4,4
Kontrolle wach 3	7,463	73,0	31,0	21,5	- 1,3
Kontrolle wach 4	7,453	79,0	30,5	20,7	- 1,4
Kontrolle wach 5	7,500	77,0	30,0	22,6	+1,0
Kontrolle wach 6	7,450	80,0	33,4	22,4	- 0,1
Kontrolle wach 7	7,466	75,0	32,0	23,0	±0
Kontrolle wach 8	7,448	76,0	31,1	21,1	- 0,9
$\overline{X}$	7,469	76,37	32,16	22,74	+0,42
STD.FEHLER	0,00	0,80	0,67	0,65	0,68

Tabelle 8.40. Extraktverhalten nach 20-minütiger Bedampfung mit 100 Vol% Lachgas (MWÄ = Mittelwert Anaestheticum

	max. Oberflächenspannung			min. Oberflächenspannung		
	VW	MWÄ	EW	VW	MWÄ	EW
N_2O 1	39,5	34,0	35,5	1,0	0,5	0,5
N_2O 2	42,5	43,5	44,5	6,0	4,5	4,5
N_2O 3	38,0	37,5	38,0	0,5	0,5	0,5
N_2O 4	35,5	34,5	35,5	5,5	4,5	5,5
N_2O 5	45,5	43,5	44,5	3,5	3,0	3,5
N_2O 6	38,0	37,0	38,0	8,5	7,5	8,5
$\bar{X}$	39,83	38,33	39,33	4,16	3,41	3,83
SE	1,47	1,72	1,69	1,26	1,09	1,25

	Fläche			Kompressibilität		
	VW	MWÄ	EW	VW	MWÄ	EW
N_2O 1	47,0	50,0	50,0	38,5	33,5	34,0
N_2O 2	52,0	55,0	62,0	36,5	39,0	40,0
N_2O 3	51,0	50,0	51,0	37,5	37,5	
N_2O 4	40,0	42,0	40,0	30,0	30,0	
N_2O 5	47,0	60,0	65,0	42,0	40,5	41,0
N_2O 6	42,0	45,0	42,0	29,5	29,5	
$\bar{X}$	46,5	50,33	51,66	35,66	35,00	38,33
SE	1,94	2,66	4,15	2,01	1,91	2,18

	Clemens-Faktor $\bar{S}$		
	VW	MWÄ	EW
N_2O 1	1,90	1,94	1,94
N_2O 2	1,50	1,62	1,63
N_2O 3	1,94	1,94	1,94
N_2O 4	1,46	1,53	1,46
N_2O 5	1,71	1,74	1,70
N_2O 6	1,26	1,32	1,26
$\bar{X}$	1,73	1,82	1,84
SE	0,90	0,26	0,26

Tabelle 8.41. Extraktverhalten nach 20-minütiger Bedampfung mit 4 Vol% Enfluran (MWÄ = Mittelwert Anaestheticum

	max. Oberflächenspannung			min. Oberflächenspannung		
	VW	MWÄ	EW	VW	MWÄ	EW
ENFL. 1	44,5	36,0	41,0	4,0	3,5	3,5
ENFL. 2	35,5	30,0	33,5	0,5	0,5	0,5
ENFL. 3	45,0	36,5	38,5	8,0	4,0	4,0
ENFL. 4	39,0	35,0	38,0	1,5	0,5	0,5
ENFL. 5	33,5	30,5	34,0	0,0	0,5	0,5
ENFL. 6	39,0	38,0	39,5	4,5	0,5	0,5
$\overline{X}$	39,41	34,33	37,41	3,08	1,58	1,58
SE	1,89	1,35	1,23	1,23	0,68	0,68

	Fläche			Clemens-Faktor $\overline{S}$		
	VW	MWÄ	EW	VW	MWÄ	EW
ENFL. 1	39,0	37,0	40,0	1,67	1,64	1,68
ENFL. 2	41,0	35,0	43,0	1,94	1,93	1,94
ENFL. 3	43,0	47,0	51,0	1,39	1,60	1,62
ENFL. 4	52,0	43,0	52,0	1,85	1,91	1,94
ENFL. 5	46,0	40,0	44,0	2,00	1,93	1,94
ENFL. 6	47,0	43,5	47,0	1,58	1,94	1,95
$\overline{X}$	44,66	40,91	46,16	1,72	1,82	1,84
SE	1,90	1,81	1,92	0,90	0,26	0,26

	Kompressibilität		
	VW	MWÄ	EW
ENFL. 1	40,5	32,5	37,5
ENFL. 2	35,0	29,5	33,0
ENFL. 3	37,0	32,5	34,5
ENFL. 4	37,5	34,5	37,5
ENFL. 5	33,5	30,0	33,5
ENFL. 6	34,5	37,5	39,0
$\overline{X}$	36,33	32,75	35,83
SE	1,03	1,20	1,01

Tabelle 8.42. Extraktverhalten nach 20-minütiger Bedampfung mit 4 Vol% Halothan (MWÄ = Mittelwert Anaestheticum)

	max. Oberflächenspannung			min. Oberflächenspannung		
	VW	MWÄ	EW	VW	MWÄ	EW
HL 1	41,0	32,5	36,5	3,0	0,5	0,5
HL 2	35,0	31,9	34,5	0,5	0,5	0,5
HL 3	38,5	33,0	38,0	1,0	1,0	1,0
HL 4	40,0	31,0	36,5	4,0	0,5	0,5
HL 5	37,0	33,5	39,5	4,5	3,0	3,0
HL 6	39,0	34,0	37,5	6,0	3,0	3,0
$\overline{X}$	38,41	32,50	37,08	3,16	1,41	1,41
SE	0,87	0,50	0,68	0,86	0,50	0,50

	Fläche			Clemens-Faktor $\overline{S}$		
	VW	MWÄ	EW	VW	MWÄ	EW
HL 1	49,0	46,0	55,0	1,72	1,93	1,94
HL 2	48,0	43,0	46,0	1,94	1,93	1,94
HL 3	53,0	43,0	51,0	1,89	1,88	1,89
HL 4	44,0	41,0	50,0	1,63	1,93	1,94
HL 5	40,0	43,0	52,0	1,56	1,67	1,71
HL 6	43,0	41,0	47,0	1,46	1,67	1,70
$\overline{X}$	46,16	42,83	50,00	1,70	1,83	1,85
SE	1,92	0,74	1,31	0,70	0,25	0,24

	Kompressibilität		
	VW	MWÄ	EW
HL 1	38,0	32,0	36,0
HL 2	34,5	30,5	34,5
HL 3	37,5	32,0	39,5
HL 4	36,0	30,5	36,0
HL 5	32,5	30,5	36,5
HL 6	33,0	31,0	34,5
$\overline{X}$	35,25	31,08	36,16
SE	0,93	0,30	0,74

Tabelle 8.43. Extraktverhalten nach 20-minütiger Bedampfung mit 2,5 Vol% Methoxyfluran (MWÄ = Mittelwert Anaestheticum)

	max. Oberflächenspannung			min. Oberflächenspannung		
	VW	MWÄ	EW	VW	MWÄ	EW
MOFL 1	35,0	29,5	35,0	2,5	0,5	0,5
MOFL 2	43,5	31,5	37,5	4,5	2,5	1,5
MOFL 3	40,4	32,5	37,5	5,5	4,5	2,5
MOFL 4	33,5	28,0	34,4	0,0	0,5	0,5
MOFL 5	44,0	35,5	41,5	7,0	6,5	5,0
MOFL 6	41,5	32,5	37,0	6,5	4,0	1,0
$\overline{X}$	39,66	31,58	37,08	4,33	3,08	1,83
SE	1,80	1,06	1,05	1,08	0,96	0,70

	Fläche			Kompressibilität		
	VW	MWÄ	EW	VW	MWÄ	EW
MOFL 1	50,0	35,0	54,0	32,5	29,0	34,5
MOFL 2	51,0	35,0	52,0	39,0	29,0	36,0
MOFL 3	44,0	34,0	49,0	35,0	28,0	35,0
MOFL 4	43,0	39,0	48,0	33,5	27,5	33,5
MOFL 5	52,0	32,0	54,0	37,0	29,0	36,5
MOFL 6	48,0	40,0	53,0	35,5	28,5	36,0
$\overline{X}$	48,0	35,83	51,66	35,33	28,5	35,25
SE	1,52	1,24	1,05	0,96	0,25	0,46

	Clemens-Faktor $\overline{S}$		
	VW	MWÄ	EW
MOFL 1	1,73	1,93	1,94
MOFL 2	1,62	1,70	1,84
MOFL 3	1,52	1,51	1,75
MOFL 4	2,00	1,92	1,94
MOFL 5	1,45	1,38	1,56
MOFL 6	1,87	1,56	1,89
$\overline{X}$	1,69	1,66	1,82
SE	0,80	0,29	0,25

Tabelle 8.44. Bedampfung eines DPL-Monolayers mit 100 Vol% Lachgas

	max. Oberflächenspannung			Kompressibilität		
	VW	MWÄ	EW	VW	MWÄ	EW
N_2O 1	64,0	60,5	60,5	58,5	58,0	60,0
N_2O 2	58,0	57,0	52,5	51,5	51,5	51,0
N_2O 3	67,0	64,5	60,5	61,0	61,0	60,0
N_2O 4	57,5	55,5	53,0	54,0	52,5	52,0
N_2O 5	57,0	54,5	52,0	51,5	51,0	50,0
N_2O 6	53,5	52,0	49,5	49,5	49,5	49,0
$\overline{X}$	59,50	57,33	54,66	54,33	53,91	53,66
SE	2,04	1,83	1,90	1,83	1,85	2,04

Tabelle 8.45. Bedampfung eines DPL-Monolayers mit 4 Vol% Enfluran

	max. Oberflächenspannung			Kompressibilität		
	VW	MWÄ	EW	VW	MWÄ	EW
ENFL. 1	59,0	55,5	58,5	56,5	54,0	58,0
ENFL. 2	51,5	45,5	49,5	50,5	44,0	48,5
ENFL. 3	59,0	53,0	58,5	56,0	52,5	58,0
ENFL. 4	50,0	46,0	50,0	47,0	43,5	48,0
ENFL. 5	52,5	47,5	50,0	50,5	46,0	48,5
ENFL. 6	46,5	42,5	43,0	44,0	40,5	42,5
$\overline{X}$	53,08	48,33	51,58	50,75	46,75	50,58
SE	2,04	2,01	2,44	2,00	2,18	2,52

Tabelle 8.46. Bedampfung eines DPL-Monolayers mit 4 Vol% Halothan

	max. Oberflächenspannung			Kompressibilität		
	VW	MWÄ	EW	VW	MWÄ	EW
HL 1	50,0	47,5	49,5	49,5	45,0	48,0
HL 2	56,0	54,5	55,5	55,5	53,5	55,0
HL 3	54,5	52,0	53,5	54,0	49,5	51,5
HL 4	51,5	45,5	48,5	50,0	44,5	48,0
HL 5	63,5	51,0	53,0	63,0	48,5	52,0
HL 6	57,0	40,0	45,0	52,0	41,0	43,5
$\overline{X}$	55,41	49,08	50,83	54,00	47,00	49,66
SE	1,94	1,66	1,57	2,02	1,79	1,64

Tabelle 8.47. Bedampfung eines DPL-Monolayers mit 2,5 Vol% Methoxyfluran

	max. Oberflächenspannung			Kompressibilität		
	VW	MWÄ	EW	VW	MWÄ	EW
MOFL 1	57,0	35,0	45,5	55,5	33,5	45,0
MOFL 2	66,5	43,5	64,0	63,5	42,0	63,5
MOFL 3	61,0	40,5	48,5	54,0	35,5	48,0
MOFL 4	65,5	49,5	58,0	61,5	48,0	57,5
MOFL 5	67,5	40,5	46,5	60,0	37,0	46,0
MOFL 6	58,0	33,5	54,5	55,5	33,0	53,0
$\bar{X}$	62,58	40,41	52,83	58,33	38,16	52,16
SE	1,85	2,37	2,98	1,57	2,36	2,96

Tabelle 8.48. Inkubation eines normalen Lungenhomogenates mit 20 mg (= 0,4 ml) Thiopental

	max. OS (dyn/cm)		min. OS (dyn/cm)		Clemens, $\bar{S}$		Fläche (cm^2)	
	VW	EW	VW	EW	VW	EW	VW	EW
THIO 1	35,0	34,0	0,5	0,0	1,95	2,00	45,0	45,5
THIO 2	35,5	35,5	0,5	1,0	1,94	1,89	50,0	49,5
THIO 3	38,0	38,5	3,0	3,0	1,71	1,71	48,0	47,5
THIO 4	36,5	37,0	0,5	1,0	1,95	1,90	51,0	51,5
THIO 5	37,0	38,5	0,5	1,0	1,95	1,90	45,5	46,5
THIO 6	40,5	43,5	0,5	4,5	1,95	1,66	55,0	58,0
$\bar{X}$	37,08	37,83	0,91	1,66	1,90	1,84	49,08	49,75
SE	0,81	1,33	0,41	0,61	0,04	0,05	1,52	1,86

Tabelle 8.49. Inkubation eines normalen Lungenhomogenates mit 20 mg (= 0,4 ml) Pentobarbital

	max. OS (dyn/cm)		min. OS (dyn/cm)		Clemens, $\bar{S}$		Fläche (cm^2)	
	VW	EW	VW	EW	VW	EW	VW	EW
NEM 1	37,5	37,5	1,0	1,0	1,90	1,90	51,0	50,0
NEM 2	36,5	37,0	0,5	1,5	1,95	1,84	49,0	47,0
NEM 3	36,5	36,0	1,0	0,5	1,89	1,95	47,0	45,0
NEM 4	37,5	36,5	1,0	0,5	1,90	1,95	45,0	45,0
NEM 5	38,5	37,5	2,5	2,5	1,76	1,75	47,0	44,0
NEM 6	32,5	32,5	0,0	0,0	2,00	2,00	40,0	39,5
$\bar{X}$	36,50	36,16	1,00	1,00	1,90	1,89	46,5	45,08
SE	0,85	0,77	0,34	0,36	0,03	0,03	1,54	1,41

Tabelle 8.50. Inkubation eines normalen Lungenhomogenates mit 0,05 mg (= 1 ml) Fentanyl

	max. OS (dyn/cm)		min. OS (dyn/cm)		Clemens, $\bar{S}$		Fläche (cm^2)	
	VW	EW	VW	EW	VW	EW	VW	EW
FE 1	34,5	34,5	0,0	0,0	2,00	2,00	47,0	47,0
FE 2	43,0	42,0	9,0	8,0	1,31	1,56	34,0	34,0
FE 3	37,0	36,0	8,0	6,5	1,29	1,39	39,5	39,5
FE 4	43,5	45,0	12,5	10,0	1,11	1,21	36,5	40,0
FE 5	42,0	42,0	4,5	4,5	1,61	1,61	53,5	53,0
FE 6	45,0	44,5	7,5	7,0	1,43	1,46	61,5	60,0
$\bar{X}$	40,83	40,66	6,91	5,50	1,45	1,54	45,33	45,66
SE	1,68	1,79	1,73	1,35	0,12	0,10	4,36	4,00

Tabelle 8.51. Inkubation eines normalen Lungenhomogenates mit 150 mg (= 3 ml) Ketamin

	max. OS (dyn/cm)		min. OS (dyn/cm)		Clemens, $\bar{S}$		Fläche (cm^2)	
	VW	EW	VW	EW	VW	EW	VW	EW
KET. 1	38,5	38,5	5,5	5,0	1,50	1,54	43,0	42,0
KET. 2	41,5	40,0	3,0	2,0	1,73	1,81	42,5	42,5
KET. 3	38,0	37,0	6,0	7,0	1,46	1,36	41,0	39,0
KET. 4	42,5	40,0	0,5	0,5	1,95	2,05	46,0	45,5
KET. 5	41,5	39,0	0,5	0,5	1,95	1,95	46,0	45,5
KET. 6	38,5	38,0	0,5	0,0	1,95	2,00	51,0	53,0
$\bar{X}$	40,08	38,75	2,60	2,50	1,75	1,78	46,58	46,16
SE	0,80	0,47	1,05	1,16	0,09	0,11	2,37	2,62

60 Homoiostase. Wiederherstellung und Aufrechterhaltung. Herausgegeben von F. W. Ahnefeld und M. Halmágyi. XI, 192 Seiten. DM 83,–. 1972

61 Essays on Future Trends in Anaesthesia. By A. Boba. X, 93 pages. DM 36,–. 1972

62 Respiratorischer Flüssigkeits- und Wärmeverlust des Säuglings und Kleinkindes bei künstlicher Beatmung. Von W. Dick. VIII, 69 Seiten. DM 40,–. 1972

64 Sauerstoffüberdruckbehandlung. Probleme und Anwendung. Herausgegeben von I. Podlesch. IX, 97 Seiten. DM 47,–. 1972

65 Der Wasser- und Elektrolythaushalt des Kranken. Von H. Baur. XI, 221 Seiten. DM 59,–. 1972

66 Überlebens- und Wiederbelebungszeit des Herzens. Von P. G. Spieckermann. IX, 116 Seiten. DM 47,–. 1973

67 Sauerstoffbedarf und Sauerstoffversorgung des Herzens in Narkose. Von D. Kettler. VIII, 53 Seiten. DM 30,–. 1973

68 Anaesthesie mit Gamma-Hydroxibuttersäure. Herausgegeben von W. Bushart und P. Rittmeyer. IX, 93 Seiten. DM 30,–. 1973

70 Die Sekretionsleistung des Nebennierenmarks unter dem Einfluß von Narkotica und Muskelrelaxantien. Von M. Göthert. VIII, 89 Seiten. DM 36,–. 1972

71 Anaesthesie und Wiederbelebung bei Säuglingen und Kleinkindern. Herausgegeben von F. W. Ahnefeld und M. Halmágyi. IX, 83 Seiten. DM 40,–. 1973

72 Therapie lebensbedrohlicher Zustände bei Säuglingen und Kleinkindern. Herausgegeben von R. Frey, M. Halmágyi und K. Lang. IX, 136 Seiten. DM 69,–. 1973

73 Diagnostische und therapeutische Nervenblockaden. Herausgegeben von R. Frey, M. Halmágyi und H. Nolte. IX, 67 Seiten. DM 36,–. 1973

75 Anesthetic Management of Endocrine Disease. By T. Oyama. IX, 220 pages. DM 65,–. 1973

77 Herzrhythmus und Anaesthesie. Herausgegeben von H. Nolte und J. Wurster. IX, 55 Seiten. DM 30,–. 1973

78 Biotelemetrie. Angewandte biomedizinische Technik. Von H. Hutten. VII, 70 Seiten. DM 39,–. 1973

79 Coronardurchblutung und Energieumsatz des menschlichen Herzens unter verschiedenen Anaesthetica. Von H. Sonntag. VIII, 56 Seiten. DM 36,–. 1973

81 Stoffwechselwirkungen von Trometamol. Von H. Helwig. VIII, 96 Seiten. DM 36,–. 1974

84 Ethrane. Edited by P. Lawin and R. Beer in cooperation with E. Wiethoff. XIII, 389 pages. DM 64,–. 1974

85 Blutersatz durch stromafreie Hämoglobinlösung. Von J. M. Unseld. VIII, 90 Seiten. DM 32,–. 1974

95 Mobile Intensive Care Units. Edited by R. Frey, E. Nagel and P. Safar. XV, 271 pages. DM 48,–. 1976

98 Intraaortale Ballongegenpulsation. Von E. R. de Vivie. X, 96 Seiten. DM 28,–. 1976

100 Anaesthesie und ärztliche Sorgfaltspflicht. Von H. W. Opderbecke. IX, 124 Seiten. DM 36,–. 1978

101 Myokarddurchblutung und Stoffwechselparameter im arteriellen Blut bei Hämodilutionsperfusion. Von D. Regensburger. VII, 75 Seiten. DM 36,–. 1976

102 Coronarinsuffizienz, Pathophysiologie und Anaesthesieprobleme bei der Coronarchirurgie. Herausgegeben von M. Zindler und R. Purschke. XIII, 166 Seiten. DM 48,–. 1977

103 Fettemulsionen in der parenteralen Ernährung. Herausgegeben von A. Wretlind, R. Frey, K. Eyrich und H. Makowski. X, 222 Seiten. DM 48,–. 1977

104 Die akute normovolämische Hämodilution in klinischer Anwendung. Von A. J. Coburg. XI, 89 Seiten. DM 28,–. 1977

105 Lungenveränderungen während Dauerbeatmung. Von H. Reineke. VII, 56 Seiten. DM 36,–. 1977

106 Etomidate. Edited by A. Doenicke. XI, 155 pages. DM 36,–. 1977

107 Die kontrollierte Hypotension mit Nitroprussidnatrium in der Neuroanaesthesie. Von K. Huse. IX, 98 Seiten. DM 38,–. 1977

108 Transcutane Sauerstoffmessung. Von K. Stosseck. VIII, 68 Seiten. DM 32,–. 1977

109 20 Jahre Fluothane. Herausgegeben von E. Kirchner. XVIII, 343 Seiten. DM 58,–. 1978

110 Neue Untersuchungen mit Gamma-Hydroxibuttersäure. Herausgegeben von R. Frey. XIII, 149 Seiten. DM 38,–. 1978

111 Anaphylaktoide Reaktionen. Von J. Ring. XV, 202 Seiten. DM 54,–. 1978

112 Kreislaufproblematik und Anaesthesie bei geriatrischen Patienten. Von G. Haldemann. VIII, 55 Seiten. DM 28,–. 1978

113 Regionalanaesthesie in der Geburtshilfe. Herausgegeben von L. Beck, K. Strasser und M. Zindler. IX, 94 Seiten. DM 32,–. 1978

118 Dobutamin. Herausgegeben von H. Just. XI, 81 Seiten. DM 32,–. 1978

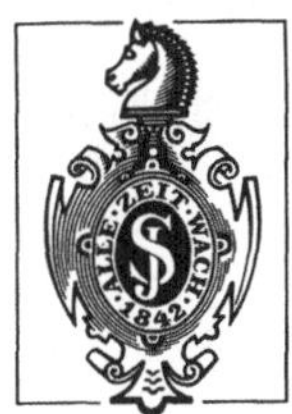

Preisänderungen vorbehalten

Springer-Verlag Berlin Heidelberg New York

Anaesthesiologie und Intensivmedizin – Anaesthesiology and Intensive Care Medicine

Herausgeber: H. Bergmann (Schriftleiter), J. B. Brückner, R. Frey, W. F. Henschel, F. Kern, O. Mayrhofer, K. Peter

Eine Auswahl lieferbarer Bände: